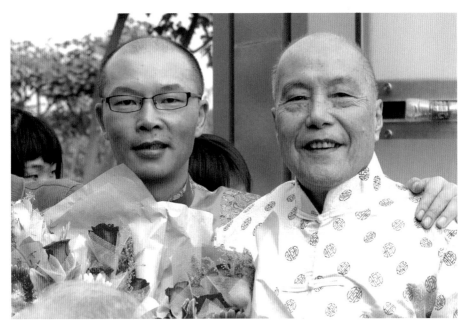

作者袁青与靳瑞教授合影

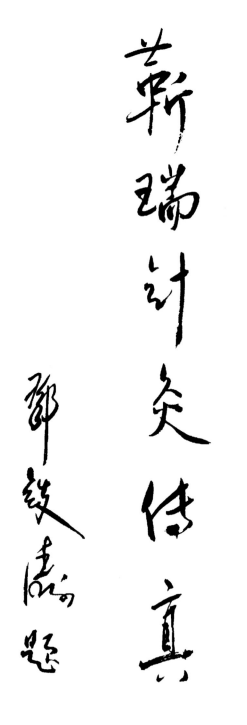

新瑞针灸传真

邓铁涛题

古為今用

賀《針灸傳真》出版

靳瑞 甲申春

袁青 编著

靳瑞 针灸传真
（修订本）

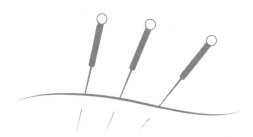

中国健康传媒集团
中国医药科技出版社

内 容 提 要

本书全面、系统、详尽地整理了岭南针灸新学派靳三针疗法创始人靳瑞教授的针灸精华，内容包括针灸理论、针灸临床操作技能、针灸治疗方法及学术思想等。本次修订对上一版的不足之处进行了完善，适合中医药高等院校师生、中医针灸临床医生阅读和参考。

图书在版编目（CIP）数据

靳瑞针灸传真 / 袁青编著 . —修订本 . — 北京：中国医药科技出版社，2021.10
ISBN 978-7-5214-2417-1

Ⅰ.①靳… Ⅱ.①袁… Ⅲ.①针灸学 Ⅳ.① R245

中国版本图书馆 CIP 数据核字（2021）第 070154 号

本书视频音像电子出版物专用书号：

美术编辑　　陈君杞
版式设计　　也　　在

出版　**中国健康传媒集团** | 中国医药科技出版社
地址　北京市海淀区文慧园北路甲 22 号
邮编　100082
电话　发行：010-62227427　　邮购：010-62236938
网址　www.cmstp.com
规格　710×1000mm $^1/_{16}$
印张　20 $^3/_4$
字数　397 千字
版次　2021 年 10 月第 1 版
印次　2021 年 10 月第 1 次印刷
印刷　三河市万龙印装有限公司
经销　全国各地新华书店
书号　ISBN 978-7-5214-2417-1
定价　**49.00 元**

获取新书信息、投稿、为图书纠错，请扫码联系我们。

原　序

"源源活水流万代，巍巍古树发新枝。"

余自幼秉承家训，深受传统中医熏陶，与针灸医学甚有渊源，据传先祖与明代《针灸大成》之整理者靳贤为同一族系。少年时期就读于香港圣类斯中学，接受了西式教育，眼界为之开阔。1951年秋就读于汉兴中医学校，1952年考入广东中医专科学校，1955年毕业后立志从事针灸医学事业，51年来，余专心致志于针灸医学的学术研究，专业学术方向从未有须臾动摇和中断，正如"持针之道"所云要"坚者为宝"，持之以恒实乃学问成就之关键。

初习针灸，即受岭南针灸名家韩绍康先生指点和影响，明白欲解针道，需从古代经典入手。《内经》则是学习深研的根源和核心，其中尤以素有"针经"之称的《灵枢经》为要，其他如《难经》《伤寒论》《金匮要略》等与针灸相关之条文，皆可谓针灸之总要源流，不可不详也。

毕业之初，即立志学问，下苦功于经典，巧妙布置木板于书房四周墙壁，将《内经》《难经》《伤寒论》《金匮要略》等医典中有关针灸的论述，按经络、腧穴、刺灸、治疗等分类归纳，将有关条文裁剪下来，分类贴在木板壁上，逐渐整理完备。白天诊病，夜间读书，清晨写作，不明之处则先细细揣摩，再不明则请教诸前辈老先生，如是学问医术始渐入道。后来为方便广东省针灸高级师资班教学，整理经文编写出《针灸医经类编》，使学员除学习针灸基本知识和技能外，强化经典修养，深受广大学员欢迎。全国中医学院系统成立针灸系后，在《针灸医经类编》的基础上，余又主编了全国中医药高等院校统编教材《针灸医籍选》，1986年由上海科学技术出版社出版，成为针灸专业之规范教材。吾习经文，强调保持原汁原味，主张不加语释、不加评语、不带个人色彩，把理解和思考空间留给读者，在学习交流和临床实践中慢慢体会，更有利于学问之进步。比如，论证古人描述针下感觉，以"针下凉，针下热"来形容得气与补泻，近代有人受到西医学的影响，妄以针下"酸麻胀痹"来代替，这实际是有悖经旨的。《内经》中绝无"针下麻痹"之说，难道是古人不懂"麻痹"一词吗？非也，而是古人把握了针刺补泻所产生人体效应的本质，而以"针下凉热"描述之，这只有精读经文，反复揣摩，细细思量，且有名师指点，方可解之。以此鉴今，指导临床，则可事半功倍。

传统中医针灸学的精髓掌握，师承学习是非常重要的途径之一，名师指点是中医学问进步之关键。袁青教授是我的学术传人，也是原人事部、国家中医药管理局认定的学术经验继承人，二十多年来，一直跟随我从事针灸的教学、临床和科研工作，深得吾传。他勤思笃行，追本究源，研习《针灸医经类编》，古今结合，融汇提炼，实践创新，编撰吾学术之集成著作《靳瑞针灸传真》，5年来，历经十余次易稿，态度十分认真。该书从继承传统的角度出发，阐释针道要义，内容形式均有独到之处，溯本务实，堪传古真。

针灸是临床医学，医者须重视临床，以疗效为根本。当年韩绍康先生为我授业时常说："《内经》不单纯是理论，非专为书文而用，重在是临床之实践，尔定要实践《内经》。"得师之授，行医半个世纪来，常以此为鞭策之铭，精勤行之，不敢怠慢。

靳三针疗法实际是以古典传统中医针道思想为核心，针对时代疾病特征变化，借鉴现代医学的科学方法，集思广益，组织诸多针灸学者共同研究开发，以实效为基础，提炼总结出的一套完整、方便、有效的针灸方法，从形成到发展、壮大，也经过30多年的风雨历练，渐成体系，影响达于世界。学术界褒者有之，贬者亦少有之，然知"靳三针"之名者多也，而知靳三针学问之实质内涵者少也，靳三针之真正源头，实乃古典传统所传之针道也，细读本书，自可详之。

展望未来，全球化的发展，中医针灸之国粹必将光大于世界医学之林，为世界人民的健康造福。靳三针作为具有岭南特色的针灸新流派，属于那些真诚地继承、实践并发展它的学者们。只有民族的才是世界的，靳三针即如是。

"三生万物，生生不息"，欣作此书之序，与有志诸君共勉。

靳瑞

2006 年夏于穗

前　言

1981年秋季的某一天上午，作为广州中医学院医疗系三年级学生的我和230多位同学正在学校第一大教室等候上《针灸学》临床部分的课程。上课的铃声刚刚停下，只见讲台上走来一位精神焕发、神采奕奕、笑容可掬的中年教师，他一言未发就在黑板上用粉笔熟练而又迅速地画了一个口眼歪斜患者的面部图，然后开始了他的授课："今天，我给大家讲讲面瘫的针灸治疗……"记得当时同学们鸦雀无声、全神贯注，无不被这位老师精彩、生动、形象的教学所吸引。结束时，全场以热烈的掌声表达了对这位老师的感激和敬仰之情，他就是当时已闻名海内外的针灸专家、学院针灸系主任靳瑞教授。

1982年春夏之交，我们在教学实习医院参加了为期3个月的临床见习，地点在广东省顺德县大良镇的顺德中医院。非常荣幸的是，带队的老师就是我们敬仰的靳瑞教授。在短暂而又难忘的3个月时间里，靳瑞教授与同学们同吃、同住、同劳动，我们目睹了他精湛的针灸技艺，感受到了他高尚的医德，从那时起，我就立志以靳瑞教授为榜样，做一名有出息的中医针灸医师！1984年7月，我以优异的成绩获得优秀毕业生称号，在毕业留校时，靳瑞教授指定我跟随他从事针灸的教学、临床和科研工作。在跟随靳瑞教授学习的20多年中，靳瑞教授苦心栽培、言传身教，将他的学术经验和针灸技艺无私地传授给我。如今，作为原人事部、国家中医药管理局批准的全国名老中医药专家学术经验继承人，将恩师数十年积累的学术思想、临床经验加以全面、系统地总结和整理，造福于人类，以报恩师培育之恩，是我最大的心愿！

《靳瑞针灸传真》一书于2002年开始动笔，收集了靳瑞教授数十年的针灸著作及相关资料，在编写过程中，有很多内容是靳瑞教授每天清晨按内容要求亲自录音，由我亲自整理、编写而成，至2005年，由靳瑞教授和我历经十余次的修改后定稿。第一版《靳瑞针灸传真》出版以后，得到了众多读者的认可，此次修订，我们在上一版的基础上，对其不足之处进行了完善，并增加了我数十年跟随靳瑞教授从事针灸教学、临床与科研工作中积累的一些经验和成果，同时附以靳三针的操作视频，以飨读者。

靳瑞教授在针灸学术方面的特色之处，就是在传统理论上"尊古而不泥于古"，在临床上"实用而又有效"，这从本书的内容就可以看出，其与目前所使用的教材有许多不同之处。可以说，靳瑞教授的针灸学术对针灸的教学、临床有着极大的帮助和指导作用。

恩师已故，精神永在！作为靳瑞教授学术经验继承人，在继承的基础上努力发扬光大其学术思想是我的职责。我相信《靳瑞针灸传真（修订本）》的发行一定能得到众多针灸同仁的赞许和欢迎，并希望本书能有利于针灸学术的广泛交流。

袁青

2021 年夏于广州中医药大学

目录

经　络　篇

腧 穴 篇

刺灸方法篇

针灸治疗篇

视频二维码目录

在平时与人交往中，初次见面的人会问我："听说您是中医，是哪一科的？""针灸科。""那就是扎针啦，我怕针！……那您会开中药吗？""当然会，而且比只会开中药的医生还开得好！""难道你有什么绝招？""有！因为我们针灸医生比别人更懂经络，中药本身就是通过经络来起治疗作用的！"所以，作为一名针灸医生，我感到无比自豪！

大学毕业留校之初，一件我亲身经历之事使我终生难忘并受益至今：一次，中山医科大学第一附属医院神经内科请靳老会诊，我有幸能随他同往。会诊对象是一位脑血管意外后遗症患者，主要表现为半侧肢体瘫痪，肌张力增高，患肢内收、僵硬，步履艰难。在数位神经内科专家汇报完病情和西医治疗情况后，专家们问靳老有何看法，并请靳老亲自扎针示范。我当时以为靳老会同专家们探讨有关脑神经的问题，结果他说："各位专家所言极是！我是一名中医医师，通过该患者的临床症状和体征来看，内属阴，外属阳，患肢内收挛急属中医的阴阳失调，阴急阳缓，所以应补外侧的阳经而泻内侧的阴经。泻则以针，补则用灸……"靳老在患肢对侧颞部针了"颞三针"，在患肢内侧选手足三阴经穴针刺，行提插补泻手法，5分钟一次，半小时后出针，然后用艾条在患肢外侧选手足三阳经行温和灸约半小时。经过治疗，患者自觉肢体立即较前明显轻松，步态明显好转。在场人员无不惊叹，赞不绝口……在回去的路上，靳老语重心长地对我说："记住！作为一名中医针灸医师，一定要牢牢抓住中医自己的特色，我刚才就是按针灸分经辨证

经 络 篇

论治来诊断和施治的，分经就是要分辨清楚病变的经络，对经络的学习和掌握是非常重要的……"

在靳老历届博士研究生入学考试的针灸专业试题中，经络部分占有很大的比例，其中靳老一定会要求考生能够默写几条经脉的循行、病候原文，并要用白话文进行解说。靳老在数十年教学、临床经验的基础上，编写了《针灸经络穴位解说》，对经络和腧穴的学习有很大的帮助。所以，本篇在《内经》经络循行、病候原文之后，附上靳老的解说，以利于读者学习和掌握。

第一章　经络概述

一、经络在中医临床各科中的运用

经络是一个"内属于脏腑，外络于肢节"的系统，它具有沟通表里、联络肢体、运行血气、营养全身、抗御外邪、调节脏腑功能、保持阴阳平衡的作用。经络学说是研究经络的生理、病理、诊断及治疗的一门学科，是中医学理论的重要组成部分。所以，中医临床各科都与经络学说有着密切的关系，经络学说常常是诊治疾病的重要理论依据。

在内治法方面，中药的使用讲究药物归经。所谓"归经"，就是"归经络"，它是根据药物临床疗效总结出来的指导临床用药的理论。如藁本、荆芥、羌活、防己等入太阳经；白芷、防风、石膏、葛根入阳明经；柴胡、青皮入少阳经；麻黄、杏仁、桔梗、桑白皮入肺经；白芍、柴胡、龙胆草、当归入肝经；黄连、酸枣仁、柏子仁入心经；苍术、白术、砂仁、怀山药入脾经；黄柏、知母、泽泻、益智仁、山萸肉入肾经等。此外，分析病机，确立治则，诊断病名，也常需用经络学说去解释。

在外治法方面，针灸、按摩、气功、点穴等疗法，更必须用经络学说指导临床治疗。如针灸施术的穴位，就是分布在经络上面的，诊断方面的经络辨证，处方方面的循经取穴，手法方面的补泻，无不与经络有密切关系。又如推拿按摩是在肢体上用各种手法刺激，以行气活血、宣通经络，达到治疗疾病的目的。推拿按摩的部位也是经络上的穴位，如在心经的极泉、心包经内关，捏按可缓解心绞痛；揉按中脘、胃俞和胃经的足三里、梁丘等穴，可治疗胃脘痛；切按合谷、颊车、下关可治牙痛；切按膀胱俞、中极治疗遗尿；捏脊可以治疗小儿疳积等，都是以经络腧穴为基础的。练功气功时，会觉有气随经脉流动，或丹田（关元穴）处有热感，或气向任督脉循行或气随经络跳动的感觉，这些气的现象都只有用经络才能解释。

在妇科疾病的诊治方面，有些经脉与妇女生理、病理有特殊的关系，《内经》说："任脉通，太冲脉盛，月事以时下，故有子"，"任脉虚，太冲脉衰少，天癸竭，地道不通，故形坏而无子也。"又说："月事不来者，胞脉闭也"，"督脉有病，女子为不孕。"经脉之中又以冲脉、任脉、督脉、带脉等脉与妇科关系更为密切，因而在治疗妇科病中就专有调理冲任的治法。

在外科疾病的诊治方面，因为人体是一个整体，疾病的发生必然是内外因互相作用的结果。如创伤痈肿，虽由外因引起，但发病后必连及于内，故可内服清热解毒、活血化瘀、托里解毒等药剂治疗。肠痈、胆石虽起于内，但却属外科范畴，这是因其可用手术治疗，故虽属"外科"，实因其治法或病位而归类也。外邪由体表局部传入于里，脏腑病外应于体表，它的传变途径是通过经络进行的，因而中医外伤科的感染损伤、痈肿疮疖，常常是按经络循行部位辨证的，如背部、胭部的痈肿，属足太阳膀胱经循行部位，多为湿热壅滞之证；如乳部痈肿，属足阳明胃经循行部位，多属阳明积热所致。清代医学丛书《医宗金鉴》在《外科心法要诀》中将十二经脉歌列为首篇，论述病证亦常以经穴命名和判断预后。如论百会疽时说"百会疽在颠顶结，经属督脉百会穴……七日不溃命必绝"，"牙龈牙缝内出血，胃肾二经虚实热"，"肾痈肾经不足生，京门微肿隐隐疼"，"厥阴少阳多相火，若发痈疽最难平"等等。有些外科病在经络循行部位上会出现反应点，有助于临床诊断。如阑尾炎在胃经足三里周围会出现压痛点；胆囊炎在胆经阳陵泉周围有压痛点；腰腿痛在承扶、委中、昆仑、阳陵泉等足太阳经和足少阳经穴上有压痛点等。甚至在治疗上，方剂的名称也有用经络命名的，如大活络丹、小活络丹等。故外伤科与经络的关系也是很密切的。

在五官科疾病的诊治方面，五官是脏腑的"外窍"，经络是脏腑与"外窍"相联系的组织结构，目为肝窍，鼻为肺窍，耳为肾窍，口为脾窍，舌为心窍。《灵枢·邪气脏腑病形》说："十二经脉，三百六十五络，其血气皆上于面而走空窍，其精阳气上走于目而为睛，其别气走于耳而为听，其宗气上出于鼻而为臭，其浊气出于胃走唇舌而为味"，并且每个器官都同几条经脉相连，使五官与脏腑关系更为密切。如治疗眼病，用五轮八廓辨证就是以经络学说为基础的。可见经络学说和五官科的关系也是十分密切的。

由于经络作用广泛，所以《灵枢·经脉》在论述经络的时候说："经脉者，所以能决死生，处百病，调虚实，不可不通！"又如《灵枢·经别》说："夫十二经脉者，人之所以生，病之所以成，人之所以治，病之所以起，学之所始，工之所止也，粗之所易，上之所难也。"历代中医家对经络学说都极为重视，如明代喻嘉言在《医门法律》中指出："不明脏腑经络，开口动手便错。"由此可见经络学说在中医学中的重要地位，经络学是学习中医针灸不可缺少的一门重要课程。

二、经络学说在针灸学中的重要地位

经络学说是中医传统的辨证方法之一，经络不是一条简单的线，又有经和络之分。经在里，深而不见，络在表，又有大小之分，可刺络放血。经络究竟是什么物质，要花大量时间来研究。在中医理论中，经络是行气血、营阴阳、濡筋骨、利关节、联络全身的网络系统，直行者为经，还回之别者为络。经络是中医所特有的，和西医的神经不同。神经只是人体生理反射的调节组织，没有治病功能；经络学说是从临床实践总结出来的，而神经血管是从人体生理结构的角度来研究的，两者是不同的系统；中医是整体辨证的，不能用神经解释穴位，比如说手厥阴心包经的病变就不能说成是正中神经损伤。而经络除具有运行气血、濡筋骨、利关节的生理功能外，还可以用来治病，"毒药治其内，针石治其外"，针石治外妙在经络的循行分布和西医学的神经分布相近。经络入于脑，所以任物者，属于脑，为清明之府。背部大杼、风门、肺俞、厥阴俞、心俞、膈俞、肝俞、胆俞、脾俞、胃俞、肾俞的分布与西医学的交感神经节分布相似。

经络学说与脏腑学说构成中医学理论的核心。经络把人体各部联结成统一的有机整体，是气血运行的通道，分布在经络上的腧穴，又是针灸、推拿以及其他疗法施治的部位，所以历代医家都十分重视经络学说。《灵枢·经脉》说："经脉者，所以能决死生，处百病，调虚实，不可不通。"《灵枢·经别》又说："夫十二经脉者，人之所以生，病之所以成，人之所以治，病之所以起，学之所始，工之所止也，粗之所易，上之所难也。"这些论述阐明了经络与人的生、死、病、治都有密切的关系，并指出它是中医学的基础理论，是指导针灸治疗的理论基础。在中医史上，越是高明的医生就越觉得经络重要。明代喻嘉言说："凡治病不明脏腑经络，开口动手便错。"

经络学说通过后世医家大量的医疗实践所证实，并被不断充实提高，最终成为中医学理论的重要组成部分。针刺疗法已引起国外医学界的普遍关注和认可，研究经络的意义就显得更重大了。

三、经络学说的形成和发展

（一）经络起源于针灸的医疗实践

什么时候发现经络，历史资料没有准确的记载，但现存最早的中医典籍《内经》里已有成熟的经络理论了，并且指出经络是在治疗实践中产生的。如《灵枢·经脉》说："雷公曰愿卒闻经脉之始生。黄帝曰：经脉者，所以能决死生，处百病，调虚实，不可不通"，还指出经络是来源于广大群众的医疗实践，如《素问·异法方宜论》说："东方之域……其病皆为痈疡，其治宜砭石。故砭石者，亦从东方来"，"北方者……脏寒生满病，其治宜灸焫。故灸焫者，亦从北方来"，"南方者……其病挛痹，其治宜微针。故九针者，亦从南方来。"这里提到的砭石、灸焫、九针等都是针灸刺激经络的工具，说明经络是经过各地大量医疗实践总结出来的。据此，可以肯定，经络的发现远在《内经》成书以前，而在针灸疗法发明以后，经络学说又随着针灸疗法的发展而不断被完善。古时人们用火取暖，烧火烹食，偶然发现被火灸熏部位的某些病痛消失了，经过反复实践，人们开始有意识地熏灼皮肤上一定部位以治疗疾病。与此同时，人们在生活和生产过程中，偶然碰压到体表某些部位后，发现身体原来某些病痛缓解或消除了，体表上某些疮疖脓肿，有时由于误伤皮肤，使脓液流出，而加速了患部的愈合。人们在和疾病的长期斗争中，逐步积累了经验，把偶然的、无意识的、不成熟的治病方法逐渐发展为有意识的治疗手段。上述这些在身体上烧灼和用砭石碰击的治疗方法，就是早期的针灸术，而被烧灼和碰击的部位，后来被称之为穴位。

（二）腧穴的发现是经络概念的萌芽

大量的治疗实践说明，不同的腧穴各有其特殊的治疗作用，如果把作用相似的腧穴串联起来，就可以发现它是呈线状分布的，这就有利于后来经络病候和经络治疗作用的按经归纳，同时针刺腧穴时，患者出现经气传导感觉，这些规律性的现象是经络概念的萌芽。

（三）金属针的发明，促进了经络学说的发展

公元前16~公元前11世纪，我国进入青铜器时期，发明了金属针具，由于金属针能够深刺，易于控制刺激量，疗效不断提高，针灸的治疗范围也不断扩大。腧穴不断增多，同时由于深刺腧穴后，经气感觉更为明显，传导放射部位更准确，更有利于经络感传的总结，因而促进了经络学说的发展。

（四）阴阳五行与医学的结合，使经络学说理论更趋完善

阴阳五行学说是古代用以解释自然界事物属性和事物相互关系的理论。随着医学的发展，日益复杂的生理病理现象需要从理论上给予阐明，由此阴阳学说就逐渐被用作医学的说理工具。例如：经络配了阴阳，于是有手足三阴三阳经，有

了表里经相配的关系；腧穴配五行，于是五输穴有了五行属性，在临床上就有从阴引阳、从阳引阴、滋水涵木、抑木扶土、补土生金、补母泻子等治疗方法，从而使经络学说的理论趋于完善，并被医家撰著在中医经典《内经》中，此时，经络学说已成为中医针灸基础理论的重要组成部分。

（五）古代解剖学为经络学说提供了实验依据

《灵枢·经水》说："若夫八尺之士，皮肉在此，外可度量切循而得之，其死可解剖而视之，其脏之坚脆，腑之大小，谷之多少，脉之长短，血之清浊，气之多少，十二经之多血少气，与其少血多气，与其皆多血气，与其皆少血气，皆有大数。其治以针艾，各调其经气，固其常有合乎。"又说："黄帝曰：夫经脉之小大，血之多少……可为度量乎？岐伯答曰：其可为度量者，取其中度也。"此后，宋代杨介通过解剖被处死犯人尸体而整理的《存真图》刊载在《针灸聚英》《针灸大成》等书中。这说明前人在经络研究中，曾通过解剖、实验、观察的途径，为经络学说提供了经络长短、气血多少等形态学方面的依据。

四、经络学说的主要内容

（一）经络的组成

在经脉和络脉总的概括下，经又分为经脉、经别、经筋、奇经八脉，络又分十五络脉、浮络、孙络、十二皮部等，各有不同的循行部位、生理功能、病理症候和诊治方法，所以《灵枢·经别》指出经络是"学之所始，工之所止也，粗之所易，上之所难也"，意思是说，经络并不是一种简单的体表路线，而是体内多种条状管状组织的综合概念（图1-1）。

1. 十二经脉

十二经脉是经络的主要部分，共有十二条，每条经脉在体内都连属于一个脏腑。阴经连属脏，阳经连属腑。经脉又有分支和它相表里的脏腑联络，阴经属脏而络腑，阳经属腑而络脏。十二经在体表都分布着腧穴。十二经脉之间有表里相配，如肺经和大肠经相表里，脾经和胃经相表里，心经和小肠经相表里，肝经和胆经相表里，肾经和膀胱经相表里，心包经和三焦经相表里等。十二经脉因其连属的脏腑、五官、肢体不同，而各有其不同的证候，例如：肺经有咳嗽、哮喘、胸痛；心包经有心痛、心烦、心悸、嘻笑不休等症状。

2. 奇经八脉

奇经八脉有八条，即任脉、督脉、冲脉、带脉、阴维脉、阳维脉、阴跷脉、

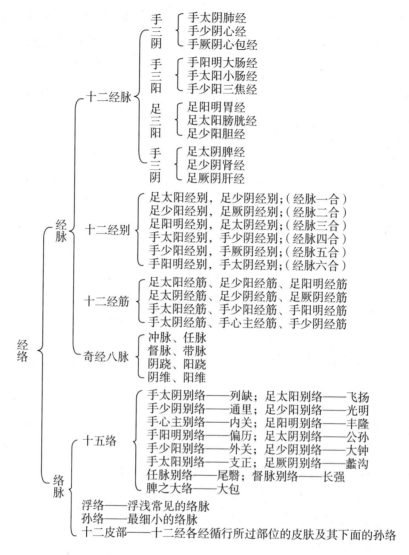

图 1-1 经络系统的组成

阳跷脉。奇经八脉与十二经脉不同，十二经每条经均与脏腑直接连属，奇经除冲、任、督脉起于胞宫，督脉入属于脑，其余各脉是没有直接与脏腑联系的；十二经脉有表里相配，有如环无端的流注规律，而奇经是没有的；十二经脉在体表循行的部位都分布着本经专有穴位，而奇经除了督脉和任脉有本经专有的穴位外，其余六条奇经的穴位都是以十二经部分穴位作为本脉的穴位。

奇经八脉在生理上主要起着调节十二经脉阴阳气血的作用。当十二经脉气血过盛时，则气血流入奇经；当经脉气血不足时，又将气血游溢于十二经，以调节经脉的气血，所以《难经·二十七难》说："经有十二，络有十五，凡二十七气，相随上下，何独不拘于经也？然圣人图设沟渠，通利水道，以备不然。天雨降下，沟渠溢满，当此之时，霶霈妄行，圣人不能复图也。此络脉满溢，诸经不能复拘也"。

奇经八脉因各脉所连接的经脉和组织不同而有不同病候。如督脉因并于脊里，上至风府，入属于脑，所以出现"脊强反折""实则脊强，虚则头重高摇之"等神志疾病。任脉起于"胞中"，小腹以下骨中央，因而出现"七疝""带下""瘕聚"等生殖器官疾病。

3. 十二经别

经别是十二经别行的通路，又称为别行的正经。经别都在本经肘膝附近别出，上行于本经所不到之处，然后经过体内，循行于表里脏腑之间。当上行至头颈部时，阴经的经别在头颈部与相表里的阳经相合，阳经的经别则在头项部与本经相合，这样把十二经别分成六组，即足太阳与足少阴相合，足少阳与足厥阴相合，足阳明与足太阴相合，手太阳与手少阴相合，手少阳与手厥阴相合，手阳明与手太阴相合，称为"经脉六合"。经别是十二经的别行通路，是十二经脉的一部分，有加强气血输布和密切表里经脏腑间联系的作用。

4. 十二经筋

经筋是分布在体表的筋脉组织，都是在四肢指（趾）末端开始循行，连接于骨关节，从下向上行，最后止于头项部。经筋主要循行于体表，不入内脏，其生理作用是调节肢体的屈伸活动。正由于经筋分布于体表，易被风寒湿邪侵袭，所以经筋得病以四肢筋肉疼痛拘急和运动障碍的"痹证"为主。经筋疾病的治疗方法是以痛点作为针灸的穴位，以针刺后有酸、麻、胀感觉为度，或以火针或温针治疗，即《内经》"以痛为输，以知为数，燔针劫刺"的刺痹法。

5. 十五络脉

在经脉之间，起着联络作用的组织称为络脉。凡直接联络于表里经之间的络脉称为十五络。凡浮露于体表易见的称为浮络。络脉别出后，再分出细小的分支网络全身，称为孙络。

十五络脉都在十二经脉中的一个经穴里别出，并以这个穴来命名。例如手太阴肺经的别络是列缺，手阳明大肠经的别络是偏历等。络脉别出以后，有各自的路径循行，最后才交于其表里关系的经脉中。

络脉有灌注肢节、濡养周身和联络经脉的作用。十五络脉在病理情况下会表现出一定的临床症状，如肺络"实则手锐掌热，虚则小便遗数"，心络"实则支膈，虚则不能言"等。临床上根据各个络脉的证候，分别取其络穴进行补泻治疗。

6.十二皮部

皮部是指人体皮肤部位，是受十二经脉濡养支配的。皮部是按各经循行所过的部位划分的。皮部在中医诊断上有着重要的意义，如望诊时，观察患者面部颜色，以诊断五脏六腑的病变情况，因为五色是通过皮部络脉而外现的。

皮部与针灸治疗也有着密切的关系。临床上刺孙络、皮内针、皮肤针点刺、贴药以及一切只在皮肤刺激，而不深刺皮下肌肉的治疗方法，都是通过皮部以达到治疗疾病目的的。

（二）十二经脉在流注、走向交接、分布等方面的规律

十二经脉的流注、走向交接和分布都是有规律的。分布规律：凡属阴经都分布于腹侧和内侧，凡属阳经都分布于背侧和外侧（只有胃经的躯干段循行于腹部）。走行方向的规律：手三阴经从胸走手，手三阳经从手走头，足三阳经从头走足，足三阴经从足走胸腹。在人体的分布规律：太阴经在前，少阴经在后，厥阴经在中（足厥阴经在内踝上 8 寸之前行于足太阴经之前），阳明经在前，太阳经在后，少阳经在中（侧）。气血流注次序：肺经→大肠经→胃经→脾经→心经→小肠经→膀胱经→肾经→心包经→三焦经→胆经→肝经，再回到肺经，周而复始，如环无端。交接部位规律：阳经与阳经在头部交接，阴经与阴经在胸部交接，阴经和阳经在指或趾端交接（表 1–1）。

表 1–1　十二经脉流注、走向交接、分布规律

	图解	说明
流注规律	肺经→大肠经→胃经→脾经→心经→小肠经→膀胱经→肾经→心包经→三焦经→胆经→肝经→再回到肺经	十二经纳地支歌：肺寅大卯胃辰宫，脾巳心午小未中，申胱酉肾心包戌，亥焦子胆丑肝通
走向交接规律	手三阴经从胸走手（交于手三阳经）→手三阳经从手走头（交于足三阳经）→足三阳经从头走足（交于足三阴经）→足三阴经从足走胸（交于手三阴经）	
四肢分布规律	阳经在外（伸侧） 阴经在内（屈侧） 阳明（太阴）在前 少阳（厥阴）在中 太阳（少阴）在后	特殊情况： 足太阴在小腿下 8 寸行在中 足厥阴在小腿下 8 寸行在前

（三）十四经脉循行与脏腑的关系（表1-2）

表1-2 十四经脉循行与脏腑的关系

经名	体表路径概况	属	络	行经主要器官	主要证治
肺经	上胸外侧（中府穴）→上肢屈面桡侧→拇指桡侧端（少商穴）	肺	大肠	胃、咽喉	呼吸系统、咽喉疾患
大肠经	食指桡侧端（商阳穴）→上肢伸面桡侧→肩、颈、面颊→人中沟→对侧鼻翼旁（迎香穴）	大肠	肺	下齿、鼻	头面五官疾患
胃经	眼眶下缘（承泣穴）→口外侧→下颌角前→耳前→额角（头维穴）→颈、缺盆→胸（前正中线旁开4寸）→腹（前正中线旁开2寸）→下肢外侧前缘→第二趾外侧端（厉兑穴）	胃	脾	鼻、眼、上齿、耳、喉咙	消化系统、头面五官疾患
脾经	大趾内侧端（隐白穴）→足内侧赤白肉际→内踝前缘→小腿内侧胫骨后缘→大腿内侧前缘→腹（前正中线旁开4寸）→胸（前正中线旁开6寸）→腋中线第6肋间（大包穴）	脾	胃	咽、舌、心	泌尿生殖系统、消化系统疾患
心经	腋窝正中（极泉穴）→上肢屈面尺侧→小指桡侧端（少冲穴）	心	小肠	咽、眼、肺	心血管系统，精神、神经病
小肠经	小指尺侧端（少泽穴）→上肢伸面尺侧→绕肩胛→颈→面颊→耳前（听宫穴）	小肠	心	胃、眼、耳	头面五官、颈、肩疾患
膀胱经	目内眦（睛明穴）→头顶→项后夹脊（后正中线旁开1.5寸，左右各一）直下→臀→腘窝→（后正中线旁开3寸）直下→髋关节→小腿外侧后缘→外踝后→小趾外侧端（至阴穴）	膀胱	肾	脑、眼、耳	脏腑、眼、头、项背、腰、骶、下肢疾患
肾经	足心（涌泉穴）→内踝后→下肢内侧后缘→腹（前正中线旁开0.5寸）→胸（前正中线旁开2寸）→锁骨下（俞府穴）	肾	膀胱	脊柱、肝、肺、心、喉、舌	泌尿生殖系统疾患

经名	体表路径概况	属	络	行经主要器官	主要证治
心包经	乳头外侧（天池穴）→腋窝→上肢屈面正中→中指尖端（中冲穴）	心包	三焦	横膈	心血管系统、精神神经系统、胃部疾患
三焦经	无名指尺侧端（关冲穴）→上肢伸面正中→肩、颈→耳后、耳前→眉梢（丝竹空穴）	三焦	心包	耳、眼眶	头面五官疾患
胆经	目锐眦（瞳子髎穴）→耳、颞→颈、肩→胸、胁、腹外侧→下肢外侧正中→第4趾外侧端（足窍阴穴）	胆	肝	耳、眼、髋关节	头面五官、肝、胆疾患
肝经	大趾外侧端（大敦穴）→内踝前1寸→小腿内侧前缘（小腿下8寸）→下肢内侧中间→绕外阴→腹→胁（期门穴）	肝	胆	外阴、胃、喉咙、鼻咽、眼、肺	泌尿生殖系统、肝、胆疾患
任脉	会阴部（会阴穴）→腹胸部前正中线→颏唇沟（承浆穴）	—	—	咽喉、眼	泌尿生殖系统、消化系统疾患
督脉	会阴部（长强穴）→背部正中线→头顶、鼻柱→上唇系带（龈交穴）	—	—	脊柱、脑、鼻	精神、神经病

五、经络的作用

（一）生理方面

1. 沟通表里，联系肢体，把人体联结成统一的整体

《灵枢·海论》说："夫十二经脉者，内属于脏腑，外络于肢节。"通过经络的联系，使内脏与体表、脏与腑、脏腑与五官九窍、体表各部联结成一个有机的整体。经络的内属脏腑、外络肢节功能，是人体维持生命活动最基本、最必需的。

2. 运行气血，营养全身，维持人体正常的生理活动

《灵枢·本脏》说："经脉者，所以行血气而营阴阳，濡筋骨，利关节者也。"这一论述指出了人体必须通过经络运送赖以维持生命的气血，使脏腑器官得到气血的濡养，才能保证脏腑器官的正常生理活动。

3. 保卫机体，抗御外邪

卫气是抗御外邪的物质。卫气充足则腠理致密，邪不可侵；卫气虚则腠理疏，外邪因虚而入，人即生病。《灵枢·本脏》说："卫气者，所以温分肉，充皮肤，肥腠理，司开阖者也"，"卫气和则分肉解利，皮肤调柔，腠理致密矣。"指出卫气是保卫机表、抗拒外邪的物质，卫气的敷布依赖经络的运送，故《灵枢·营卫生会》说："营在脉中，卫在脉外。"卫气通过经络的运送敷布于皮部，起到保卫机体、抗御外邪的作用。

（二）病理方面

1. 经络是病邪传变的途径

病邪的传变方式既可以由表传里，也可以由里传表。例如外因致病时，病邪的传变途径是外邪→皮毛→络脉→经脉→脏腑。《素问·皮部论》说："凡十二经脉者，皮之部也，是故百病之始生也，必先客于皮毛，邪中之则腠理开，开则入客于络脉，留而不去，传入于经，留而不去，传入于腑，廪于肠胃。"《素问·缪刺论》又说："夫邪之客于形也，必先舍于皮毛，留而不去，入舍于孙脉，留而不去，入舍于络脉，留而不去，入舍于经脉，内连五脏，散于肠胃。"《灵枢·邪气脏腑病形》说："中人也，方乘虚时及新用力，若饮食汗出，腠理开而中于邪。中于面则下阳明，中于项则下太阳，中于颊则下少阳，其中于膺背两胁亦中其经。"这些论述既指出外感病的传入途径，又指出了三阳经的发病与经络循行分布有着密切的关系。

2. 内脏疾病外应于经络

《灵枢·邪客》说："肺心有邪，其气留于两肘；肝有邪，其气留于两腋；脾有邪，其气留于两髀；肾有邪，其气留于两腘。"《素问·脏气法时论》说："肝病者，两胁下痛引少腹"，"心病者，胸中痛，胁支满，胁下痛，膺背肩胛间痛，两臂内痛"等。这些论述说明，由于内脏与肢体和五官九窍有经络相联系，当内脏有病时，头面五官、躯干四肢等部位会出现病理反应。如心火上炎，可致舌部生疮；肝火升腾，可致目睛赤痛；肾气虚时，可出现耳聋耳鸣等等。所以内外因致病与经络均有密切关系。

（三）诊断方面

经络对疾病的诊断也有着重要的意义。例如，脉诊就是通过按压手太阴动脉以诊断脏腑病变的。《难经》的"独取寸口，以决五脏六腑死生吉凶"之说，就是因为"寸口者，脉之大会，手太阴动脉也，故可以按之，察周身之病"。又如望色也是通过观察络脉颜色的变化，以诊断疾病的方法。《灵枢·经脉》指出："凡诊络脉，脉色青则寒且痛，赤则有热。胃中寒，手鱼之络多青矣；胃中有热，鱼际络赤；其暴黑者，留久痹也。"临床上观察指纹、望舌质等，都是通过辨别络脉色泽形状，达到诊断疾病的目的。

十二经脉的病候分布部位，更是诊断疾病的重要依据。例如阳明经分布在面前，故前头痛属阳明头痛；太阳经分布在项后，故后头痛属太阳头痛；少阳经分布在头两侧，故偏侧头痛属少阳头痛等。患病时，经脉上出现的压痛点、皮下结节、斑疹、隆起、凹陷等，都可作为诊病之参考。

（四）治疗方面

分布在经络上的穴位是针灸治疗施术的部位，药物归经是汤药治疗必须掌握的知识，因此，无论针灸治疗还是各科的方药治疗，都与经络有关。经络在针灸治疗中的应用更广，根据经络组织不同，选用不同方法治疗，可以收到良好的疗效。例如根据"经脉所过，主治所及"的原理，用循经取穴进行补泻治疗；根据经筋的病候以痹证为主，而用《灵枢·经筋》"以知为数，以痛为输"，取阿是穴进行治疗；按照《素问·皮部论》"十二经络脉者，皮之部也"的皮部与经络脏腑关系，用皮肤针叩刺皮部，或用皮内针埋针治疗脏腑经脉的疾病；根据《灵枢·官针》"络刺者，刺小络之血脉也"，《灵枢·经脉》"刺络脉者，必刺其结上，其血者虽无结，急取之以泻其邪而出其血"，在临床治疗时，刺络放血以治疗络脉郁滞、阻痹的疾病。所以《灵枢·经脉》说："经脉者，所以能决死生，处百病，调虚实，不可不通"，就是指经络在治疗方面的重要作用。

第二章　经络解说

一、十二经脉

1. 手太阴肺经

【原文】

（1）循行：肺手太阴之脉，起于中焦，下络大肠，还循胃口，上膈属肺，从肺系横出腋下，下循臑内，行少阴、心主之前，下肘中，循臂内上骨下廉，入寸口，上鱼，循鱼际，出大指之端；其支者，从腕后直出次指内廉，出其端。《灵枢·经脉》

（2）病候：是动则病肺胀满，膨膨而喘咳，缺盆中痛，甚则交两手而瞀，此为臂厥。是主肺所生病者，咳，上气喘渴，烦心胸满，臑臂内前廉痛厥，掌中热。气盛有余，则肩背痛，风寒汗出中风，小便数而欠。气虚则肩背痛寒，少气不足以息，尿色变。《灵枢·经脉》

【循行解说】

手太阴肺经从胸走手，行于上肢内侧前缘，分2条路径。

（1）中焦至大指端的脉：起于上腹部的中焦，向下联络相表里的大肠后，回转达胃口贲门，向上穿过膈肌，连属于肺，并经支气管、气管、喉之后向两侧横行至第1肋间隙外侧中府穴之处出胸腔。然后沿肩前方向外下行，行于三角肌前方、臂前外侧、肱二头肌外侧沟，经肘横纹外侧、肱二头肌肌腱外侧、前臂前外侧，相当于肱桡肌表面处下行到桡骨茎突的内侧缘、腕横纹的外侧，进入手掌的大鱼际肌掌外侧缘，再经第1掌骨的桡侧缘，最后沿大拇指的外侧止于大拇指外侧指甲角后旁开0.1寸处的少商穴。

（2）腕后至拇指支脉：在腕后寸半的列缺穴分出，沿食指桡侧行到食指末端，与手阳明大肠经相接。

【病候解说】

（1）肺主气，司呼吸，外合皮毛，外邪侵袭，肺失清肃，则发为咳嗽气喘。肺经受邪，肃降失常，肺气壅遏胸中，故胸部胀痛，胸中烦闷。肺主气，肺气虚则少气不足以息，出现气短气促。肺主皮毛，外感风邪则恶风、自汗。手太阴肺经循行于上肢内侧前缘，故经脉病变则见沿本经脉所过的肩背及肘臂桡侧疼痛、活动障碍和感觉障碍诸症。

（2）肺经和肾经都可发生气喘，肺经的气喘为膨膨喘咳，是呼气性呼吸困难的气喘；肾经气喘为喝喝而喘，是吸气性呼吸困难的气喘。

综上所述，本经病候有咳嗽气喘、胸部胀痛、短气上气、外感"中风"、肩背及肘臂桡侧痛。

本经主治的病症：呼吸系统疾患，如急慢性支气管炎、支气管哮喘、肺结核、肺炎、肺气肿等引起的咳嗽、气喘、胸痛、咯血等病症；五官疾患如急慢性咽炎、扁桃体炎、鼻渊、鼻衄等；经脉所过部位的疾患，如锁骨上窝痛、上肢前外侧缘疼痛、掌心热等。

2.手阳明大肠经

【原文】

（1）循行：大肠手阳明之脉，起于大指次指之端，循指上廉，出合谷两骨之间，上入两筋之中，循臂上廉，入肘外廉，上臑外前廉，上肩，出髃骨之前廉，上出于柱骨之会上，下入缺盆，络肺，下膈，属大肠；其支者，从缺盆上颈贯颊，入下齿中，还出挟口，交人中，左之右，右之左，上挟鼻孔。《灵枢·经脉》

（2）病候：是动则病齿痛颈肿。是主津液所生病者，目黄口干，鼽衄，喉痹，肩前臑痛，大指次指痛不用。气有余则当脉所过者热肿，虚则寒栗不复。《灵枢·经脉》

【循行解说】

手阳明大肠经从手走头，行于上肢背外侧缘及面前部，分2条路径。

（1）食指端至大肠之脉：起于食指外侧指甲后旁开0.1寸处的商阳穴，沿着食指的外侧上行，经指掌关节突起部的外侧，第1、2掌骨间，进入手背外侧的鼻咽窝，沿前臂背外侧上行，经肘横纹外侧尽头处，继续沿臂的背外侧上行至肩部，再经肩峰的前下方，肩锁关节上方凹陷处，绕至脊柱第7颈椎棘突下缘，又向前下行至锁骨上窝中点的缺盆处入胸腔与肺联络，并穿过膈肌，连属于大肠。

（2）缺盆至头面部支脉：由缺盆上行，经胸锁乳突肌后缘，面颊部进入下齿龈内，复从内转出，环绕口唇，在人中处交叉，右脉向左，左脉向右，止于鼻翼两旁的迎香穴，与足阳明胃经相接。

【病候解说】

（1）本经从缺盆上颈贯颊入下牙齿中，阳明为两阳合明，阳明热盛，发生齿痛，邪热有余，燔灼咽喉，则咽喉肿痛、颈颊肿痛。本经上挟鼻孔，阳明热盛，循经炎上，迫血妄行，发为鼻衄。三阳主表，如外感风寒则鼻流清涕，外感风热则鼻流黄涕。大肠经循行于上肢背外侧缘至肩端，邪犯阳明，气盛有余，则沿经脉所过的上肢背外侧缘以及肩部出现灼热疼痛、运动障碍或感觉障碍。

（2）与目黄有关的经脉有小肠、大肠、心、膀胱等经，与黄疸有关的经脉有脾、肾二经，故目黄与黄疸实有所别。目黄为热邪盛，上熏于目而表现为目之微黄浊，黄疸则为全身发黄之黄疸，属肝胆病之症状。

（3）手三阳经病候中均无腑证，其原因是手三阳下合于足三阳，能治疗腑证的下合穴均在足三阳经上，如手阳明大肠经的下合穴上巨虚和手太阳小肠经的下合穴下巨虚均在足阳明胃经上，手少阳三焦经的下合穴委阳在足太阳膀胱经上，这些下合穴是治疗腑证很有效的穴位。

综上所述，大肠经病候有下牙齿病、咽喉肿痛、鼻衄、流涕、目黄口干、颈颊肿痛、上肢背外侧缘和肩部疼痛、运动障碍等。

本经主治的病症：上呼吸道感染，如感冒发热、咳嗽等；头面、五官及颈部疾患，如头痛、面瘫、面肌痉挛、三叉神经痛、牙痛、眼疾、咽炎、扁桃体炎、鼻炎、鼻窦炎、鼻衄、腮腺炎、甲状腺肿大、颈部淋巴结肿大、耳聋耳鸣等；过敏性皮肤病，如荨麻疹、皮肤瘙痒症；经脉所过部位的疾患，如肩痛、肘臂痛、手指手背肿痛等。

大肠与肺相表里，肺主气，而津液由气而化生。《素问·经脉别论》指出："饮入于胃，游溢精气，上输于脾，脾气散精，上归于肺，通调水道，下输膀胱，水精四布，五经并行。"这说明肺起着津液生成、输布、转化的重要作用。另一方面又说明，津液通过三焦，经胃下降到小肠、大肠，大部分还要在大肠中被重新吸收，以保证机体津液相对的恒定。所以，大肠在津液代谢过程中起着重要的作用。因此，手阳明大肠经主津所生病。

3. 足阳明胃经

【原文】

（1）循行：胃足阳明之脉，起于鼻，交頞中，旁纳太阳之脉，下循鼻外，入上齿中，环出挟口环唇，下交承浆，却循颐后下廉，出大迎，循颊车，上耳前，过客主人，循发际，至额颅；其支者，从大迎前下人迎，循喉咙，入缺盆，下膈，属胃络脾；其直者，从缺盆下乳内廉，下挟脐，入气街中；其支者，起于胃口，下循腹里，下至气街中而合，以下髀关，抵伏兔，下膝髌中，下循胫外廉，下足跗，入中指内间；其支者，下膝三寸而别，下入中指外间；其支者，别跗上，入大指间，出其端。《灵枢·经脉》

（2）病候：是动则病洒洒振寒，善呻，数欠，颜黑，病至则恶人与火，闻木声则惕然而惊，心欲动，独闭户塞牖而处，甚则欲上高而歌，弃衣而走，贲响腹胀，是为骭厥。是主血所生病者，狂疟，温淫汗出，衄衊，口㖞唇胗，颈肿喉痹，大腹水肿，膝膑肿痛，循膺、乳、气街、股、伏兔、骭外廉、足跗上皆痛，中指不用。气盛则身以前皆热，其有余于胃，则消谷善饥，尿色黄。气不足则身以前皆寒栗，胃中寒则胀满。《灵枢·经脉》

【循行解说】

足阳明胃经从头走足，行于面前部，下肢外侧前缘，分6条路径。

（1）鼻旁至前额之脉：起于鼻翼两旁，上至鼻根，从眼眶下缘的承泣穴，沿着鼻外侧下行，进入上齿龈中；复从内转出，环绕口唇，在唇下颏唇沟正中与任脉的承浆穴交会后，折向颊后方，沿着颌角前方，向上行至耳廓前方，再沿着头发的边缘，至前额正中。

（2）面颊至腹内支脉：从下颌角前的大迎穴下行至甲状软骨两旁的人迎穴，然后顺着喉咙进入锁骨上窝，再向下行，穿过膈肌，连属于胃，并与脾脏联络。

（3）锁骨上窝至胸腹直行之脉：由锁骨上窝经乳头下行于腹前正中线旁开2寸，至腹股沟上的气冲穴（气街）。

（4）从胃幽门部下行至气冲穴，沿大腿前外侧，缝匠肌外缘，经髌韧带外侧，下行至胫骨前外侧，通过足背十字韧带正中处，行于第2、3足趾骨之间，止于第2趾外侧趾甲角后的厉兑穴。

（5）从膝下3寸分出，向下行入中趾外侧。

（6）从足背分出，进入大趾间，出于大趾内侧，与足太阴脾经相接。

【病候解说】

本经出于鼻，挟口环唇，热伤血络，则鼻出血。湿热相蒸，则口唇生疮。胃经"循喉咙，入缺盆"，阳明胃热，咽喉肿痛。阳明经行于面前，经筋分布于目下，阳明筋脉拘急，则口目㖞斜。胃与脾相表里，脾主运化水湿，脾胃虚弱，失于健运，水湿渗于腹腔，则为腹水，溢于肌肤，则为水肿，胃肠气机失于运化，则肠鸣腹胀。经脉为风寒湿等邪所袭，则沿经脉所过的胸、膺、乳、气街、下肢前缘、足背和中趾出现疼痛或运动障碍等症状。

综上所述，本经病候：热病发狂，鼻衄唇疮，咽痛颈肿，口角㖞斜，水肿腹水，肠鸣腹胀，胸、膺、乳、腹、下肢前缘以及足背疼痛；阳明邪盛，则发热汗出；热极生风则神志不清，甚至出现"登高而歌，弃衣而走"的精神症状。

本经主治的病症：胃下垂、急慢性阑尾炎、肠麻痹、营养不良性水肿、肝炎、蛔虫病、胃肠神经官能症等；头面五官疾患，如头痛、牙痛、眼痛、面神经麻痹、面肌痉挛、三叉神经痛、腮腺炎等；经脉所过部位的疾患，如甲状腺肿大、胸痛、腹痛、腿痛、膝关节肿痛、下肢痿痹、偏瘫等；其他疾患，如脚气病、乳腺炎、高血压、神经衰弱、身体虚弱等。

胃为水谷之海，化生精微，主生营血，即"营出中焦"之意，如胃腑有病，则营血不生，且阳明为多气多血之经，其经气之盛衰，将会直接影响机体血之荣虚。因此，本经主血所生病。

4.足太阴脾经

【原文】

（1）循行：脾足太阴之脉，起于大指之端，循指内侧赤白肉际，过核骨后，上内踝前廉，上踹内，循胫骨后，交出厥阴之前，上膝股内前廉，入腹，属脾络胃，上膈，挟咽，连舌本，散舌下；其支者，复从胃别上膈，注心中。《灵枢·经脉》

（2）病候：是动则病舌本强，食则呕，胃脘痛，腹胀，善噫，得后与气则快然如衰，身体皆重。是主脾所生病者，舌本痛，体不能动摇，食不下，烦心，心下急痛，溏瘕泄，水闭，黄疸，不能卧，强立股膝内肿厥，足大趾不用。《灵枢·经脉》

【循行解说】

足太阴脾经从足走胸，行于下肢内侧前缘，胸腹前面，分2条路径。

（1）大趾端至舌下的脉：起于足大趾内侧端，趾甲角旁开的隐白穴，沿足内侧缘至内踝前下方，沿小腿内侧的胫骨后缘上行，在内踝上8寸处，交出足厥阴肝经前面，再沿膝关节和大腿的内侧前缘上行，至腹股沟后，先转向脐下，之后又转向脐旁，在脐的两侧进入腹内，连属脾脏，与胃联络，再上行穿过膈肌，挟行于咽部两侧与舌根相连，散布于舌下。

（2）胃至心中支脉：从胃别出，上行穿过膈肌，进入心中，与手少阴心经相接。

【病候解说】

（1）脾主运化，脾胃是后天气血生化之源。脾虚，营气不能营运到舌，则舌根强痛。

（2）脾胃相表里，脾病及胃，胃失和降，则呕吐嗳气。脾失健运，则食欲不振，脘腹胀痛，大便溏泄。湿热相蒸，则发为黄疸。脾主四肢肌肉，运化水湿，若脾虚不运，湿邪留滞，可致身体困重、四肢浮肿。

综上所述，本经的病候：舌根强痛、呕吐嗳气、食欲不振、黄疸、腹胀痛、大便溏泄、身体困重、四肢肿厥、足大趾不用。

本经主治的病症：消化系统疾病，如消化不良、溃疡病、肠麻痹、腹泻、痢

经

络

篇

疾、便秘、蛔虫病、胃肠神经官能症、营养不良性水肿、脚气病等；泌尿生殖系统疾病，如月经不调、月经过多、痛经、闭经、带下病、难产、盆腔炎、前列腺炎、膀胱炎、尿道炎、遗精、阳痿、遗尿等；经脉所过部位的疾病，如下肢瘫痪、小儿麻痹后遗症、风湿性关节炎等；其他疾病，如疝气、神经衰弱、皮肤湿疹、荨麻疹等。

5. 手少阴心经

【原文】

（1）循行：心手少阴之脉，起于心中，出属心系，下膈，络小肠；其支者，从心系上挟咽，系目系；其直者，复从心系却上肺，下出腋下，下循臑内后廉，行太阴、心主之后，下肘内，循臂内后廉，抵掌后锐骨之端，入掌内后廉，循小指之内出其端。《灵枢·经脉》

（2）病候：是动则病嗌干心痛，渴而欲饮，是为臂厥。是主心所生病者，目黄胁痛，臑臂内后廉痛厥，掌中热痛。《灵枢·经脉》

【循行解说】

手少阴心经从胸走手，行上肢前内侧，分3条路径。

（1）心至小肠的脉：起于心脏，属心脏及其血脉，穿过膈肌下行，与小肠联络。

（2）心至目系支脉：从心挟着咽喉两旁上行，联系于眼球后的脉络。

（3）心至小指端直行的脉：由心上行，经肺至腋窝下方，沿前臂尺侧下行至肱骨内髁的前方，继而沿前臂的尺侧，抵达手掌后豌豆骨处，进入手掌，行于第4、5掌骨间，之后又绕至小指背侧，止于小指末端，指甲角旁后的少冲穴。

【病候解说】

（1）心阳不足，寒邪凝滞心脉，或心血瘀阻，血脉不通，均能引起心痛。本经从心注肺，循胁至腋下，脉气不畅，则胁痛；心火上炎，随经上咽，灼伤津液，则咽干口渴、目黄；经脉受邪，则循经所过的上肢尺侧疼痛、厥冷或掌心热。

（2）心藏神，主血脉，在经脉病候中只有心和血脉病证而无神志症状，因前人认为心为五脏六腑之主，不能受邪，邪客于心则心伤，心伤则神去，神去则死矣，邪之于心者，皆在心包络，故心经无神志的症状。而心包经则有心悸、喜笑不休等神志症状。

综上所述，本经的病候有心痛胁痛、咽干口渴、目黄、上肢前内侧疼痛、厥冷、手心热等。

本经主治的病症：心血管疾病，如心动过速、心动过缓、心律不齐、心绞痛等；神经、精神疾病，如神经衰弱、失眠、癔症、癫痫、精神分裂症等；经脉所过部位的疾病，如胁痛、肘臂痛、掌心热等。

6.手太阳小肠经

【原文】

（1）循行：小肠手太阳之脉，起于小指之端，循手外侧上腕，出踝中，直上循臂骨下廉，出肘内侧两骨之间，上循臑外后廉，出肩解，绕肩胛，交肩上，入缺盆，络心，循咽，下膈，抵胃，属小肠；其支者，从缺盆循颈上颊，至目锐眦，却入耳中；其支者，别颊上䪼抵鼻，至目内眦，斜络于颧。《灵枢·经脉》

（2）病候：是动则病嗌痛颔肿，不可以顾，肩似拔，臑似折。是主液所生病者，耳聋，目黄，颊肿，颈、颔、肩、臑、肘、臂外后廉痛。《灵枢·经脉》

【循行解说】

手太阳小肠经从手走头，行于上肢外侧后缘、颊部及耳廓前，分3条路径。

（1）小指端至小肠之脉：沿着小指及手掌内侧上行至腕部，经尺骨茎突，沿前臂外侧后缘，经尺骨鹰嘴与肱骨内上髁之间，向上沿臂后（背）内侧缘，至肩背部，沿肩胛冈上下来回往返，至肩上，向前进入锁骨上窝内，再入胸腔，与心脏联络，继而顺着咽喉，穿过膈肌至胃，下行连属于小肠。

（2）缺盆至耳支脉：从锁骨上窝顺着颈部上行经面部下颌角的前方、面颊部，然后抵达眼外眦，复转回耳廓前方，止于耳屏正中与下颌关节突之间的听宫穴。

（3）颊至目内眦支脉：由面颊别出，上行至眼眶下部，经鼻到眼内眦交于足太阳膀胱经。

【病候解说】

（1）本经主液所生病，经脉循行入耳中，如津液不足，耳失濡养，则耳聋；本经至目内外眦，湿热之邪循经上目，则目黄；热邪盛则咽喉、颈颊肿痛；本经绕肩胛，如经脉为风寒湿邪所犯，则沿经所过的肩、臂和上肢外侧后缘出现疼痛或活动障碍。

（2）与耳聋病症有关的经脉有小肠经和三焦经，小肠主津液所生病，液虚不能上承，故聋而不闻。

综上所述，本经的病候有耳聋、目黄、咽痛、下颔和颈部肿痛，以及沿经所过的肩、臂和上肢外侧后缘疼痛。

本经主治的病症：头面五官疾病，如耳聋、中耳炎、外耳道炎、腮腺炎、扁桃体炎、牙痛、目疾等；经脉所过的部位的病症，如颈项强痛、肩背疼痛、肘背疼痛、肘臂尺侧痛等；其他病症如乳腺炎、乳汁少等。

一方面，小肠受盛胃腑腐熟下传的水谷，经过进一步消化和泌别清浊，与大肠一起对津液重新吸收，让精华部分由脾转输到各组织器官以营养全身，而糟粕部分则由大肠排出体外。可见小肠在津液代谢过程中起着重要的作用。另一方面，由于津液是血的组成部分，而心主血脉，推动着血液的循行，故津液的输布与心的功能上是互相促进的。因此，手太阳小肠经主液所生病。

7. 足太阳膀胱经

【原文】

（1）循行：膀胱足太阳之脉，起于目内眦，上额交巅；其支者，从巅至耳上角；其直者，从巅入络脑，还出别下项，循肩膊内，挟脊抵腰中，入循膂，络肾属膀胱；其支者，从腰中下挟脊，贯臀入腘中；其支者，从膊内左右别下贯胛，挟脊内，过髀枢，循髀外，从后廉下合腘中，以下贯踹内，出外踝之后，循京骨，至小趾外侧。《灵枢·经脉》

（2）病候：是动则病冲头痛，目似脱，项如拔，脊痛，腰似折，髀不可以曲，腘如结，踹如裂，是为踝厥。是主筋所生病者，痔，疟，狂癫疾，头囟项痛，目黄泪出，鼽衄，项、背、腰、尻、腘、踹、脚皆痛，小趾不用。《灵枢·经脉》

【循行解说】

足太阳膀胱经从头走足，行头顶、后项、背部及下肢后正中，共分 5 条路径。

（1）眼内眦至头顶的脉：起于眼内眦的睛明穴，经额部上行至头顶。

（2）头顶至耳支脉：由头顶横行至耳尖上方。

（3）头顶至腰直行的脉：由头顶进入颅内，转出至项背部，沿着脊柱的棘突旁开 1.5 寸下行至腰部，经椎旁肌肉进入腹腔，联络肾脏后再属于膀胱。

（4）腰至腘窝支脉：由腰部沿脊柱两旁下行，经臀部、大腿后面中央至腘窝中央。

（5）肩膊至足小趾支脉：在肩胛骨内侧缘，距脊柱的棘突旁开 3 寸处下行，经股骨大转子的后方下行于大腿后外侧，在腘窝处与前面的经脉会合，继而行于小腿腓肠肌两肌腹之间，再转出至外踝的后缘，行于足背外侧，止于足小趾外侧趾甲角旁的至阴穴，在此与足少阴肾经相接。

【病候解说】

（1）太阳经主表，经脉循行于头项背，邪犯太阳，则头项强痛、恶寒发热；本经起于目内眦，外感风热，则目睛赤痛、迎风流泪、眼睛黄浊；足太阳经脉与手太阳经脉相通，手太阳经脉抵鼻至目内眦，热盛则鼻衄，风寒则鼻流清涕，邪在阳分则癫狂。本经主筋所生病，筋脉横解，肠澼为痔，故生痔疮；邪在经脉，沿经脉所过的部位出现头、项、背、腰、骶、腘、小腿疼痛或活动障碍。

（2）太阳为巨阳，为诸阳主气，阳气者，精则养神，柔则养筋，太阳经筋为十二筋中之最长者，故其病候亦循经沿背部从头至足发生疼痛、拘急、转筋或活动障碍等筋脉症状。

综上所述，本经病候有头项强痛，恶寒发热，目睛赤痛，目黄泪出，鼻衄流涕，癫狂，痔疮，沿经脉循行所过的项、背、腰、尻、腘、踹、脚疼痛或运动障碍。

本经主治的病症：经脉所过部位的疾病，如头痛、眼痛、项背痛、腰痛、下肢痿痹、瘫痪、坐骨神经痛、风湿性关节炎、小儿麻痹后遗症等；本经在背部的背俞穴分别治疗各相应脏腑的疾病，如呼吸系统疾病（感冒、支气管炎、支气管哮喘、肺结核、肺炎等），心血管系统疾病（各种心脏病所致的心动过速、心律不齐、心绞痛等），消化系统疾病（胃炎、肠炎、痢疾、消化不良、溃疡病、胃下垂、肝炎、胆囊炎、胆绞痛等），泌尿生殖系统疾病（阳痿、遗精、遗尿、月经不调、痛经、闭经、带下病、盆腔炎、肾炎、肾绞痛、胎位不正、难产等）及其他疾病如痔疮、脱肛、神经衰弱、癫狂、癔症等。

因为太阳为巨阳，为诸阳主气，"阳气者，精则养神，柔则养筋"，阳气化生精微，内可养神，外可柔筋，故足太阳膀胱经主筋所生病。

8. 足少阴肾经

【原文】

（1）循行：肾足少阴之脉，起于小趾之下，斜走足心，出于然谷之下，循内踝之后，别入跟中，以上踹内，出腘内廉，上股内后廉，贯脊，属肾络膀胱；其直者，从肾上贯肝膈，入肺中，循喉咙，挟舌本；其支者，从肺出络心，注胸中。《灵枢·经脉》

（2）病候：是动则病饥不欲食，面如漆柴，咳唾则有血，喝喝而喘，坐而欲起，目肮肮如无所见，心如悬若饥状，气不足则善恐，心惕惕如人将捕之，是为骨厥。是主肾所生病者，口热舌干，咽肿上气，嗌干及痛，烦心，心痛，黄疸，肠澼，脊股内后廉痛，痿厥嗜卧，足下热而痛。《灵枢·经脉》

【循行解说】

足少阴肾经从足走胸，行于下肢内侧后缘，腹胸前面，分3条路径。

（1）足小趾至肾和膀胱的脉：在足小趾的下方，斜向足底涌泉穴开始，向内斜行至舟骨粗隆下方的然谷穴，在内踝后方别行至跟腱前、跟骨上方，由此沿小腿的内侧后缘上行，经腘窝进入大腿内侧后缘，先进入脊椎管内，之后连属肾脏，并和膀胱联络。

（2）肾至舌根直行的脉：从肾脏上行经过肝脏，贯穿膈肌入肺内，止于锁骨下缘任脉旁开 2 寸的俞府穴，再顺着喉咙至舌根部。

（3）肺至胸中支脉：从肺别出，络心，内注胸中，与手厥阴心包络相接。

【病候解说】

肾主水，肾阴虚则口舌干燥、手足心热；肾阴不足，虚火上炎，则咽喉肿痛；肾主纳气，肾虚则摄纳无权，气无所摄，上逆为喘，其喘为张口而喘，劳则喘甚（与肺经的哮喘不尽同）；肾阴不足，肺阴亦虚，虚火亢盛，灼伤肺络，则咳唾有血；肾阴不足，致肝阴亦不足，肝阳偏亢，则头昏目眩；肾精亏损，则面色暗滞，神疲嗜卧；肾藏精而生髓，髓藏于骨，髓以养骨，肾虚则髓虚，骨无所养，故足胫痿弱无力，下肢厥冷，腰膝酸痛；肾开窍于二阴，肾病大肠不和，则肠癖下痢。

综合上述，本经的病候是口舌干燥、咽喉肿痛、气短喘促、咳唾有血、心烦心痛、足心发热、面色晦滞、神疲嗜卧、头昏目眩、腰膝酸痛、下肢痿厥、黄疸肠癖。

本经主治的病症：泌尿生殖系统疾病，如阳痿、遗精、遗尿、尿潴留、睾丸炎、月经不调、痛经、胎位不正、肾炎、膀胱炎、尿道炎等；五官疾病，如耳聋、耳鸣、牙痛、咽喉痛等；部分穴位可用于休克、中暑、中风的急救以及神经性头痛等。

9.手厥阴心包经

【原文】

（1）循行：心主手厥阴心包络之脉，起于胸中，出属心包络，下膈，历络三焦；其支者，循胸出胁，下腋三寸，上抵腋下，循臑内，行太阴少阴之间，入肘中，下臂，行两筋之间，入掌中，循中指出其端；其支者，别掌中，循小指次指出其端。《灵枢·经脉》

（2）病候：是动则病手心热，臂肘挛急，腋肿，甚则胸胁支满，心中澹澹大动，面赤目黄，喜笑不休。是主脉所生病者，烦心，心痛，掌中热。《灵枢·经脉》

【循行解说】

手厥阴心包经从胸走手，行于上肢内侧正中间，分 3 条路径。

（1）胸中至三焦的脉：起于胸中，连属心包络后，下行穿过膈肌，联络三焦。

（2）胸至中指端支脉：从胸至胁，在腋下 3 寸，即乳头外 1 横指的天池穴开始，沿胸部上行到腋窝后，沿着上臂前内侧，肱二头肌内侧沟，行于太阴肺经与手少阴心经之间，经肱二头肌肌腱的内侧，向下行于前臂屈侧，经掌长肌肌腱与桡侧腕屈肌肌腱之间，进入手掌，行于第 2、3 掌骨间，经中指止于中指尖端的中冲穴。

（3）掌中至第4指端支脉：在掌中别出，至无名指内侧指甲角旁与手少阳三焦经相接。

【病候解说】

心包是心的外卫，是臣使之官，喜乐出焉，又主脉所生病。心血虚，则心悸；心火盛则面赤，目睛黄浊；心神不敛，则喜笑不休；心脉瘀阻则见心前区疼痛。本经循胸出胁，循行于上肢内侧正中，经脉病则见腋窝肿痛、胸胁支满、上肢拘挛、掌心热等。

心包经病候有心悸、心痛、心烦、面赤、神志失常、腋窝肿痛、胸胁疼痛、肘臂拘挛、掌心发热等。

本经主治的病症：心血管疾病，如心动过速、心律不齐、心绞痛以及心脏神经官能症等；精神、神经疾病，如精神分裂症、神经衰弱、癔症、小儿高热抽搐、惊厥、肋间神经痛等；其他疾病，如胸闷、胸痛、胃痛、呕吐、呃逆、口腔糜烂、肘臂痛、掌心热、昏迷等。

10. 手少阳三焦经

【原文】

（1）循行：三焦手少阳之脉，起于小指次指之端，上出两指之间，循手表腕，出臂外两骨之间，上贯肘，循臑外上肩，而交出足少阳之后，入缺盆，布膻中，散络心包，下膈，循属三焦；其支者，从膻中上出缺盆，上项，系耳后直上，出耳上角，以屈下颊至𩐁；其支者，从耳后入耳中，出走耳前，过客主人前，交颊，至目锐眦。《灵枢·经脉》

（2）病候：是动则病耳聋浑浑焞焞，嗌肿喉痹。是主气所生病者，汗出，目锐眦痛，颊痛，耳后、肩、臑、肘、臂外皆痛，小指次指不用。《灵枢·经脉》

【循行解说】

手少阳三焦经从手走头，行于上肢外侧正中间，耳廓外缘。共分3条路径。

（1）第4指端至三焦的脉：起于无名指内侧指甲角旁关冲穴，向上沿手背第4、5掌骨之间，经腕背、伸指总肌腱尺侧，上行于前臂外侧中间，经尺骨鹰嘴的后上方进入上臂伸侧，至肩后再向内前进入锁骨上窝，在胸中分散联络心包络，下行穿过膈，连属于三焦。

（2）膻中至眼支脉：从胸中上行至锁骨上窝，经颈项，环绕耳后，上行至耳廓上角，再屈向前，下行至颊部与眼眶下缘。

（3）耳后至眼外眦支脉：从胸上行至锁骨上窝，再走至耳屏下切迹前，至眼外眦，止于眉梢处的丝竹空穴，与足少阳胆经相接。

【病候解说】

（1）本经"上项系耳后"，"直上出耳上角"，"从耳后入耳中出走耳前"，外邪上犯，经气不和则耳聋耳鸣；邪热外犯，火气有余，沿上焦至喉嗌，则咽喉肿痛；相火有余则沿经脉所过的目锐眦、面颊、耳后部和上肢外侧部疼痛。

（2）本经的病候有耳聋耳鸣，咽喉肿痛，目锐眦痛，耳后、肩、臑、肘臂外侧疼痛，运动障碍。

本经主治的病症：头面五官疾病，如偏头痛、面神经麻痹、眼痛、耳鸣、耳聋、腮腺炎、咽炎、扁桃体炎、颈部淋巴结肿大；经脉所过部位的疾病，如颈项痛、肩背痛、肘臂痛、手背肿痛等。

三焦能通调水道，水病多由气化失常所引起，故三焦"是主气所生病者"，这说明三焦主一身诸气，一切水病多与三焦有关。《难经·六十六难》也指出："三焦者，原气之别使也，主通行三气，经历于五脏六腑。"所以，一切气病，以至水病，均与三焦的功能失常有关。故手少阳三焦主气所生病。

11. 足少阳胆经

【原文】

（1）循行：胆足少阳之脉，起于目锐眦，上抵头角，下耳后，循颈，行手少阳之前，至肩上，却交出手少阳之后，入缺盆；其支者，从耳后入耳中，出走耳前，至目锐眦后；其支者，别锐眦，下大迎，合于手少阳，抵于顀，下加颊车，下颈，合缺盆，以下胸中，贯膈，络肝属胆，循胁里，出气街，绕毛际，横入髀厌中；其直者，从缺盆下腋，循胸过季胁，下合髀厌中，以下循髀阳，出膝外廉，下外辅骨之前，直下抵绝骨之端，下出外踝之前，循足跗上，入小指次指之间；其支者，别跗上，入大趾之间，循大指歧骨内出其端，还贯爪甲，出三毛。《灵枢·经脉》

（2）病候：是动则病口苦，善太息，心胁痛不能转侧，甚则面有微尘，体无膏泽，足外反热，是为阳厥。是主骨所生病者，头痛，颔痛，目锐眦痛，缺盆中肿痛，腋下肿，马刀侠瘿，汗出振寒，疟，胸、胁、肋、髀、膝外至胫、绝骨、外踝前及诸节皆痛，小趾次趾不用。《灵枢·经脉》

【循行解说】

足少阳胆经从头走足，行头侧面，下肢外侧正中，分5条路径。

（1）眼外眦至缺盆的脉：起于眼外眦的瞳子髎穴，向上行至头角，环绕侧头部，向下循行于耳廓后方，沿胸锁乳突肌及斜方肌之间下行至肩部，进入锁骨上窝。

（2）耳后至眼外眦支脉：从耳廓后进入耳内，走至耳廓前，到达眼外眦。

（3）眼外眦至髀枢支脉：从眼外眦别出，下行至上颌角前的大迎穴，与手少阳三焦经会合，至眼眶下缘，下行经咬肌表里，沿颈外侧面下行至锁骨上窝；再下行至胸中，贯穿横膈，与肝脏联络，连属于胆腑，再沿胸外侧下行至腹股沟，然后向外横行进入股骨大转子后下方的环跳穴。

（4）由锁骨上窝至第4趾端直行的脉：由锁骨上窝发出，下行至腋窝，经胸部至腹季肋部，下行至股骨大转子后下方，再由此向下，行于下肢外侧中间，经外踝前方到足背，沿第4、5跖骨之间至第4趾，止于第4趾外侧趾甲角旁后0.1寸的足窍阴穴。

（5）足跗至大趾支脉：从足背别出，沿第1、2跖骨缝间，到大趾之端，横贯趾甲，止于大趾外侧趾甲后的大敦穴，与足厥阴肝经相接。

【病候解说】

少阳居半表半里，邪犯少阳经，则有寒热往来之症状；若胆腑气滞，分泌不畅，胆汁外泄，则口苦；胆经循胸过季胁，如脉气郁滞，则胸胁痛；少阳经行人身之侧，气火有余，则偏头痛、目赤痛；肝胆郁结则腋下肿；经脉为风寒湿邪所袭，则沿经脉循行所过的上肢外侧骨节疼痛。

综上所述，本经病候有寒热汗出、口苦、胸胁痛、偏头痛、目赤痛、疟疾、腋下肿、沿经所过部位疼痛及运动和感觉障碍。

本经主治的病症：肝胆疾病，如慢性胆囊炎、胆绞痛、胆道蛔虫、急慢性肝炎等；头面五官疾病，如偏头痛、眼痛、牙痛、咽喉痛、面神经麻痹、三叉神经痛、耳鸣耳聋等；经脉所过部位的疾病，如颈项痛、胁痛、髋关节痛、膝关节痛、踝关节痛、足背肿痛和坐骨神经痛等。

胆味苦，苦走骨，且胆为中正之官，其气刚，而骨为干，其质亦刚，故胆病则失其刚，其病及骨，凡惊伤胆者，骨必软，所以《灵枢·经脉》说足少阳胆经"是主骨所生病者"。

12. 足厥阴肝经

【原文】

（1）循行：肝足厥阴之脉，起于大趾丛毛之际，上循足跗上廉，去内踝一寸，上踝八寸，交出太阴之后，上腘内廉，循股阴，入毛中，环阴器，抵小腹，挟胃，属肝络胆，上贯膈，布胁肋，循喉咙之后，上入颃颡，连目系，上出额，与督脉会于巅；其支者，从目系下颊里，环唇内；其支者，复从肝别贯膈，上注肺。

（2）病候：是动则病腰痛不可以俯仰，丈夫㿗疝，妇人少腹肿，甚则嗌干，面尘脱色。是主肝所生病者，胸满，呕逆，飧泄，狐疝，遗尿，闭癃。

【循行解说】

足厥阴肝经从足走腹胸，行于下肢内侧正中，腹胸侧部，分3条路径。

（1）大趾至头顶的脉：起于大趾末节外侧趾甲后的大敦穴，沿足背上方循行，经内踝前方行于小腿内前方、足太阴脾经之前，至内踝上8寸之后又绕至足太阴脾经之后，行于下肢内侧、足太阴脾经与足少阴肾经之间，经外阴部入盆腔；在盆腔两旁向上挟着胃，属肝脏，与胆腑联络，继续上行穿过膈肌，散布于胁肋部，沿喉后方上行，经腭与眼球后方的脉络相接，并由此至额部，在头顶部与督脉相会合。

（2）目系至唇支脉：从眼球后的脉络别出，下行至面颊部，并环绕于口腔前庭。

（3）肝至肺支脉：从肝脏别出，穿过膈肌，上行入肺脏，与手太阴肺经相接。

【病候解说】

肝主疏泄，其经脉"布胁肋""从肝别贯膈，上注肺"，肝气郁结，则胸胁满痛；肝经挟胃，属肝络胆，故肝经气盛，木实侮土，肝气横逆，可致呕吐、泄泻等肝脾不和或肝胃不和等消化系统病症；肝藏血，淫精于筋，肝血虚，则筋脉失养；寒则收引拘急，故见腰部疼痛；肝主疏泄，性喜条达，若肝气郁结，脉行不畅，则少腹胀痛；肝虚则系睾的筋脉纵缓不收，故出现睾丸肿大的癀疝；肝经过阴器，邪在肝脉，出现小便不通。

本经病候有胸胁满痛、呕吐泄泻、腰痛腹痛、疝痛尿闭。

本经主治的病症：泌尿生殖系统疾病，如月经不调、痛经、闭经、崩漏、睾丸炎、前列腺炎、膀胱炎、尿潴留、尿道炎、疝气痛等；肝胆疾病，如急慢性肝炎、胆囊炎、肝脾肿大等；其他疾病，如头顶痛、眼痛、眩晕、高血压、脑血管意外、小儿高热惊厥、癫痫等。

二、奇经八脉

1. 任脉

【循行原文】

任脉者，起于中极之下，以上毛际，循腹里，上关元，至咽喉，上颐循面入目。《素问·骨空论》

【循行解说】

任脉起于盆腔内，出会阴，在耻骨联合上缘中点处，沿胸腹前面正中上行，经胸骨上切迹、喉结至颏唇沟正中，然后分两路绕过口唇，止于眼眶下缘。

【病候原文】

任脉为病，男子内结七疝，女子带下瘕聚。

【病候解说】

（1）任脉循行于腹部正中线，足三阴经在中极穴和关元穴与任脉交会，故任脉有统任诸阴经的作用，阴主里，血为阴，气血不和，内结于里，则为疝痛，为瘕聚；任脉起于胞中，任有妊养之意，与生殖方面的经带胎产均有密切关系。

（2）本经的病候：任脉气血不和，男子会发生疝痛，女子则会有带下和腹中肿块等病症。

（3）本经主治的病症：颈部穴位治疗哑症、中风后遗症、咽炎、扁桃体炎、甲状腺肿大等；胸部穴位治疗呼吸系统疾病，如胸痛、咳嗽、气喘，以及乳汁少、乳腺炎等；上腹部穴位治疗消化系统疾病，如胃炎、胃溃疡、胃下垂、胃肠神经官能症、消化不良、膈肌痉挛以及肝胆疾患；下腹部穴位治疗泌尿生殖系统疾病，如阳痿、遗精、遗尿、睾丸炎、盆腔炎、尿道炎、前列腺炎、月经不调、痛经、闭经、不育、带下病、尿潴留、疝气及虚脱、肠鸣、泄泻等。

2. 督脉

【循行原文】

督脉者，起于下极之俞，并于脊里，上至风府，入属于脑。《难经·二十八难》

【循行解说】

督脉起于尾骨尖与肛门间正中的长强穴，沿脊柱的棘突上行，经枕骨下进入脑部，上达颅顶，并沿前额正中至鼻尖、人中沟，止于上唇内与齿龈之间正中的龈交穴。

【病候原文】

督脉为病，脊强反折。

【病候解说】

（1）督脉循行于背部正中线，并于脊内与脑连属，故能统督全身阳经。

（2）本经的病候：督脉实证，可出现脊部强直或角弓反张等症；虚证则出现头晕、目眩、摇曳不定等症。

（3）本经主治的病症：精神神经疾病，如精神分裂症、癔症、癫痫、发热惊厥、神经衰弱、头痛、休克、虚脱等；经脉所过部位的病症，如鼻衄、鼻炎、项背强痛、角弓反张、痔疮、脱肛、子宫脱垂、下肢瘫痪等；其他病症，如感冒、疟疾、哑症、中风后遗症等。

3. 冲脉

【循行原文】

冲脉者，起于气街，并少阴之经，挟脐上行，至胸中而散。《素问·骨空论》

【词解】

"气街"即气冲穴，属足阳明胃经，在脐下 5 寸旁开 2 寸处。

"足少阴之经"指肾经，在腹部循行于脐旁 5 分，在胸部循行于任脉旁开 2 寸处。

【循行解说】

冲脉起于足阳明胃经的气冲穴，合并足少阴肾经在腹部的经脉挟着脐旁 5 分处上行，至胸中而散行。

【病候原文】

冲脉为病，逆气里急。《素问·骨空论》

【词解】

"逆气"指气逆上冲。

"里急"指腹内拘急作痛。

【病候解说】

冲脉发生病变，会出现气逆上冲和腹内拘急疼痛等证候。

按：冲脉隶属阳明经，阳明经多气多血，故有"冲为血海"、为"经络之海"的说法。

4. 带脉

【循行原文】

带脉者，起于季胁，回身一周。《难经·二十八难》

【词解】

"季胁"指左右两胁、肋骨以下的部位。

【循行解说】

带脉的循行是起于两胁、肋骨以下的部位，环绕着身体的腰部运行一周，形状像束带的样子，故名为带脉。

【病候原文】

带之为病，腹满，腰溶溶若坐水中。《难经·二十九难》

【词解】

"腹满"指腹肌松弛，出现膨胀饱满之状。

"腰溶溶如坐水中"指腰肌弛缓无力，好像坐在水中的样子。

【病候解说】

带脉的病候，主要由于不能约束纵行的经脉，以致腹肌松弛而出现腹部膨胀饱满，和因腰肌弛缓无力，好像坐在水中，荡漾摇摆难以控制的样子。

按：带脉的病候经文主要叙述腰部症状，临床上带下病和痿证都和带脉有密切关系，因为带脉回身一周，约束上下纵行各经，当上下纵行的经脉遗热于带脉，导致湿热郁滞，就会出现带下病；阳明胃经虚，则气血生化乏源，加上带脉又失去约束作用，就会出现下肢痿躄，即《内经》所谓"阳明虚则宗筋纵，带脉不引，故足痿不用也"。

5.阳维脉

【循行原文】

阳维起于诸阳会也。《难经·二十八难》

【循行解说】

阳维脉起始于各阳经交会之处。

按：阳维脉起于足太阳膀胱经在下肢的金门穴，上行至足少阳胆经的阳交穴，沿外侧上行至足少阳胆经的日月穴，上至肩臂，经过手阳明大肠经的肩髃穴，手少阳三焦经的臑会、天髎，至肩部足少阳胆经的肩井穴、手太阳小肠经的臑俞穴，上颈项至足少阳胆经的风池穴、督脉的哑门、风府穴，再至足少阳胆经的脑空、承灵、正营、目窗、头临泣、阳白，止于本神穴。经历了督脉、手足太阳、手足少阳、手阳明，故有维络各阳经的作用，阳为表，故阳维有维系全身阳经、主一身之表的意思。

【病候原文】

阳维为病，苦寒热。《难经·二十七难》

【病候解说】

阳维脉发生病变，主要是恶寒和发热。

按：阳维脉主寒热病候，这是由于阳维脉是维络于人体的阳经，阳主表，表阳失固，为外邪所犯，则易发为寒热。《难经》又说："阳维、阴维者，维络于身，溢蓄不能环流灌溉诸经者也"，"阳维维于阳，阴维维于阴，阴阳不能自相维，则怅然失志，溶溶不能自收持。"前者通过维脉是围绕于十二经之间，以调节十二经脉气血，以说明当十二经气血流入八脉后，蓄存于八脉内，不能环流到十二经脉中的意思。后者从维脉维络全身之阴经和阳经，当阴阳失调，失于维系时，就会出现怅然失志、精神恍惚、肢体不能自主的症状。

6.阴维脉

【循行原文】

阴维起于诸阴交也。《难经·二十八难》

【循行解说】

阴维脉起于各阴经交会之处。

按：阴维脉发于足少阴肾经在下肢的筑宾穴，上行入少腹至足太阴脾经的冲门、府舍、大横、腹哀，至胸部足厥阴肝经的期门穴，经任脉的天突，止于廉泉穴，脉所过经历了肝、肾、脾、任等阴经，有维持联系各阴经的作用。

【病候原文】

阴维为病苦心痛。《难经·二十九难》

【病候解说】

阴维脉的病候，以心胸的痛苦为主。

按： 阴维脉联系诸阴经，而主里，邪在里则气血不和，故有心胸疼痛的证候发生。

7.阳跷脉

【循行原文】

阳跷脉者，起于跟中，循外踝上行，入风池。《难经·二十八难》

【词解】

"起于跟中"指阳跷脉发起于足跟部外踝下，即足太阳膀胱经的申脉穴。

"风池"，穴名，在项后入发际1寸，大筋外缘。

【循行解说】

阳跷脉起始于足跟部的申脉穴，沿着外踝上行，入于风池穴。

【病候原文】

阳跷为病，阴缓而阳急。《难经·二十九难》

【病候解说】

阳跷脉发生病变，肢体就会出现内侧（阴）弛缓、外侧（阳）拘急的疾病。

按： 跷，有矫健敏捷的意思（亦有认为跷是草履）。阳跷脉绕行于各阳经之间，阴跷脉绕行于各阴经之间，以使人体活动矫健敏捷。如跷脉生病，肢体活动就会失去矫捷。临床上认为跛行、失眠和癫痫都与跷脉有关，《灵枢·脉度》关于跷脉有这样的记载："跷脉者，少阴之别，起于然骨之后，上内踝之上，直上循阴股入阴，上循胸里，入缺盆，上出人迎之前，入頄属目内眦，合于太阳，阳跷而上行，气并相还，则为濡目，气不荣，则目不合"，"气之不得无行也，如水之流，如日月之行不休，故阴脉荣其脏，阳脉荣其腑，如环之无端，莫知其纪，终而复始，其流溢之气，内溉脏腑，外濡腠理"，"男子数其阳，女子数其阴，当数者为经，不当数者为络也。"这里所指的是阴跷脉的循行路线，它起于肾经照海穴（然谷之后），经内踝、下肢内侧、胸部、咽喉至目内眦，与太阳膀胱经和阳跷脉交会于晴明。阴跷与阳跷脉气相并循环，则能濡养眼目，使眼目开合，如果阴阳偏盛，则不能相并运转，会使眼目失于濡养而开合失常。阴跷脉又是内营五脏的经脉，阳跷脉又是内营六腑的经脉。在人身经脉全长十六丈二的总数中，阴跷和阳跷长度都是七尺五寸，只计算其中之一，故男子以阳跷为经，阴跷为络，女子以阴跷为经，阳跷为络。

8.阴跷脉

【循行原文】

阴跷脉者，亦起于跟中，循内踝上行，至咽喉，交贯冲脉。《难经·二十八难》

【词解】

"亦起于跟中"：阴跷脉发起于内踝下足少阴肾经的照海穴。

"交贯冲脉"：冲脉在腹部沿肾经上行至咽喉，上绕唇口，阴跷脉在咽喉与冲脉相交。

【循行解说】

阴跷脉起于足跟部内踝下方的照海穴，沿着内踝上行到咽喉处与冲脉交会。

【病候原文】

阴跷为病，阳缓而阴急。《难经·二十九难》

【病候解说】

阴跷脉发生病变，肢体就会出现外侧（阳）弛缓、内侧（阴）拘急的症状。

三、十二经筋

经筋是在体表循行的筋脉系统，是十二经以外的组织。人体的完整机体，是以十二经脉为经络核心，它内连脏腑，外络肢节，又有络脉为各经联络，而孙络更是全身内外四肢百骸无所不到，使全身得以禀受气血营灌，有经别在体内加强表里脏腑之间的联系，还必须有经筋在体表完成对筋肉骨节的维系，所以经筋不能单纯以筋肉简单概括，而要用经络在体表的重要组成部分去理解它。

人体十二经筋基本是按十二经的循行而分布的，但是它的循布方向和十二经循行次序不同，各经筋在四肢末端指（趾）甲之间起始，连结于关节之处，最后止于头顶部，而不入脏腑。从《内经》记载中可以看到，经筋是以手三阴、足三阴、手三阳、足三阳的次序分组排列的，这样就更有利于使肢节的内屈外伸能够刚柔相济，使阴阳维系得更加紧密协调。在病理上，因为经筋分布于体表，易为外邪所犯，而以四肢筋肉疼痛及运动障碍的痹证为主。如手三阳的经筋病称为"夏痹"，足三阳的经筋病称为"春痹"，手三阴的经筋病称为"冬痹"，足三阴的经筋病称为"秋痹"。治疗经筋病，应以痛为输，以知为数，它和经脉经别内脏疾病以泻邪补正的补泻方法，有表里系统的不同，当然在诊疗上仍然需要分经辨证。如果确与内脏有关，也要分别缓急轻重，联系经脉来考虑，不能单纯考虑外部肢节疾病而疏忽内脏病理影响，所以经筋在机体生理病理、诊断治疗以及在经络学说中都占有重要的地位。

经筋的循行和功能特点如下。

（1）经筋主要循行于体表，在四肢末端开始上行，每至关节就与之连结，最后至头项部而止。

（2）经筋是以手三阴、足三阴、手三阳、足三阳而分组排列，这和十二经循行次序不同，和经别表里离合有别。

（3）经筋病变以痹证为主，受寒的筋脉就拘急，受热的筋脉就弛纵。

（4）经筋的治疗方法采用"以痛为输"的天应取穴法、"以知为数"的行针手法，或温散寒邪的燔针劫刺法。

1. 足太阳经筋

【原文】

足太阳之筋，起于足小趾，上结于踝，斜上结于膝，其下循足外侧，结于踵，上循跟，结于腘；其别者，结于踹外，上腘中内廉，与腘中并上结于臀，上挟脊上项；其支者，别入结于舌本；其直者，结于枕骨，上头下颜，结于鼻；其支者，为目上网，下结于頄；其支者，从腋后外廉，结于肩髃；其支者，入腋下，上出缺盆，上结于完骨；其支者，出缺盆，斜上出于頄。其病小趾支跟肿痛，腘挛，脊反折，项筋急，肩不举，腋支缺盆中纽痛，不可左右摇。治在燔针劫刺，以知为数，以痛为输，名曰仲春痹也。《灵枢·经筋》

【解说】

足太阳的经筋，起始于足小趾，向上连结外踝，后斜上连结在膝关节，向下沿着外踝连结于足跟处。沿足跟上行而连结腘窝，它的支别连结于小腿肚，上至腘窝中间与前面的经筋会合，上行连结于臀部，挟着脊柱两旁上行至项部；它的分支在项部别出，而连结于舌根，直行的经筋在项部上行连结于枕骨后，上头下至颜面，连结于鼻柱。一条分支在腋后外侧，上行连结肩关节；一条分支进入腋窝下面，上行至缺盆部，再上行连结于耳后乳突的完骨；一条分支出缺盆后，斜上止于颧骨的頄部。

足太阳经筋的病候：足小趾牵掣疼痛，足跟肿痛，腘窝拘牵，背脊反折向后，颈项部筋肉拘急，肩部不能举高，腋窝牵掣疼痛，缺盆部纽结样痛，不能向左右转动。

治疗方法是用火针速刺，刺激量以针下有感觉和症状减退为标准，以痛点为针灸的腧穴。太阳经筋病称为仲春痹。

2. 足少阳经筋

【原文】

足少阳之筋，起于小趾次趾，上结外踝，上循胫外廉，结于膝外廉，其支者，别起外辅骨，上走髀，前者结于伏兔之上，后者结于尻；其直者，上乘䏚季胁，上走腋前廉，系于膺乳，结于缺盆；直者，上出腋，贯缺盆，出太阳之前，循耳后，上额角，交颠上，下走颔，上结于烦；支者，结于目外眦，为外维。

其病小趾次趾支转筋，引膝外转筋，膝不可屈伸，腘筋急，前引髀，后引尻，即上乘䏚季胁痛，上引缺盆膺乳，颈维筋急，从左之右，右目不开，上过右角，并跷脉而行，左络于右，故伤左角，右足不用，命曰维筋相交。

治在燔针劫刺，以知为数，以痛为输，名曰孟春痹也。《灵枢·经筋》

【解说】

足少阳的经筋，起始于第4足趾，上行连结外踝，沿胫骨外侧上行，连结在膝关节的外侧；它的分支在腓骨，上至大腿，前行的连结在股直肌上，后行的连结在尾骶部，直行的，在大腿部上行至胁肋部，上至腋窝前面，联系胸部乳周围，连结于锁骨上窝。直行的经筋，离开腋窝，贯穿缺盆，出到太阳经筋前面，沿着耳后，上至额角，交头顶后，下至颔，上行连结在鼻部；它的分支连结在目锐眦，作为外围。

足少阳经筋的病候：足小趾和第4趾抽筋，牵引膝关节外侧也抽筋，膝关节不能随意屈伸，腘窝部的筋脉拘急，向前牵引至大腿，向后牵引至尾骶部，季胁部疼痛，向上牵引至锁骨上窝，前胸、乳房、颈部所维系的筋发生拘挛。本经起于足，至项上而交，至左右目，故左侧有病，引右目不得开。上行至右侧头角，合并跷脉而行，如左络于右，伤了左侧头角，则右足不能活动，这称为维筋相交。

治疗方法是以火针速刺，刺激量以针下有感觉和症状好转为标准，以痛点为针灸的腧穴，足少阳经筋的病称为孟春痹。

3. 足阳明经筋

【原文】

足阳明之筋，起于中三趾，结于跗上，斜外上加于辅骨，上结于膝外廉，直上结于髀枢，上循胁，属脊；其直者，上循骭，结于缺盆；其支者，结于外辅骨，合少阳；其直者，上循伏兔，上结于髀，聚于阴器，上腹而布，至缺盆而结，上颈，上挟口，合于烦，下结于鼻，上合于太阳，太阳为目上纲，阳明为目下纲；其支者，从颊结于耳前。

其病足中趾支胫转筋，脚跳坚，伏兔转筋，髀前肿，㿉疝，腹筋急，引缺盆及颊，卒口僻，急者目不合，热则筋纵，目不开。颊筋有寒则急，引颊移口；有热则筋弛纵，缓不胜收，故僻。治之以马膏，其急者，以白酒和桂，以涂其缓者，以桑钩钩之，即以生桑灰置之坎中，高下以坐等，以膏熨急颊，且饮美酒，啖美炙肉，不饮酒者，自强也，为之三拊而已。

治在燔针劫刺，以知为数，以痛为输，名曰季春痹也。《灵枢·经筋》

【解说】

足阳明的经筋，起始于足第 3 趾，连结在足背，斜向外上方交加在腓骨部。上行连结着膝外侧，直上连结在股骨粗隆后上方的髀枢部，上行沿着胁部，连属于脊，它直行的经筋循着胫骨上行，连结着膝关节，一条分支连结着腓骨小头而会合于少阳经筋。它的直行经筋上行沿着大腿前的伏兔，连结在大腿，聚合在外阴部，向上散布于腹，到了缺盆而连结后，上颈挟口周围，在颧部会合，向下连结在鼻。向上会合于太阳经筋，太阳经筋散于目上而成目上纲，阳明经筋散于目下而成目下纲。它的支脉由颊部连结于耳的前方。

足阳明经筋的病候：足中趾牵掣疼痛，下肢胫骨前肌肉抽搐，脚部的肌肉跳动和坚硬，大腿伏兔部抽搐，髋关节前方肿，睾丸肿大疼痛（瘄疝），腹壁筋脉拘急，牵引至缺盆和颊部，突然发生口角歪斜，拘急至眼睑不能闭合，有热的就会出现筋脉弛缓，眼睑不能睁开。如面颊部经筋被热邪所影响，就会出现经筋松弛，不能胜任收缩功能，故此发生面部歪僻。治疗可以用马的脂肪，涂抹拘急的面颊，再以桂枝泡白酒，涂抹松弛侧的面颊，用桑钩牵拉弛缓的口角，以锻炼它的功能，又用生桑做的炭放入炉坎内燃烧，位置的高低应该与座位相等，把溶化的马膏热熨拘急的面颊，并且饮些好酒，吃些好的肉食，不会饮酒的人也要勉强饮一些，而且要在患部再三按摩。

针灸治疗是用火针速刺，刺激量以有知觉和症状减轻为标准，以压痛点为针灸腧穴。足阳明经筋病称为季春痹。

4. 足太阴经筋

【原文】

足太阴之筋，起于大趾之端内侧，上结于内踝；其直者，络于膝内辅骨，上循阴股，结于髀，聚于阴器，上腹，结于脐，循腹里，结于肋，散于胸中；其内者，着于脊。

其病足大趾支内踝痛，转筋痛，膝内辅骨痛，阴股引髀而痛，阴器纽痛上引脐，两胁痛引膺中，脊内痛。

治在燔针劫刺，以知为数，以痛为输，命曰孟秋痹也。《灵枢·经筋》

【解说】

足太阴的经筋，起始在足大趾内侧末端，上行连结在内踝，它直行的经筋联络在膝关节的内髁，向上沿着大腿内侧，连结在髋关节前，聚集在外阴部，上行至腹，连结在脐，并沿着腹内，连结于肋骨，散布在胸部，它内行的经筋附着在脊柱。

足太阴经的病候：足大趾牵掣疼痛，内踝疼痛，抽筋疼痛，膝关节内髁疼痛，大腿内侧牵引至髋关节前方疼痛，外阴像纽绳一样疼痛，还牵引脐和两胁、胸膺部以及脊背里疼痛。

治疗方法是用火针速刺，刺激量以针下有感觉和症状减轻为标准，以痛点为针灸腧穴。足太阴经筋病称为孟秋痹。

5.足少阴经筋

【原文】

足少阴之筋，起于小趾之下，并足太阴之筋，斜走内踝之下，结于踵，与太阳之筋合，而上结于内辅之下，并太阴之筋而上循阴股，结于阴器，循脊内挟膂，上至项，结于枕骨，与足太阳之筋合。

其病足下转筋，及所过而结者皆痛及转筋。病在此者，主痫瘛及痉，在外者不能俯，在内者不能仰。故阳病者，腰反折不能俯，阴病者不能仰。

治在燔针劫刺，以知为数，以痛为输，在内者熨引饮药，此筋折纽，纽发数甚者，死不治，名曰仲秋痹也。《灵枢·经筋》

【解说】

足少阴的经筋，起始在足小趾下方，合并足太阴经筋斜向内踝下方循行，连结于足跟部，和太阳经筋合并上行，连结在内髁下缘，又合并足太阴经筋，沿大腿内侧上行，连结于外阴，沿脊柱内挟着膂肉，上行至项，连结枕骨，和足太阳经筋汇合。

足少阴经筋的病候：脚底抽筋，以及它所经过连结的部位发生疼痛和抽搐。这条经筋病可见于痫、瘛、痉等病证。外侧的经筋病表现为不能俯，内侧的经筋病表现为不能仰。故阳部的经筋病是腰反向后折而不能俯屈，阴部的经筋病是腰向前弯而不能仰伸。

治疗方法是以火针速刺，刺激量以有知觉和症状减轻为标准，以痛点为针灸腧穴，病在里的要用熨法、导引和药物治疗。如果足少阴经筋反折曲扭次数多和病情严重的则不易治疗或死亡。足少阴经筋病名仲秋痹。

6.足厥阴经筋

【原文】

足厥阴之筋，起于大趾之上，上结于内踝之前，上循胫，上结内辅之下，上循阴股，结于阴器，络诸筋。

其病足大趾支内踝之前痛，内辅痛，阴股痛转筋，阴器不用，伤于内则不起，伤于寒则阴缩入，伤于热则纵挺不收。治在行水清阴气。

其病转筋者，治在燔针劫刺，以知为数，以痛为输，命曰季秋痹也。《灵枢·经筋》

【解说】

足厥阴的经筋，起始在足大趾上面，上行连结在内踝的前方，向上沿着胫骨，上行连结在膝内髁下方，上行沿着大腿内侧，连结于外阴，联络各经筋。

足厥阴经筋病候：足大趾牵掣疼痛，内踝前方疼痛，内踝痛，大腿内侧疼痛抽筋，外生殖器不能活动。内伤精血就不能勃起；为寒邪所伤，因寒性收引，就会导致外阴拘急，睾丸上缩；为热邪所伤，因热则弛纵，就会导致外阴弛纵不收。治疗的时候，应该行水清阴气。

如病情是抽筋的，治疗时应用火针速刺，刺激量以针下有感觉和症状减轻为标准，以痛点为针灸腧穴。足厥阴经筋病称为季秋痹。

7. 手太阳经筋

【原文】

手太阳之筋，起于小指之上，结于腕，上循臂内廉，结于肘内锐骨之后，弹之应小指之上，入结于腋下；其支者，后走腋后廉，上绕肩胛，循颈出足太阳之筋前，结于耳后完骨；其支者，入耳中；直者，出耳上，下结于颔，上属目外眦。

其病小指支，肘内锐骨后廉痛，循臂阴入腋下，腋下痛，腋后廉痛，绕肩胛引颈而痛，应耳中鸣痛，引颔目瞑，良久乃得视，颈筋急，则为筋瘘颈肿。

寒热在颈者，治在燔针劫刺之，以知为数，以痛为输，其为肿者，复而锐之，名曰仲夏痹也。《灵枢·经筋》

【解说】

手太阳的经筋，起始于小指上面，连结在腕部，上行沿着前臂内侧，连结在肘关节内侧锐骨后方，在这里弹之有反应到小指去。又上行连结于腋窝后方，它分支的经筋向后走至腋窝后方，上行围绕肩胛，沿颈行于足太阳经筋前面，连结在耳后乳突骨；另一分支的经筋进入耳内；直行的经筋行出至耳上方，向下连结于颔部，后上行连属于目外眦。

手太阳经筋的病症：手小指牵掣疼痛，肘关节内侧锐骨后方疼痛，沿上臂内缘进入腋窝下方疼痛，腋窝后方疼痛，围绕肩胛牵引至颈疼痛，耳鸣、耳痛，牵引至颔部疼痛，眼发黑，要经过一段时间才能看东西，颈部的经筋拘急，就会出现瘰疬瘘管（筋瘘颈肿）。

如果寒热邪气客于颈部经筋，要用火针速刺，以针下有感觉和症状减轻为针刺标准，以痛点为针灸腧穴。肿大的，要多次针治。手太阳经筋原来的分支，在耳后乳突骨，上行至下颌角（曲牙），沿着耳的前方，连属目外眦，连结在颌角部。它发生疼痛，应该是本经筋经过部位牵掣疼痛和抽筋。

治疗的方法是用火针速刺，刺激量以针下有感觉和症状减轻为标准，以痛点为针灸腧穴。手太阳经筋病称为仲夏痹。

8. 手少阳经筋

【原文】

手少阳之筋，起于小指次指之端，结于腕，上循臂，结于肘，上绕臑外廉，上肩走颈，合手太阳；其支者，当曲颊入系舌本；其支者，上曲牙，循耳前，属目外眦，上乘颔，结于角。

其病当所过者即支转筋，舌卷。

治在燔针劫刺，以知为数，以痛为输，名曰季夏痹也。《灵枢·经筋》

【解说】

手少阳经筋，起始于无名指的指尖，连结在腕部，沿着前臂上行，连结在肘部，上行绕过上臂部外侧，上至肩部，行于颈，与手太阳经筋会合；它的分支从下颌角进入而联系舌根部；它第2条分支上行至曲牙部，沿耳前方，联属目外眦，上至颔部，连结在额角部。

手少阳经筋的病候：本经筋经过的部位牵掣疼痛和抽筋，舌头卷缩。

治疗方法是用火针速刺，刺激量以针下有感觉和症状减轻为标准，以痛点为针灸腧穴。手少阳经筋病称为季夏痹。

9. 手阳明经筋

【原文】

手阳明之筋，起于大指次指之端，结于腕，上循臂，上结于肘外，上臑，结于髃；其支者，绕肩胛，挟脊；直者，从肩髃上颈；其支者，上颊结于頄；直者，上出手太阳之前，上左角，络头，下右颔。

其病当所过者支痛及转筋，肩不举，颈不可左右视。

治在燔针劫刺，以知为数，以痛为输，名曰孟夏痹也。《灵枢·经筋》

【解说】

手阳明经筋，起于手大指、次指指端，连结在手腕部，沿着前臂上行，连结在肘关节外侧，沿上臂上行，连结在肩关节部；它的分支绕过肩胛，挟着脊柱；它直行的经筋，从肩关节上颈；它的分支上行至颊部，连结在颧部；直行的分支向上行于手太阳经筋的前方，上左侧头角，联络头部，而下于右颔部。

手阳明经筋的病候：沿着经筋所分布的部位牵掣疼痛、抽筋，肩关节不能抬举，颈部不能转动。

治疗方法是用火针速刺，刺激强度以针下有感觉和症状好转为标准，以痛点为针灸的腧穴。手阳明经筋病称为孟夏痹。

10. 手太阴经筋

【原文】

手太阴之筋，起于大指之上，循指上行，结于鱼后，行寸口外侧，上循臂，结肘中，上臑内廉，入腋下，出缺盆，结肩前髃，上结缺盆，下结胸里，散贯贲，合贲下，抵季胁。

其病当所过者支转筋痛，甚成息贲，胁急吐血。

治在燔针劫刺，以知为数，以痛为输，名曰仲冬痹也。《灵枢·经筋》

【解说】

手太阴的经筋，起始在手大指上面，沿大指上行，连结在鱼际的后方，上行入寸口脉外侧，沿着前臂上行，连结在肘关节里面，又行于上臂部内侧，进入腋窝下方，出至锁骨上窝的缺盆部，连结在肩关节前方，向上连结缺盆，向下连结胸内，分散连贯胃的贲门，结合于贲门下方，到达季胁部。

手太阴经筋的病候：沿着经筋分布部位抽筋、疼痛，严重的出现息贲病，胁部拘急，吐血。

治疗方法是用火针速刺，刺激强度以针下有感觉和症状好转为标准，以痛点为针灸的腧穴。手太阴经筋病称为仲冬痹。

11. 手厥阴经筋

【原文】

手心主之筋，起于中指，与太阴之筋并行，结于肘内廉，上臂阴，结腋下，下散前后挟胁；其支者，入腋，散胸中，结于贲。

其病当所过者支转筋，前及胸痛息贲。

治在燔针劫刺，以知为数，以痛为输，名曰孟冬痹也。《灵枢·经筋》

【解说】

手心主的经筋，起始于中指，和太阴经筋并列而行，连结在肘关节内侧，沿上臂内侧，连结于腋窝下方，向下挟着胁部前后散布，它的分支进入腋窝，散布在胸中，连结在臂部。

手厥阴经筋的病候：沿着经筋分布部位牵掣疼痛、抽筋和心前区疼痛，息贲病。

治疗方法是以火针速刺法，刺激强度以针下有感觉和症状减轻为标准，以痛点为针灸的腧穴。手厥阴经筋病称为孟冬痹。

12. 手少阴经筋

【原文】

手少阴之筋，起于小指之内侧，结于锐骨，上结肘内廉，上入腋，交太阴，挟乳里，结于胸中，循贲，下系于脐。

其病内急，心承伏梁，下为肘网。其病当所过者支转筋，筋痛。

治在燔针劫刺，以知为数，以痛为输，其成伏梁唾血脓者，死不治。

经筋之病，寒则反折筋急，热则筋弛纵不收，阴痿不用。阳急则反折，阴急则俯不伸。焠刺者，刺寒急也，热则筋纵不收，无用燔针。名曰季冬痹也。

足之阳明，手之太阳，筋急则口目为噼，眦急不能卒视，治皆如右方也。《灵枢·经筋》

【解说】

手少阴的经筋，起始在手小指内侧，连结着豌豆骨，向上行连结在肘关节内侧，进入腋窝，和手太阴经筋相交，挟在乳内，连结在胸部，向下联系在肚脐部。

手少阴经筋发生病变，就会出现胸腹里拘急，承着心下的伏梁病，上肢下段经筋病牵引至肘部，像网着样拘急。手少阴经筋的病候是经筋所分布的部位出现抽筋、疼痛。

治疗方法是以火针速刺法，刺激强度以针下有感觉和症状减轻为标准，以痛点为针灸的腧穴。如发展成为伏梁而唾血的，就会成为死不能治的病。

经筋的病，寒盛则因寒性收引而出现筋脉拘急，肢体反折，热盛就会因为热则弛纵，而出现肢体弛纵不收、外生殖器痿软不能活动。如在阳侧的经筋拘急，就出现反折的症状。在阴侧的经筋拘急，就出现向前俯屈而不能仰伸的症状。用火针焠刺，是针刺治疗寒急病证的，因热而致经筋弛纵不能收缩的，不要用火针。手少阴经筋的病证称为季冬痹。

足阳明经筋和手太阳经筋，受寒邪侵犯发生筋脉拘急的，就会发生口眼歪斜，目眦拘急，不能突然看东西，治疗都用上述燔针劫刺法，以知为数，以痛为腧。

四、十二经别

经别是十二经别行的通路，又称为别行的正经，如《灵枢·经别》说："足太阳之正……足少阳之正……"。经别的循行部位基本上是由各同名经脉循行部位决定的，所不同的是，经别都在肘膝以上，由本经分别出行，行于本经所不到之处，然后经过内脏，上行至头颈部，阴经的经别在头颈部和相表里的阳经结合，阳经的经别则在头项部和本经相合。因此，经别的分布补充了十二经循行的不足，加强了对人体组织的濡养，同时又是针刺阴经能治疗头面疾病的理论依据。

由于十二经别在正经别出后，都深入体内，联系于表里脏腑之间，因而经别又加强和密切了表里脏腑的关系，是脏腑相表里理论的重要依据。

表里经别循行至头项部相合，把十二经别分成六对，即足太阳与少阴相合，足少阳与厥阴相合，足阳明与太阴相合，手太阳与少阴相合，手少阳与厥阴相合，手阳明与太阴相合，《内经》里把它称为"经脉六合"。

由于经别是十二经的别行通路，所以经别的生理病理都和十二经相同，又因为《内经》里没有经别病候的专门记载，从而可以进一步认为经别是属于十二经脉的一部分，起着加强气血运行通路和密切表里脏腑相互联系的作用。

1. 足太阳经别和足少阴经别

【原文】

足太阳之正，别入于腘中，其一道下尻五寸，别入于肛，属于膀胱，散之肾，循膂，当心入散；直者，从膂上出于项，复属于太阳，此为一经也。

足少阴之正，至腘中，别走太阳而合，上至肾，当十四椎，出属带脉；直者，系舌本，复出于项，合于太阳，此为一合，成以诸阴之别，皆为正也。《灵枢·经别》

【解说】

足太阳的经别，由足太阳膀胱经别出后，进入腘窝中间，有一条在尻下 5 寸处，别行进入肛门，上行在体内，连属本腑膀胱，散布于相表里的肾脏，沿着脊柱两旁的膂内上行，在心脏部分散布于体内，它直行的经别顺从着膂上行，出于项后，再合属于足太阳膀胱经，成为一条经脉循行。

足少阴的经别，由足少阴肾经循行至腘窝中点别出，走出与足太阳膀胱经会合，向上行至体内本脏的肾脏，在十四椎处，外出连属于带脉，在体内直行的经别继续上行，连系在舌根后，再转出项后部，与足太阳膀胱经相合，这是经脉六合中的第一个表里相合的分布情况，也就是各阴经别行合于相表里的阳经的循行路线，都是正经的一部分。

2. 足少阳经别和足厥阴经别

【原文】

足少阳之正，绕髀，入毛际，合于厥阴；别者，入季胁之间，循胸里，属胆，散之上，肝贯心，以上挟咽，出颐颔中，散于面，系目系，合少阳于外眦也。

足厥阴之正，别跗上，上至毛际，合于少阳，与别俱行，此为二合也。《灵枢·经别》

【解说】

足少阳的经别，由足少阳胆经别出，绕至大腿，前行进入外阴阴毛处，和厥阴肝经会合，另一支别行入肋骨下端季胁部，沿着胸，内连属本腑的胆，分散联络于相表里的肝脏，贯入心，挟着咽喉上行，外出至下颊的颐颌处，散布在面部，连系眼球后的络脉，在目外眦与足少阳胆经相会合。

足厥阴的经别，由足厥阴肝经在足背部别出，上行到外阴部阴毛中，与足少阳胆经会合后，和足少阳的经别一起循行，这就是经脉六合中的第二个表里相合的分布情况。

3. 足阳明经别和足太阴经别

【原文】

足阳明之正，上至髀，入于腹里，属胃，散之脾，上通于心，上循咽，出于口，上颊顿，还系目系，合于阳明也。

足太阴之正，上至髀，合于阳明，与别俱行，上结于咽，贯舌中，此为三合也。《灵枢·经别》

【解说】

足阳明的经别，由足阳明胃经别出，上行至大腿，进入腹腔内，连属胃腑，分散于相表里的脾脏，上行通过心脏，沿咽喉外出至口腔，上至鼻柱部和眼眶下缘部，再转至眼眶内，连于眼球后的脉络，而与足阳明胃经相会合。

足太阴的经别，由足太阴脾经别出，上行至大腿，与足阳明胃经会合，和足阳明经别一起并行，上行结合在咽喉，贯穿到舌内，这就是经脉六合中的第三个表里相合的分布情况。

4. 手太阳经别和手少阴经别

【原文】

手太阳之正，指地，别于肩解，入腋，走心，系小肠也。

手少阴之正，别入于渊腋两筋之间，属于心，上走喉咙，出于面，合目内眦，此为四合也。

【解说】

手太阳的经别，由手太阳小肠经别出向下行，在肩后骨缝处别出后，进入腋部，走入心脏，联系在本腑的小肠。

手少阴的经别，由手少阴心经别出，入于渊腋穴两筋之间，内连属心脏，上行出走于喉咙处，外出至面部，与手太阳小肠经会合在目内眦，这就是经脉六合

经

络

篇

中的第四个表里相合的分布情况。

5.手少阳经别和手厥阴经别

【原文】

手少阳之正，指天，别于颠，入缺盆，下走三焦，散于胸中也。

手心主之正，别下渊腋三寸，入胸中，别属三焦，出循喉咙，出耳后，合少阳完骨之下，此为五合也。《灵枢·经别》

【解说】

手少阳的经别，由手少阳三焦经别出，由上而下，别出于头项部，进入缺盆，下行走入本腑的三焦，散布在胸内。

手厥阴的经别，由手厥阴心包经腋下三寸的天池穴别出，进入胸内，分别联属相表里的三焦腑，外出沿着喉咙、耳后方，和手少阳三焦经在乳突的完骨下方会合，这就是经脉六合中的第五个表里相合的分布情况。

6.手阳明经别和手太阴经别

【原文】

手阳明之正，从手循膺乳，别于肩髃，入柱骨，下走大肠，属于肺。上循喉咙，出缺盆，合于阳明也。

手太阴之正，别入渊腋少阴之前，入走肺，散之大肠，上出缺盆，循喉咙，复合阳明，此六合也。《灵枢·经别》

【解说】

手阳明的经别，由手阳明大肠经别出，从手臂部沿着前胸的膺部和乳部，别出至肩关节，进入脊柱，向下走而连属本腑的大肠，又连属其相表里的肺脏，上行沿着喉咙，又外行出至锁骨上窝的缺盆部与手阳明大肠本经会合。

手太阴的经别，由手太阴肺经别出，别行进入渊腋穴和手少阴心经前面，内行走入本脏的肺中，散布在相表里的大肠腑后，又上行出锁骨上窝的缺盆部，沿着喉咙，再与手阳明大肠经会合，这就是经脉六合中的第六个表里相合的分布情况。

五、十五络脉

在经脉之间，起着联络作用的脉道称为络脉，络脉在《内经》记载中可分为两种，即直接横行联络于十二经之间的称为别络，亦名十五络，络脉别出后，再分成无数小支，称为孙络。《灵枢·经脉》指出："经脉者，常不可见也，其虚实也，以气口知之，脉之见者，皆络脉也。"《灵枢·脉度》说："经脉为里，支而横者为络，络之别者，为孙。"人体有了十二经的循行主干，再加上有络脉横支联系，就更完整地构成了一个网络系统。十五络脉都是从十二经脉中的一个经穴里别出，而且以这个穴来命名的，例如手太阴的别络是列缺，手阳明大肠经的别络是偏历等。络脉别出以后，各有一定路径循行，最后才交于有表里关系的经脉中，《灵枢·经脉》中只记载了十五络别出处，而无交接部位的阐述，这是因为络脉分成孙络，已经很细，且有很多，所以《灵枢·脉度》又说："支而横者为络，络之别者为孙。"在生理上，络脉除了和经脉一样具有灌注肢节、濡养周身之作用外，还负担着联络各经脉之作用。十五络脉在人体起着重要作用，因此在病理情况下，就会表现出一定临床症状，如《灵枢·经脉》记载肺经实则"手锐掌热，虚则欠㰦，小便遗数"，心经实则"支膈"，虚则"不能言"，都说明络脉病有虚实的表现，而且由于络脉是浮现于浅表的，所以当络脉壅盛郁结，必定可以看到其邪盛的情况，如果气血虚弱不足，就凹陷而不显现。如《灵枢·经脉》里有"实则必见，虚则必下"的记载，络脉既然在浅层部位，因而受病也较经脉为易，《素问·皮部论》指出："十二经络脉者，皮之部也"，又说："邪客于皮，则腠理开，开则邪入客于络脉，络脉满，则注于经脉，经脉满，则入舍于腑脏也。"这是外邪侵犯人体，先在络脉而至经的，但是病在气血内生之证，则初病经脉，经气郁滞，才引致络脉瘀血凝滞；同样，经脉气血不足，也可以影响络脉致络脉虚弱。诊察络脉除了辨别各络病候之外，还要辨别络脉的颜色，《灵枢·经脉》指出："脉色青，则寒且痛，赤则有热，胃中寒手鱼之络多青矣，胃中有热，鱼际络赤，其暴黑者留久痹也，其有赤有黑，有青者，寒热气也。其青短者，少气也。"各络病候、络脉颜色，以及上面指出的"实则必见，虚则必下"等，都是诊察络脉所必须注意的。

1. 手太阴别络

【原文】

手太阴之别，名曰列缺，起于腕上分间，并太阴之经直入掌中，散入于鱼际。

其病实则手锐掌热，虚则欠㰦，小便遗数，取之去腕一寸半，别走阳明也。

《灵枢·经脉》

【循行解说】

手太阴经的别络，名叫列缺，起始于手腕后寸半分肉之间，和手太阴肺经一起进入手掌中间，分散进入鱼际肌部。

【病候解说】

肺经别络邪气有余，就会出现腕部高骨以后的手掌发热；如果肺经别络气血不足，会出现肺气不足而张口伸腰打呵欠、小便频数、遗尿。治疗的时候，可以取腕后寸半的列缺，因为肺经别络是在这里联络阳明经的。

2. 手少阴别络

【原文】

手少阴之别，名曰通里，去腕一寸，别而上行，循经入于心中，系舌本，属目系。

其实则支膈，虚则不能言，取之腕后一寸，别走太阳也。《灵枢·经脉》

【循行解说】

手少阴经的别络，名叫通里，距离腕后 1 寸处，别出上行沿手少阴经路线进入心内，上行连系舌根部后，连属于眼球后的脉络。

【病候解说】

因本经脉下膈络小肠，如果心经别络邪气有余会出现横膈间撑胀不舒；如果心经别络脉气虚，又因本别络上连舌根，就会出现心脏气虚不能营运到舌部而不能言语。治疗的时候，可以取掌后 1 寸的通里穴，因为少阴的别络是在这里联络手太阳小肠经的。

3. 手心主别络

【原文】

手心主之别，名曰内关，去腕二寸，出于两筋之间，循经以上系于心包，络心系。

实则心痛，虚则为烦心，取之两筋间也。《灵枢·经脉》

【循行解说】

手心主的别络，名叫内关，在腕后 2 寸，两筋间别出，沿着手心包络经上行联系心包，联络着心脏的血管。

【病候解说】

手心主别络邪气有余、心血瘀阻就会出现心部疼痛；如果气虚不足就会出现心中烦闷不宁。治疗时可以取腕后 2 寸两筋之间的内关穴，因为这里是手厥阴心包的别络。

4. 手太阳别络

【原文】

手太阳之别，名曰支正，上腕五寸，内注少阴；其别者，上走肘，络肩髃。

实则节弛肘废，虚则生疣，小者如指痂疥，取之所别也。《灵枢·经脉》

【循行解说】

手太阳的别络，名叫支正，在腕后 5 寸处别出，向内侧流注到手少阴心经；它的别行络脉，向上走至肘关节，联系肩关节的髃骨处。

【病候解说】

别络上走肘，如果手太阳别络邪气有余，使络脉壅滞不通，气血营运障碍，就会出现关节弛缓、肘部不能屈伸活动；如果手太阳别络气血不足，就会发生疣，细的像疥疮那样细小且多。治疗的时候，可以取手太阳络脉别出处的支正穴。

5. 手阳明别络

【原文】

手阳明之别，名曰偏历，去腕三寸，别入太阴；其别者，上循臂，乘肩髃，上曲颊偏齿；其别者，入耳，合于宗脉。

实则龋聋，虚则齿寒痹隔，取之所别也。《灵枢·经脉》

【循行解说】

手阳明的别络，名叫偏历，在腕后 3 寸处，别出联络手太阴肺经；它的别行络脉沿着臂部上行，到达肩关节的髃骨处，继续上行至曲颊部，遍布在牙齿处；它有一别络进入耳内和各经脉会合。

【病候解说】

手阳明别络邪气有余，就会出现龋齿、耳聋；由于本经下膈属大肠，如果阳明别络气血不足，就会出现牙齿冷痛、膈间不通的症状。治疗时，可以取腕后 3 寸的偏历穴，因为阳明的络脉是在这里别出的。

6. 手少阳别络

【原文】

手少阳之别，名曰外关，去腕二寸，外绕臂，注胸中，合心主。

病实则肘挛，虚则不收，取之所别也。《灵枢·经脉》

【循行解说】

手少阳的别络，名叫外关，在腕后 2 寸，围绕臂外侧循行，流注入胸内，和手厥阴心包络相联合。

【病候解说】

手少阳别络邪气有余，就会出现肘关节拘挛；如果手少阳别络气血不足，就会出现肘部弛缓而不能收引。治疗时，可以取腕后 2 寸的外关穴，因为手少阳的络脉是在这里别出的。

7. 足太阳别络

【原文】

足太阳之别，名曰飞扬，去踝七寸，别走少阴。

实则鼻窒，头背痛，虚则鼽衄，取之所别也。《灵枢·经脉》

【循行解说】

足太阳的别络，名叫飞扬，在踝上 7 寸，别出联络足少阴肾经。

【病候解说】

足太阳别络邪气有余，会出现鼻流清涕、鼻塞不通、头部和背部疼痛；如果别络气血不足，就会出现鼻流清涕、出鼻血。治疗时，可以取外踝上 7 寸的飞扬穴，因为足太阳的络脉是由这里别出的。

8. 足少阳别络

【原文】

足少阳之别，名曰光明，去踝五寸，别走厥阴，下络足跗。

实则厥，虚则痿躄，坐不能起，取之所别也。《灵枢·经脉》

【循行解说】

足少阳的别络，名叫光明，在外踝上 5 寸，足少阳别络就是在这里别出的，并和厥阴经连络、下行到足背部。

【病候解说】

足少阳别络邪气有余，脉气厥逆而不能下达足背，就会出现下肢厥冷；如果少阳经的别络气血不足，就会引发肌肉消瘦、足部软弱无力、不能行走的痿躄证。治疗时可以取外踝上 5 寸的光明穴，因为足少阳别络是在这里别出的。

9. 足阳明别络

【原文】

足阳明之别，名曰丰隆，去踝八寸，别走太阴；其别者，循胫骨外廉，上络头项，合诸经之气，下络喉嗌。

其病气逆则喉痹卒喑，实则狂癫，虚则足不收胫枯，取之所别也。《灵枢·经脉》

【循行解说】

足阳明的别络，名叫丰隆，在外踝上 8 寸，别出联络足太阴脾经；它别行络脉沿着胫骨外侧，上行连络头项，会合各经经气，下行连络咽喉部。

【病候解说】

足阳明别络邪气上逆则出现突然不能讲话、咽喉肿痛，邪气有余会出现神态失常而发狂、发癫；如果足阳明别络气血不足，下肢失于温养，就会出现下肢痿弱无力，不能运动。治疗时可以取外踝上 8 寸的丰隆穴，因为足阳明的别络是在这里别出的。

10. 足太阴别络

【原文】

足太阴之别，名曰公孙，去本节之后一寸，别走阳明，其别者，入络肠胃。厥气上逆则霍乱，实则肠中切痛，虚则鼓胀，取之所别也。《灵枢·经脉》

【循行解说】

足太阴的别络，名叫公孙，在本节后方1寸，别出联系足阳明胃经。它的别行络脉进入体内，连络肠胃。

【病候解说】

足太阴别络脉气厥逆，就会出现吐泻无度的霍乱病；邪气有余则会出现肠中切痛；如果足太阴别络气虚不足，就会出现腹部胀气如鼓的症状。治疗时可取足本节后方1寸的公孙穴，因为足太阴的别络是从这里别出的。

11. 足少阴别络

【原文】

足少阴之别，名曰大钟，当踝后绕跟，别走太阳；其别者，并经上走于心包，下外贯腰脊。

其病气逆则烦闷，实则闭癃，虚则腰痛，取之所别也。《灵枢·经脉》

【循行解说】

足少阴的别络，名叫大钟，在内踝后面围绕足跟部别出行走联络足太阳膀胱经；它的别行络脉和足少阴肾经一并上行，走向心包络，下行的向外连贯腰脊部。

【病候解说】

足少阴别络邪气上逆，就会出现胸中烦闷；如果邪气有余，会引起小便不通；若正气不足，就会出现腰部疼痛。治疗时可以取足跟部的大钟穴，因为足少阴的络脉是在这里别出的。

12. 足厥阴别络

【原文】

足厥阴之别，名曰蠡沟，去内踝五寸，别走少阳，其别者，循胫上睾，结于茎。

其病气逆则睾肿卒疝，实则挺长，虚则暴痒，取之所别也。《灵枢·经脉》

【循行解说】

足厥阴的别络，名叫蠡沟，在内踝上5寸，别出走向联络足少阳胆经。它别行的络脉，经过胫骨，上至睾丸，连结在阴茎处。

【病候解说】

足厥阴别络邪气上逆，就会出现睾丸肿大，突然发生疝气寒痛；如果邪气有余，会出现阴茎挺直而长；如果别络气血不足，络脉失于温养，就会出现外阴瘙痒的症状。治疗时可以取内踝上 5 寸的蠡沟穴，因足厥阴的络脉是在这里别出的。

13. 任脉别络

【原文】

任脉之别，名曰尾翳，下鸠尾，散于腹。

实则腹皮痛，虚则痒瘙，取之所别也。《灵枢·经脉》

【循行解说】

任脉的别络，名叫尾翳，在鸠尾骨的下方，分散络于腹部。

【病候解说】

任脉别络邪气有余就会脉气不通，不通则痛，而出现腹壁皮肤疼痛；如果任脉别络气血不足，腹部皮肤失于温养，就会出现腹壁皮肤瘙痒麻木。

14. 督脉别络

【原文】

督脉之别，名曰长强，挟膂上项，散头上，下当肩胛左右，别走太阳，入贯膂。

实则脊强，虚则头重。高摇之，挟脊之有过者，取之所别也。《灵枢·经脉》

【循行解说】

督脉的别络，名叫长强，在背部挟着脊柱两旁的膂部上行至颈部，散布在头上，又在肩胛左右两侧别出，联络足太阳膀胱经，贯穿进入膂部。

【病候解说】

督脉的别络邪气有余，就会出现脊柱强直不能弯腰；督脉别络气虚不足时会出现头重感、抬头艰难、眩晕、摇摆震颤的症状。由于督络是挟着脊上行的，因此在治疗沿脊柱两旁出现的疾病时，可以取尾骨下方的长强穴，因为督脉的络脉是在这里别出的。

15. 脾之大络

【原文】

脾之大络，名曰大包，出渊腋下三寸，布胸胁。

实则身尽痛，虚则百节尽皆纵，此脉若罗络之血者，皆取之脾之大络脉也。

《灵枢·经脉》

【循行解说】

脾的大络，名叫大包，在胁部渊腋穴下 3 寸别出，散布在胸部和胁部。

【病候解说】

脾的大络在胁部别出并散布在胸胁部，如果邪气有余就会发生周身疼痛；如果络脉气血不足，肢节失去濡养，就会出现肢体关节弛纵无力。治疗时可取大包穴，因为脾之大络是在这里别出的。

六、十二皮部

皮部是指人体皮肤浅表部位，人体皮肤是受十二经脉所支配的。《素问·皮部论》说："皮部以经脉为纪者，诸经皆然。"这里虽未明细划分界限，但是以各经循行时所过的部位，作为划分人体皮肤区域的原则，却是肯定的。

皮部除了指体表皮肤，还包括了皮肤下面的孙络，《素问·皮部论》说："凡十二经络脉者，皮之部也。"因此，十二经皮部在生理上有行营卫、渗灌气血、保护机体、防御外邪的作用。正常情况下皮肤润泽，腠理密致，则邪不能干；当正气不足时，外邪可乘虚而入。其侵犯人体，首先是在皮部，如《素问·皮部论》指出："是故百病之始生也，必先客于皮毛，邪中之，则腠理开，开则入客于络脉，留而不去，传入于经，留而不去，传入于腑，禀于肠胃。"可见外邪侵入机体的途径和次序是皮毛→腠理→络脉→经脉→腑→脏。《灵枢·邪气脏腑病形》又说："诸阳之会皆在于面，人之方乘虚时，及新用力，若饮食汗出，腠理开，而中于邪，中于面则下阳明，中于项则下太阳，中于颊则下少阳，其中于膺背两胁亦中其经。"指出由于外邪侵犯皮部位置不同，产生的病位就有各经区别，正如《素问·皮部论》一开始就说明："皮有分部……别其分部，左右上下，阴阳所在，病之始终。"

皮部在中医诊断上是有重要意义的，如望诊时，患者面部颜色就与皮部有密切关系，因为五色是通过皮部络脉而外现的，《素问·皮部论》指出："其色多青则痛，多黑则痹，黄赤则热，多白则寒，五色皆见，则寒热也。"又说："其入于络也，则络脉盛色变。"现在用经络测定仪在皮部探测以协助诊断，都是根据皮部和经脉有内在联系为依据的。

皮部和治疗也有密切关系，《素问·皮部论》指出："皮者有分部，不与而生大病也"，这是说当外邪侵入皮部后，如治疗不当，深传脏腑病情就会加重，影响预后。应用皮部治疗疾病，《灵枢·经脉》指出："诸刺络脉者，必刺其结上甚血者，虽无结，急取之，以泻其邪，而出其血，留之发为痹也。"临床上刺孙络、皮内针、七星针点刺、贴药、磁疗，以及一切只在皮肤刺激而不深刺皮下肌肉的治法都属于通过皮部治疗疾病的方法。

由于皮部分属于十二经脉，刺激皮部可以传至经脉而治疗疾病，因此，皮部又是不在经穴上治疗和发现新有效穴位的经络学说依据。

第三章 经络类编

《内经》和《难经》是针灸学中最古老的两本书籍，尤其是《内经》中的《灵枢经》。《灵枢经》又称《针经》，靳老在以往的课堂教学中讲《灵枢经》从来都不需要看书稿，能边在黑板上默写边讲解，他强调这是每一位学习针灸者必须精读、理解、掌握甚至应该能够背诵下来的一本针灸经典著作。数十年前，靳老通过总结针灸临床教学的经验，编写了《针灸医籍选》，并被全国高等中医药院校作为正式教材沿用，深受广大师生的喜爱和好评。现以靳老编写的《针灸医籍选》作为蓝本，将有关《针经》和《难经》在针灸理论方面的有关内容进行归类，以便利于学习者能更好地掌握传统针灸的基础理论。有关腧穴、刺灸和治疗方面的医经整理内容，将详见本书各有关篇章。

一、《内经》经络类编

（一）经络之重要性

经脉者，所以能决死生，处百病，调虚实，不可不通。《灵枢·经脉》

夫十二经脉者，人之所以生，病之所以成，人之所以治，病之所以起，学之所始，工之所止也，粗之所易，上之所难也。《灵枢·经别》

拘于鬼神者，不可与言至德，恶于针石者，不可与言至巧，病不许治者，病必不治，治之无功矣。《素问·五脏别论》

人始生，先成精，精成而脑髓生，骨为干，脉为营，筋为刚，肉为墙，皮肤坚而毛发长，谷入于胃，脉道以通，血气乃行。《灵枢·经脉》

（二）经络之区别

经脉十二者，伏行分肉之间，深而不见，其常见者，足太阴过于外踝之上，无所隐故也，诸脉之浮而常见者，皆络脉也。《灵枢·经脉》

六经络，手阳明少阳之大络，起于五指间，上合肘中。饮酒者，卫气先行皮肤，先充络脉，络脉先盛，故卫气已平，营气乃满，而经脉大盛，脉之卒然动者，皆邪气居之，留于本末，不动则热，不坚则陷且空，不与众同，是以知其何脉之动也，雷公曰：何以知经脉之与络脉异也？黄帝曰：经脉者，常不可见也，其虚实也，以气口知之，脉之见者，皆络脉也。《灵枢·经脉》

诸络脉皆不能经大节之间，必行绝道而出入，复合于皮中，其会皆见于外。故诸刺络脉者，必刺其结上，甚血者，虽无结，急取之，以泻其邪而出其血，留之发为痹也。《灵枢·经脉》

经脉为里，支而横者为络，络之别者为孙。《灵枢·脉度》

（三）经络与生理

夫十二经脉者，内属于腑脏，外络于肢节。《灵枢·海论》

经脉者，所以行血气而营阴阳，濡筋骨，利关节者也。《灵枢·本脏》

妇人无须者，无血气乎？岐伯曰：冲脉任脉，皆起于胞中，上循脊里，为经络之海。其浮而外者，循腹上行，会于咽喉，别而络唇口。血气盛则充肤热肉，血独盛者则澹渗皮肤生毫毛。今妇人之生，有余于气，不足于血，以其数脱血也。冲任之脉，不荣口唇，故须不生焉。黄帝曰：士人有伤于阴，阴气绝而不起，阴不用，然其须不去，其故何也？宦者独去，何也？愿闻其故。岐伯曰：宦者去其宗筋，伤其冲脉，血泻不复，皮肤内结，唇口不荣，故须不生。黄帝曰：其有天宦者，未尝被伤，不脱于血，然其须不生，其故何也？岐伯曰：此天之所不足也，其任冲不盛，宗筋不成，有气无血，唇口不荣，故须不生。《灵枢·五音五味》

女子七岁，肾气盛，齿更发长。二七而天癸至，任脉通，太冲脉盛，月事以时下，故有子。三七肾气平均，故真牙生而长极。四七筋骨坚，发长极，身体盛壮。五七阳明脉衰，面始焦，发始堕。六七三阳脉衰于上，面皆焦，发始白。七七任脉虚，太冲脉衰少，天癸竭，地道不通，故形坏而无子也。《素问·上古天真论》

十二经脉、三百六十五络，其血气皆上于面而走空窍，其精阳气上走于目而为睛，其别气走于耳而为听，其宗气上出于鼻而为嗅，其浊气出于胃，走唇舌而为味。《灵枢·邪气脏腑病形》

（四）经络与发病

风雨之伤人也，先客于皮肤，传入于孙脉，孙脉满，则传入于络脉，络脉满，则输于大经脉，血气与邪并，客于分腠之间，其脉坚大，故曰实。《素问·调经论》

夫邪之客于形也，必先舍于皮毛，留而不去，入舍于孙脉，留而不去，入舍于络脉，留而不去，入舍于经脉，内连五脏，散于肠胃，阴阳俱感，五脏乃伤，此邪之从皮毛而入，极于五脏之次也，如此，则治其经焉。《素问·缪刺论》

诸阳之会，皆在于面。中人也，方乘虚时，及新用力，若饮食汗出，腠理开而中于邪，中于面，则下阳明，中于项，则下太阳，中于颊，则下少阳，其中于膺背两胁，亦中其经。《灵枢·邪气脏腑病形》

夫十二经脉者，皆络三百六十五节，节有病，必被经脉。《素问·调经论》

六腑亦各有俞，风寒湿气中其俞，而食饮应之，循俞而入，各舍其腑也。《素问·痹论》

夫邪之入于脉也，寒则血凝泣，暑则气淖泽，虚邪因而入客，亦如经水之得风也，经之动脉，其至也，亦时陇起，其行于脉中，循循然，其至寸口中手也，时大时小，大则邪至，小则平，其行无常处。在阴与阳，不可为度，从而察之，三部九候，卒然逢之，早遏其路。《素问·离合真邪论》

经脉流行不止，环周不休，寒气入经而稽迟，泣而不行，客于脉外，则血少，客于脉中，则气不通，故卒然而痛。《素问·举痛论》

寒气客于脉外，则脉寒，脉寒则缩蜷，缩蜷则脉绌急，绌急则外引小络，故卒然而痛，得炅则痛立止。《素问·举痛论》

络之与孙脉俱输于经，血与气并则为实焉，血之与气，并走于上，则为大厥，厥则暴死，气复反则生，不反则死。《素问·调经论》

头痛颠疾，下虚上实，过在足少阴、巨阳，甚则入肾，徇蒙招尤，目冥耳聋，下实上虚，过在足少阳、厥阴，甚则入肝，腹满䐜胀，支膈胠胁，下厥上冒，过在足太阴阳明。咳嗽上气，厥在胸中，过在手阳明、太阴。心烦头痛，病在膈中，过在手巨阳少阴。《素问·五脏生成》

孙络三百六十五穴会，亦以应一岁，以溢奇邪，以通荣卫，荣卫稽留，卫散荣溢，气竭血著，外为发热，内为少气。《素问·气穴论》

（五）经络与诊断

凡诊络脉，脉色青则寒且痛，赤则有热。胃中寒，手鱼之络多青矣；胃中有热，鱼际络赤；其暴黑者，留久痹也；其有赤有黑有青者，寒热气也；其青短者少气也。《灵枢·经脉》

凡此十五络者，实则必见，虚则必下，视之不见，求之上下。人经不同，络脉异所别也。《灵枢·经脉》

心赤、肺白、肝青、脾黄、肾黑，皆亦应其经脉之色也……阴络之色应其经，阳络之色变无常，随四时而行也。寒多则凝泣，凝泣则青黑，热多则淖泽，淖泽则黄赤。此皆常色，谓之无病，五色俱见者，谓之寒热。《素问·经络论》

（六）十二经脉

十二经脉原文内容，可参阅本书第二章十二经脉的内容，此处从略。

（七）手足三阴三阳经走向规律

手之三阴，从脏走手，手之三阳，从手走头，足之三阳，从头走足，足之三阴，从足走腹。《灵枢·逆顺肥瘦》

（八）十五络脉

1. 手太阴之别

手太阴之别，名曰列缺，起于腕上分间，并太阴之经，直入掌中，散入于鱼际。其病实则手锐掌热，虚则欠䶎，小便遗数，取之去腕一寸半，别走阳明也。《灵枢·经脉》

2. 手少阴之别

手少阴之别，名曰通里，去腕一寸，别而上行，循经入于心中，系舌本，属目系，其实则支膈，虚则不能言，取之腕后一寸，别走太阳也。《灵枢·经脉》

3. 手心主之别

手心主之别，名曰内关，去腕二寸，出于两筋之间，循经以上，系于心包，络心系，实则心痛，虚则为烦心，取之两筋间也。《灵枢·经脉》

4. 手太阳之别

手太阳之别，名曰支正，上腕五寸，内注少阴；其别者，上走肘，络肩髃，实则节弛肘废，虚则生疣，小者如指痂疥，取之所别也。《灵枢·经脉》

5. 手阳明之别

手阳明之别，名曰偏历，去腕三寸，别入太阴；其别者，上循臂，乘肩髃，上曲颊偏齿；其别者，入耳，合于宗脉。实则龋聋，虚则齿寒痹隔，取之所别也。《灵枢·经脉》

6. 手少阳之别

手少阳之别，名曰外关，去腕二寸，外绕臂，注胸中，合心主。病实则肘挛，虚则不收，取之所别也。《灵枢·经脉》

7. 足太阳之别

足太阳之别，名曰飞扬，去踝七寸，别走少阴，实则鼻窒、头背痛，虚则衄

衄，取之所别也。《灵枢·经脉》

8. 足少阳之别

足少阳之别，名曰光明，去踝五寸，别走厥阴，下络足跗。实则厥，虚则痿躄，坐不能起，取之所别也。《灵枢·经脉》

9. 足阳明之别

足阳明之别，名曰丰隆，去踝八寸，别走太阴；其别者，循胫骨外廉，上络头项，合诸经之气，下络喉嗌。其病气逆则喉痹瘁喑，实则狂癫，虚则足不收，胫枯，取之所别也。《灵枢·经脉》

10. 足太阴之别

足太阴之别，名曰公孙，去本节之后一寸，别走阳明；其别者，入络肠胃，厥气上逆则霍乱，实则肠中切痛；虚则鼓胀，取之所别也。《灵枢·经脉》

11. 足少阴之别

足少阴之别，名曰大钟，当踝后绕跟，别走太阳；其别者，并经上走于心包下，外贯腰脊。其病气逆则烦闷，实则闭癃，虚则腰痛，取之所别也。《灵枢·经脉》

12. 足厥阴之别

足厥阴之别，名曰蠡沟，去内踝五寸，别走少阳；其别者，循胫上睾，结于茎。其病气逆则睾肿卒疝，实则挺长，虚则暴痒，取之所别也。《灵枢·经脉》

13. 任脉之别

任脉之别，名曰尾翳，下鸠尾，散于腹。实则腹皮痛，虚则痒瘙，取之所别也。《灵枢·经脉》

14. 督脉之别

督脉之别，名曰长强，挟膂上项，散头上，下当肩胛左右，别走太阳，入贯膂。实则脊强，虚则头重。高摇之，挟脊之有过者，取之所别也。《灵枢·经脉》

15. 脾之大络

脾之大络，名曰大包，出渊腋下三寸，布胸胁。实则身尽痛，虚则百节尽皆纵，此脉若罗络之血者，皆取之脾之大络也。《灵枢·经脉》

凡此十五络者，实则必见，虚则必下，视之不见，求之上下，人经不同，络脉异所别也。《灵枢·经脉》

（九）十二经别（经脉六合）

1. 足太阳经别

足太阳之正，别入于腘中，其一道下尻五寸，别入于肛，属于膀胱，散之

肾，循膂，当心入散，直者，从膂上出于项，复属于太阳，此为一经也。《灵枢·经别》

2. 足少阴经别

足少阴之正，至腘中，别走太阳而合，上至肾，当十四椎，出属带脉，直者，系舌本，复出于项，合于太阳，此为一合，成以诸阴之别，皆为正也。《灵枢·经别》

3. 足少阳经别

足少阳之正，绕髀，入毛际，合于厥阴，别者，入季胁之间，循胸里，属胆，散之上肝，贯心，以上挟咽，出颐颔中，散于面，系目系，合少阳于外眦也。《灵枢·经别》

4. 足厥阴经别

足厥阴之正，别跗上，上至毛际，合于少阳，与别俱行，此为二合也。《灵枢·经别》

5. 足阳明经别

足阳明之正，上至髀，入于腹里，属胃，散之脾，上通于心，上循咽，出于口，上頞頔，还系目系，合于阳明也。《灵枢·经别》

6. 足太阴经别

足太阴之正，上至髀，合于阳明，与别俱行，上结于咽，贯舌中，此为三合也。《灵枢·经别》

7. 手太阳经别

手太阳之正，指地，别于肩解，入腋，走心，系小肠也。《灵枢·经别》

8. 手少阴经别

手少阴之正，别入于渊腋两筋之间，属于心，上走喉咙，出于面，合目内眦，此为四合也。《灵枢·经别》

9. 手少阳经别

手少阳之正，指天，别于颠，入缺盆，下走三焦，散于胸中也。《灵枢·经别》

10. 手心主经别

手心主之正，别下渊腋三寸，入胸中，别属三焦，出循喉咙，出耳后，合少阳完骨之下，此为五合也。《灵枢·经别》

11. 手阳明经别

手阳明之正，从手循膺乳，别于肩髃，入柱骨，下走大肠，属于肺。上循喉咙，出缺盆，合于阳明也。《灵枢·经别》

12. 手太阴经别

手太阴之正，别入渊腋少阴之前，入走肺，散之大肠，上出缺盆，循喉咙，复合阳明，此六合也。《灵枢·经别》

（十）十二经筋

1. 足太阳经筋

足太阳之筋，起于足小趾，上结于踝，邪上结于膝，其下循足外侧，结于踵，上循跟，结于腘；其别者，结于踹外，上腘中内廉，与腘中并，上结于臀，上挟脊，上项；其支者，别入结于舌本；其直者，结于枕骨，上头下颜，结于鼻；其支者，为目上网，下结于頄，其支者，从腋后外廉，结于肩髃；其支者，入腋下，上出缺盆，上结于完骨；其支者，出缺盆，斜上出于頄。

其病小趾支跟肿痛，腘挛，脊反折，项筋急，肩不举，腋支缺盆中纽痛，不可左右摇。治在燔针劫刺，以知为数，以痛为输，名曰仲春痹也。《灵枢·经筋》

2. 足少阳经筋

足少阳之筋，起于小趾次趾，上结外踝，上循胫外廉，结于膝外廉，其支者，别起外辅骨，上走髀，前者结于伏兔之上，后者结于尻；其直者，上乘眇季胁，上走腋前廉，系于膺乳，结于缺盆；直者，上出腋，贯缺盆，出太阳之前，循耳后，上额角，交颠上，下走颔，上结于頄；支者，结于目外眦，为外维。

其病小趾次趾支转筋，引膝外转筋，膝不可屈伸，腘筋急，前引髀，后引尻，即上乘眇季胁痛，上引缺盆膺乳，颈维筋急，从左之右，右目不开，上过右角，并跷脉而行，左络于右，故伤左角，右足不用，命曰维筋相交。

治在燔针劫刺，以知为数，以痛为输，名曰孟春痹也。《灵枢·经筋》

3. 足阳明经筋

足阳明之筋，起于中三趾，结于跗上，斜外上加于辅骨，上结于膝外廉，直上结于髀枢，上循胁，属脊；其直者，上循骭，结于缺盆；其支者，结于外辅骨，合少阳；其直者，上循伏兔，上结于髀，聚于阴器，上腹而布，至缺盆而结，上颈，上挟口，合于頄，下结于鼻，上合于太阳，太阳为目上网，阳明为目下网；其支者，从颊结于耳前。

其病足中趾支胫转筋，脚跳坚、伏兔转筋，髀前肿，㿉疝，腹筋急，引缺盆及颊，卒口僻，急者目不合，热则筋纵，目不开。颊筋有寒，则急引颊移口；有热则筋弛纵缓不胜收，故僻。治之以马膏，其急者，以白酒和桂，以涂其缓者，以桑钩钩之，即以生桑灰置之坎中，高下以坐等，以膏熨急颊，且饮美酒，啖美炙肉，不饮酒者，自强也，为之三拊而已。

治在燔针劫刺，以知为数，以痛为输，名曰季春痹也。《灵枢·经筋》

4. 足太阴经筋

足太阴之筋，起于大趾之端内侧，上结于内踝；其直者，络于膝内辅骨，上循阴股，结于髀，聚于阴器，上腹，结于脐，循腹里，结于肋，散于胸中；其内者，着于脊。

其病足大趾支内踝痛，转筋痛，膝内辅骨痛，阴股引髀而痛，阴器纽痛上引脐，两胁痛引膺中，脊内痛。

治在燔针劫刺，以知为数，以痛为输，命曰仲秋痹也。《灵枢·经筋》

5. 足少阴经筋

足少阴之筋，起于小趾之下，并足太阴之筋，邪走内踝之下，结于踵，与太阳之筋合，而上结于内辅之下，并太阴之筋而上循阴股，结于阴器，循脊内挟膂，上至项，结于枕骨，与足太阳之筋合。

其病足下转筋，及所过而结者皆痛及转筋。病在此者，主痫瘛及痉，在外者不能俯，在内者不能仰。故阳病者，腰反折不能俯，阴病者不能仰。

治在燔针劫刺，以知为数，以痛为输，在内者熨引饮药，此筋折纽，纽发数甚者，死不治，名曰孟秋痹也。《灵枢·经筋》

6. 足厥阴经筋

足厥阴之筋，起于大趾之上，上结于内踝之前，上循胫，上结内辅之下，上循阴股，结于阴器，络诸筋。

其病足大趾支，内踝之前痛，内辅痛，阴股痛转筋，阴器不用，伤于内则不起，伤于寒则阴缩入，伤于热则纵挺不收。治在行水清阴气。

其病转筋者，治在燔针劫刺，以知为数，以痛为输，命曰季秋痹也。《灵枢·经筋》

7. 手太阳经筋

手太阳之筋，起于小指之上，结于腕，上循臂内廉，结于肘内锐骨之后，弹之应小指之上，入结于腋下；其支者，后走腋后廉，上绕肩胛，循颈出足太阳之筋前，结于耳后完骨；其支者，入耳中；直者，出耳上，下结于颔，上属目外眦。

其病小指支，肘内锐骨后廉痛，循臂阴入腋下，腋下痛，腋后廉痛，绕肩胛引颈而痛，应耳中鸣，痛，引颔，目瞑，良久乃得视，颈筋急，则为筋瘘颈肿。寒热在颈者，治在燔针劫刺之，以知为数，以痛为输，其为肿者，复而锐之，名曰仲夏痹也。《灵枢·经筋》

8. 手少阳经筋

手少阳之筋，起于小指次指之端，结于腕，上循臂，结于肘，上绕臑外廉，上肩走颈，合手太阳；其支者，当曲颊入系舌本；其支者，上曲牙，循耳前，属目外眦，上乘颔，结于角。

其病当所过者即支转筋，舌卷。

治在燔针劫刺，以知为数，以痛为输，名曰季夏痹也。《灵枢·经筋》

9. 手阳明经筋

手阳明之筋，起于大指次指之端，结于腕，上循臂，上结于肘外，上臑，结于髃；其支者，绕肩胛，挟脊；直者，从肩髃上颈；其支者，上颊结于顿；直者，上出手太阳之前，上左角，络头，下右颔。

其病当所过者支痛及转筋，肩不举，颈不可左右视。

治在燔针劫刺，以知为数，以痛为输，名曰孟夏痹也。《灵枢·经筋》

10. 手太阴经筋

手太阴之筋，起于大指之上，循指上行，结于鱼后，行寸口外侧，上循臂，结肘中，上臑内廉，入腋下，出缺盆，结肩前髃，上结缺盆，下结胸里，散贯贲，合贲下，抵季胁。

其病当所过者支转筋痛，甚成息贲，胁急吐血。

治在燔针劫刺，以知为数，以痛为输，名曰仲冬痹也。《灵枢·经筋》

11. 手心主之筋

手心主之筋，起于中指，与太阴之筋并行，结于肘内廉，上臂阴，结腋下，下散前后挟胁；其支者，入腋，散胸中，结于贲。

其病当所过者支转筋，前及胸痛息贲。

治在燔针劫刺，以知为数，以痛为输，名曰孟冬痹也。《灵枢·经筋》

12. 手少阴经筋

手少阴之筋，起于小指之内侧，结于锐骨，上结肘内廉，上入腋，交太阴，挟乳里，结于胸中，循贲，下系于脐。

其病内急，心承伏梁，下为肘网。其病当所过者支转筋，筋痛。

治在燔针劫刺，以知为数，以痛为输，其成伏梁唾血脓者，死不治。

经筋之病，寒则筋急，热则筋弛纵不收，阴痿不用。阳急则反折，阴急则俯不伸。焠刺者，刺寒急也；热则筋纵不收，无用燔针。名曰季冬痹也。

足之阳明，手之太阳，筋急则口目为僻，眦急不能卒视，治皆如右方也。

《灵枢·经筋》

（十一）奇经八脉

1. 任脉

任脉者，起于中极之下，以上毛际，循腹里，上关元，至咽喉，上颐循面入目……任脉为病，男子内结七疝，女子带下瘕聚。《素问·骨空论》

2. 督脉

督脉者，起于少腹以下骨中央，女子入系廷孔，其孔，尿孔之端也。其络循阴器，合篡间，绕篡后，别绕臀，至少阴与巨阳中络者，合少阴上股内后廉，贯脊属肾。与太阳起于目内眦，上额交颠，上入络脑，还出别下项，循肩髆内，挟脊抵腰中，入循膂，络肾。其男子循茎下至篡，与女子等。其少腹直上者，贯脐中央，上贯心，入喉，上颐环唇，上系两目之下中央。此生病，从少腹上冲心而痛，不得前后，为冲疝，其女子不孕，癃痔，遗尿，嗌干，督脉生病治督脉，治在骨上，甚者在脐下营。

其上气有音者，治其喉中央，在缺盆中者，其病上冲喉者，治其渐，渐者，上挟颐也。

督脉为病，脊强反折。《素问·骨空论》

3. 冲脉

冲脉者，起于气街，并少阴之经，挟脐上行，至胸中而散……冲脉为病，逆气里急。《素问·骨空论》

冲脉者，十二经之海也，与少阴之大络起于肾下，出于气街，循阴股内廉，邪入腘中，循胫骨内廉，并少阴之经，下入内踝之后，入足下，其别者，邪入踝，出属跗上，入大指之间，注诸络，以温足胫。此脉之常动者也。《灵枢·动输》

夫冲脉者，五脏六腑之海也，五脏六腑皆禀焉。其上者，出于颃颡，渗诸阳，灌诸精；其下者，注少阴之大络，出于气街，循阴股内廉，入腘中，伏行骭骨内，下至内踝之后属而别；其下者，并于少阴之经，渗三阴；其前者，伏行出跗属，下循跗，入大指间，渗诸络而温肌肉。故别络结则跗上不动，不动则厥，厥则寒矣。《灵枢·逆顺肥瘦》

冲脉、任脉，皆起于胞中，上循脊里，为经络之海。其浮而外者，循腹上行。会于咽喉，别而络唇口。《灵枢·五音五味》

4. 带脉

冲脉者，经脉之海也，主渗灌豀谷，与阳明合于宗筋，阴阳总宗筋之会，会于气街，而阳明为之长，皆属于带脉，而络于督脉，故阳明虚则宗筋纵，带脉不

引，故足痿不用也。《素问·痿论》

5. 阴阳跷脉

阴跷、阳跷，阴阳相交，阳入阴，阴出阳，交于目锐眦，阳气盛则瞋目，阴气盛则瞑目。《灵枢·寒热病》

跷脉者，少阴之别，起于然骨之后，上内踝之上，直上循阴股入阴，上循胸里入缺盆，上出人迎之前，入颃属目内眦，合于太阳、阳跷而上行，气并相还则为濡目，气不荣则目不合。《灵枢·脉度》

跷脉有阴有阳，何脉当其数？岐伯答曰：男子数其阳，女子数其阴，当数者为经，不当数者为络也。《灵枢·脉度》

6. 阴维阳维脉

阳维之脉令人腰痛，痛上怫然肿，刺阳维之脉，脉与太阳合腨下间，去地一尺所。《素问·刺腰痛论》

飞阳之脉，令人腰痛，痛上怫怫然，甚则悲以恐，刺飞阳之脉在内踝上二寸，少阴之前，与阴维之会。《素问·刺腰痛论》

（十二）十二皮部

皮部以经脉为纪者，诸经皆然，阳明之阳，名曰害蜚，上下同法，视其部中有浮络者，皆阳明之络也，其色多青则痛，多黑则痹，黄赤则热，多白则寒，五色皆见，则寒热也，络盛则入客于经，阳主外，阴主内。少阳之阳，名曰枢持，上下同法，视其部中，有浮络者，皆少阳之络也，络盛则入客于经，故在阳者主内，在阴者主出，以渗于内，诸经皆然。太阳之阳，名曰关枢，上下同法，视其部中，有浮络者，皆太阳之络也，络盛则入客于经。少阴之阴，名曰枢儒，上下同法，视其部中有浮络者，皆少阴之络也，络盛则入客于经，其入经也，从阳部注于经，其出者，从阴内注于骨。心主之阴名曰害肩，上下同法，视其部中，有浮络者，皆心主之络也，络盛则入客于经。太阴之阴，名曰关蛰，上下同法，视其部中，有浮络者，皆太阴之络也，络盛则入客于经。凡十二经络脉者，皮之部也。《素问·皮部论》

是故百病之始生也，必先于皮毛，邪中之则腠理开，开则入客于络脉、留而不去，传入于经，留而不去，传入于腑、禀于肠胃。邪之始入于皮也，泝然起毫毛，开腠理；其入于络也，则络脉盛色变；其入客于经也，则感虚乃陷下；其留于筋骨之间，寒多则筋挛骨痛，热多则筋弛骨消，肉烁䐃破，毛直而败。《素问·皮部论》

帝曰：夫子言皮之十二部，其生病皆何如？岐伯曰：皮者脉之部也，邪客于皮，则腠理开，开则邪入客于络脉，络脉满，则注于经脉，经脉满，则入舍于脏腑也，故皮者有分部，不与而生大病也。《素问·皮部论》

（十三）经隧

胃之所出气血者，经隧也，经隧者，五脏六腑之大络也。《灵枢·玉版》

五脏之道，皆出于经隧，以行血气，血气不和，百病乃变化而生，是故守经隧焉。《素问·调经论》

（十四）经脉气血之多少

阳明多血多气，太阳多血少气，少阳多气少血。太阴多血少气，厥阴多血少气，少阴多气少血，故曰刺阳明出血气，刺太阳出血恶气，刺少阳出气恶血，刺太阴出血恶气，刺厥阴出血恶气，刺少阴出气恶血也。《灵枢·九针论》

夫人之常数，太阳常多血少气，少阳常多气少血；阳明常多血多气，厥阴常多气少血，少阴常多气少血，太阴常多血少气，此天之常数也。《灵枢·五音五味》

夫人之常数，太阳常多血少气，少阳常少血多气，阳明常多气多血，少阴常少血多气，厥阴常多血少气，太阴常多气少血，此天之常数。《素问·血气形志》

（十五）经脉之表里

足太阳与少阴为表里，少阳与厥阴为表里，阳明与太阴为表里，是为足之阴阳也。手太阳与少阴为表里，少阳与心主为表里，阳明与太阴为表里，是为手之阴阳也。《素问·血气形志》

足阳明太阴为表里，少阳厥阴为表里，太阳少阴为表里，是谓足之阴阳也，手阳明太阴为表里，少阳心主为表里，太阳少阴为表里，是谓手之阴阳也。《灵枢·九针》

（十六）经脉之标本

足太阳之本，在跟以上五寸中，标在两络命门，命门者，目也。

足少阳之本，在窍阴之间，标在窗笼之前，窗笼者，耳也。

足少阴之本，在内踝下，上三寸中，标在背俞与舌下两脉也。

足厥阴之本，在行间上五寸所，标在背俞也。

足阳明之本，在厉兑，标在人迎颊挟颃颡也。

足太阴之本，在中封前上四寸之中，标在背俞与舌本也。

手太阳之本，在外踝之后，标在命门之上一寸也。

手少阳之本，在小指次指之间上二寸，标在耳后上角下外眦也。

手阳明之本，在肘骨中，上至别阳，标在颜下合钳上也。

手太阴之本，在寸口之中，标在腋内动也。

手少阴之本，在锐骨之端，标在背俞也。

手心主之本，在掌后两筋之间二寸中，标在腋下三寸也。《灵枢·卫气》

（十七）经脉之根结

太阳根于至阴，结于命门。命门者，目也。

阳明根于厉兑，结于颡大。颡大者，钳耳也。

少阳根于窍阴，结于窗笼。窗笼者，耳中也。

太阴根于隐白，结于太仓。

少阴根于涌泉，结于廉泉。

厥阴根于大敦，结于玉英，络于膻中。

足太阳根于至阴，溜于京骨，注于昆仑，入于天柱、飞扬也。

足少阳根于窍阴，溜于丘墟，注于阳辅，入于天容、光明也。

足阳明根于厉兑，溜于冲阳，注于下陵，入于人迎、丰隆也。

手太阳根于少泽，溜于阳谷，注于少海，入于天窗、支正也。

手少阳根于关冲，溜于阳池，注于支沟，入于天牖、外关也。

手阳明根于商阳，溜于合谷，注于阳溪，入于扶突、偏历也。

九针之玄，要在终始，故能知终始，一言而毕，不知终始，针道咸绝。《灵枢·根结》

太阳根起于至阴，结于命门。

阳明根起于厉兑。

少阳根起于窍阴。

太阳为开，阳明为阖，少阳为枢。

太阴根起于隐白。

少阴根起于涌泉。

厥阴根起于大敦。

太阴为开，厥阴为阖，少阴为枢。《素问·阴阳离合论》

（十八）脉气终绝之证候

太阳之脉，其终也，戴眼，反折瘛疭，其色白，绝汗乃出，出则死矣。少阳终者，耳聋，百节皆纵，目睘绝系，绝系一日半死，其死也，色先青白，乃死矣。阳明终者，口目动作，善惊妄言，色黄，其上下经盛，不仁，则终矣，少阴终者，面黑，齿长而垢，腹胀闭，上下不通而终矣。太阴终者，腹胀闭，不得息，善噫、善呕，呕则逆，逆则面赤，不逆则上下不通，不通则面黑，皮毛焦而终矣。厥阴终者，中热嗌干，善尿，心烦，甚则舌卷，卵上缩而终矣。此十二经之所败也。《素问·诊要经终论》

（十九）骨度之长短

黄帝问于伯高曰：《脉度》言经脉之长短，何以立之？伯高曰：先度其骨节之大小，广狭长短，而脉度定矣。黄帝曰：愿闻众人之度，人长七尺五寸者，其骨节之大小长短各几何？伯高曰：……发所覆者，颅至项尺二寸，髑骺以下至天枢长八寸……天枢以下至横骨，长六寸半……横骨上廉以下至内辅之上廉，长一尺八寸……内辅下廉，下至内踝，长一尺三寸，内踝以下至地，长三寸，膝腘以下至跗属，长一尺六寸……髀枢以下至膝中，长一尺九寸，膝以下至外踝，长一尺六寸……耳后当完骨者，广九寸……两乳之间，广九寸半……肘至腕，长一尺二寸半……项发以下至膂骨，长二寸半。膂骨以下至尾骶二十一节，长三尺……此众人骨之度也，所以立经脉之长短也。《灵枢·骨度》

（二十）经脉之长短

手之六阳，从手至头，长五尺，五六三丈。手之六阴，从手到胸中，三尺五寸，三六一丈八尺，五六三尺，合二丈一尺。足之六阳，从足上至头八尺，六八四丈八尺。足之六阴，从足至胸中，六尺五寸，六六三丈六尺，五六三尺，合三丈九尺。跷脉从足至目，七尺五寸，二七一丈四尺，二五一尺，合一丈五尺。督脉任脉，各四尺五寸，二四八尺，二五一尺，合九尺。凡都合一十六丈二尺，此气之大经隧也。《灵枢·脉度》

（二十一）经水

黄帝问于岐伯曰：经脉十二者，外合于十二经水，而内属于五脏六腑，夫十二经水者，其有大小、深浅、广狭、远近各不同，五脏六腑之高下、大小、受谷之多少亦不等，相应奈何？夫经水者，受水而行之；五脏者，合神气魂魄而藏之；六腑者，受谷而行之，受气而扬之；经脉者，受血而营之，合而以治奈何？刺之深浅，灸之壮数，可得闻乎？岐伯答曰：善哉问也！天至高不可度，地至广不可量，此之谓也，且夫人生于天地之间，六合之内，此天之高，地之广也，非人力之所能度量而至也。

若夫八尺之士，皮肉在此，外可度量，切循而得之，其死可解剖而视之，其脏之坚脆，腑之大小，谷之多少，脉之长短，血之清浊，气之多少，十二经之多血少气，与其少血多气，与其皆多血气，与其皆少气血，皆有大数，其治以针艾，各调其经气，固其常有合乎。

夫经水之应经脉也，其远近浅深，水血之多少，各不同，合而以刺之，奈何？岐伯答曰：足阳明，五脏六腑之海也，其脉大，血多气盛，热壮，刺此者，不深勿散，不留不泻也；足阳明刺深六分，留十呼。足太阳深五分留七呼。足少阳深四分，留五呼。足太阴深三分，留四呼。足少阴深二分，留三呼。足厥阴深一分，留二呼。手之阴阳，其受气之道近，其气之来疾，其刺深者，皆无过二分，其留皆无过一呼，其少长，大小肥瘦，以心撩之，命曰法天之常，灸之亦然，灸而过此者，得恶火则骨枯，脉涩，刺而过此者，则脱气，黄帝曰：夫经脉之大小，血之多少，肤之厚薄，肉之坚脆，及䐃之大小，可为量度乎？岐伯答曰：其可为度量者，取其中度也，不甚脱肉而血气不衰也，若失度之人，消瘦而形肉脱者，恶可以度量刺乎？审、切、循、扪、按，视其寒温盛衰而调之，是谓因适而为之真也。《灵枢·经水》

（二十二）营卫之循行

人受气于谷，谷入于胃，以传于肺，五脏六腑，皆以受气。其清者为营，浊者为卫，营在脉中，卫在脉外，营周不休，五十而复大会。阴阳相贯，如环无端。卫气行于阴二十五度，行于阳二十五度，分为昼夜，故气至阳而起，至阴而止。故曰：日中而阳陇为重阳，夜半而阴陇为重阴，故太阴主内，太阳主外，各行二十五度，分为昼夜。夜半为阴陇，夜半后而为阴衰，平旦阴尽而阳受气矣。日中而阳陇，日西而阳衰，日入而阳尽而阴受气矣。夜半而大会，万民皆卧，命曰合阴，平旦阴尽，而阳受气，如是无已，与天地同纪。营出于中焦，卫出于下焦。《灵枢·营卫生会》

五脏者，所以藏精神魂魄者也；六腑者，所以受水谷而行化物者也。其气内入五脏，而外络肢节。其浮气之不循经者为卫气；其精气之行于经者，为营气。阴阳相随，外内相贯，如环之无端。《灵枢·卫气》

故气从太阴出，注手阳明，上行至面，注足阳明，下行至跗上，注大趾间，与太阴合，上行抵脾，从脾注心中，循手少阴，出腋，下臂，注小指，合手太阳。上行乘腋，出𬜯内，注目内眦，上颠下项，合足太阳。循脊，下尻，下行注小趾之端，循足心，注足少阴。上行注肾，从肾注心外，散于胸中，循心主脉，出腋，下臂，出两筋之间，入掌中，出中指之端，还注小指次指之端，合手少阳，上行注膻中，散于三焦，从三焦注胆，出胁注足少阳。下行至跗上，复从跗注大趾间，合足厥阴，上行至肝，从肝上注肺，上循喉咙，入颃颡之窍，究于畜门。其支别者，上额，循颠，下项中，循脊入骶，是督脉也，络阴器，上过毛中，入脐中，上循腹里，入缺盆，下注肺中，复出太阴。此营气之所行也，逆顺之常也。

营气之道，内谷为宝；谷入于胃，气传之肺，流溢于中，布散于外，精专者，行于经隧，常营无已，终而复始，是谓天地之纪。《灵枢·营气》

卫气者，所以温分肉，充皮肤，肥腠理，司开阖者也……卫气和则分肉解利，皮肤调柔，腠理致密矣。《灵枢·本脏》

谷始入于胃，其精微者，先出于胃之两焦，以溉五脏，别出两行，营卫之道。《灵枢·五味》

卫气之留于腹中，蓄积不行，苑蕴不得常所，使人支胁胃中满，喘呼逆息者，何以去之？伯高曰：其气积于胸中者，上取之；积于腹中者，下取之；上下皆满者，傍取之。黄帝曰：取之奈何？伯高曰：积于上者，泻大迎、天突、喉中；积于下者，泻三里与气街；上下皆满者，上下取之，与季胁之下一寸；重者鸡足取之。诊视其脉大而弦急，及绝不至者，及腹皮急甚者，不可刺也。《灵枢·卫气失常》

卫气不得入于阴，常留于阳，留于阳则阳气满，阳气满则阳跷盛，不得入于阴则阴气虚，故目不瞑矣。《灵枢·大惑论》

卫气者，昼日行于阳，夜行于阴……卫气一日一夜大会于风府。《素问·疟论》

卫气有所凝而不行，故其肉有不仁也。《素问·风论》

荣者，水谷之精气也，和调于五脏，洒陈于六腑，乃能入于脉也，故循脉上下贯五脏，络六腑也。

卫者，水谷之悍气也，其气慓疾滑利，不能入于脉也，故循皮肤之中，分肉之间，熏于肓膜，散于胸腹。《素问·痹论》

二、《难经》经络类编

（一）经脉长短

手足三阴三阳，脉之度数，可晓以不？然：手三阳之脉，从手至头，长五尺，五六合三丈。手三阴之脉，从手至胸中，长三尺五寸，三六一丈八尺，五六三尺，合二丈一尺。足三阳之脉，从足至头，长八尺，六八四丈八尺。足三阴之脉，从足至胸，长六尺五寸，六六三丈六尺，五六三尺，合三丈九尺。人两足蹻脉，从足至目，长七尺五寸，二七一丈四尺，二五一尺，合一丈五尺。督脉，任脉，各长四尺五寸，二四八尺，二五一尺，合九尺。凡脉长一十六丈二尺，此所谓十二经脉长短之数也。《难经·二十三难》

（二）经脉流注

经脉十二，络脉十五，何始何穷也？然：经脉者，行血气，通阴阳，以荣于身者也。其始从中焦注手太阴，阳明；阳明注足阳明、太阴；太阴注手少阴，太阳；太阳注足太阳，少阴；少阴注手心主，少阳；少阳注足少阳，厥阴，厥阴复还注手太阴，别络十五，皆因其原，如环无端，转相灌溉，朝于寸口人迎，以处百病，而决死生也。《难经·二十三难》

（三）荣卫循行

荣气之行，常与卫气相随不？然：经言人受气于谷，谷入于胃，乃传与五脏六腑，五脏六腑皆受于气。其清者为荣，浊者为卫，荣行脉中，卫行脉外，营周不息，五十而复大会，阴阳相贯，如环之无端，故知荣卫相随也。《难经·三十难》

（四）经脉与诊断

十二经皆有动脉，独取寸口，以决五脏六腑死生吉凶之法，何谓也？然：寸口者脉之大会，手太阴之脉动也。人一呼脉行三寸，一吸脉行三寸，呼吸定息，脉行六寸，人一日一夜，凡一万三千五百息，脉行五十度，周于身。漏水下百刻，荣卫行阳二十五度，行阴亦二十五度，为一周也。故五十度复会于手太阴寸口者，五脏六腑之所终始，故法取于寸口也。《难经·一难》

寸口脉平而死者，何谓也？然：诸十二经脉者，皆系于生气之原。所谓生气之原者，谓十二经之根本也，谓肾间动气也，此五脏六腑之本，十二经脉之根，呼吸之门，三焦之原，一名守邪之神。故气者，人之根本也，根绝则茎叶枯矣。寸口脉平而死者，生气独绝于内也。《难经·八难》

（五）经脉与病理

经言脉有是动，有所生病，一脉辄变为二病者，何也？然：经言是动者，气也；所生病者，血也。邪在气，气为是动；邪在血，血为所生病。气主煦之，血

主濡之，气留而不行者，为气先病也；血壅而不濡者，为血后病也。故先为是动，后所生病也。《难经·二十二难》

（六）经脉气绝

手足三阴三阳气已绝，何以为候？可知其吉凶不？然：足少阴气绝，即骨枯。少阴者，冬脉也，伏行而温于骨髓，故骨髓不温，即肉不着骨，骨肉不相亲，即肉濡而却，肉濡而却，故齿长而枯，发无润泽，无润泽者，骨先死。戊日笃，己日死。

足太阴气绝，则脉不营其口唇。口唇者，肌肉之本也，脉不营，则肌肉不滑泽，肌肉不滑泽，则肉满，肉满则唇反，唇反则肉先死。甲日笃，乙日死。

足厥阴气绝，即筋缩引卵与舌卷。厥阴者，肝脉也，肝者，筋之合也，筋者，聚于阴器而络于舌本，故脉不营，则筋缩急，筋缩急即引卵与舌，故舌卷卵缩，此筋先死。庚日笃，辛日死。

手太阴气绝，即皮毛焦。太阴者，肺也，行气温于皮毛者也。气弗营，则皮毛焦，皮毛焦则津液去，津液去，即皮节伤，皮节伤则皮枯毛折，毛折者，则毛先死。丙日笃，丁日死。

手少阴气绝，则脉不通。脉不通，则血不流，血不流，则色泽去，故面色黑如黧，此血先死。壬日笃，癸日死。

三阴气俱绝者，则目眩转，目瞑。目瞑者，为失志，失志者，则志先死，死即目瞑也。

六阳气俱绝者，则阴与阳相离，阴阳相离，则腠理泄，绝汗乃出，大如贯珠，转出不流，即气先死。旦占夕死，夕占旦死。《难经·二十四难》

（七）十二经配脏腑

有十二经，五脏六腑十一耳，其一经者，何等经也？然：一经者，手少阴与心主别脉也。心主与三焦为表里，俱有名而无形，故言经有十二也。《难经·二十五难》

（八）十五络脉

经有十二，络有十五，余三络者，是何等络也？然：有阳络，有阴络，有脾之大络。阳络者，阳跷之络也；阴络者，阴跷之络也，故络有十五焉。《难经·二十六难》

（九）奇经八脉

脉有奇经八脉者，不拘于十二经，何谓也？然：有阳维，有阴维，有阳跷，有阴跷，有冲，有督，有任，有带之脉。凡此八脉者，皆不拘于经，故曰奇经八脉也。

经有十二，络有十五，凡二十七气，相随上下，何独不拘于经也？然：圣人图设沟渠，通利水道，以备不然，天雨降下，沟渠溢满，当此之时，霶霈妄作，圣人不能复图也，此络脉满溢，诸经不能复拘也。《难经·二十七难》

（十）奇经八脉的循行

其奇经八脉者，既不拘于十二经，皆何起何继也？然：督脉者，起于下极之俞，并于脊里，上至风府，入属于脑，任脉者，起于中极之下，以上毛际，循腹里，上关元，至喉咽。冲脉者，起于气冲，并足阳明之经，挟脐上行，至胸中而散也。带脉者，起于季胁，回身一周。阳跷脉者，起于跟中，循外踝上行，入风池。阴跷脉者，亦起于跟中，循内踝上行至咽喉，交贯冲脉。阳维、阴维者，维络于身，溢蓄不能环流，灌溉诸经者也。故阳维起于诸阳会也，阴维起于诸阴交也。比于圣人图设沟渠，沟渠满溢，流于深湖，故圣人不能拘通也，而人脉隆盛，入于八脉而不环周，故十二经亦不能拘之，其受邪气，蓄则肿热，砭射之也。《难经·二十八难》

（十一）奇经八脉的病候

二十难曰：奇经之为病何故？然：阳维维于阳，阴维维于阴，阴阳不能自相维，则怅然失志，溶溶不能自收持，阳维为病苦寒热。阴维为病苦心痛。阴跷为病，阳缓而阴急。阳跷为病，阴缓而阳急。冲之为病，逆气而里急。督之为病，脊强而厥。任之为病，其内苦结，男子为七疝，女子为瘕聚。带之为病，腹满，腰溶溶若坐水中，此奇经八脉之为病也。《难经·二十九难》

靳老在针灸教学中时常这样对他的学生说："不懂得每味药物的性能、归经和功效的医生是开不出好药方的；不学好腧穴学，对每个穴位的定位、性能、归经和功效都一知半解的针灸医生是治不好病的！"记得我在 20 多年前刚刚留校在针灸系任助教，靳老交给我的教学任务主要就是带领学生们"点穴"。同学们俩人为一组，相互将学过的穴位分别用钢笔在身体上点出，逐个讲出穴位的定位、性能、归经和功效，然后将它们按经脉的循行路径连成一线，最后由我给他们评测、打分，同学们的学习兴趣浓厚，教学质量也很高。在 20 余年跟随靳老进行针灸的学习、教学和临床实践中，他老人家更是严格要求我学习和掌握好腧穴学，使我深深地体会到腧穴学在针灸学中之重要地位，并受益匪浅。

靳老从事针灸的教学、临床及科研工作 50 余年，总结出一套独特的针灸教学方法，在腧穴学方面，先后编写和出版针灸挂图、经穴解说、穴位解剖等专著 10 多部，深受广大针灸医务人员和学生的喜爱。

腧穴篇

第四章　腧穴概说

腧穴在古籍文献中有很多名称，如"砭灸处""气穴""骨空""节""孔穴""腧穴""输穴""俞穴""穴位"等，都是指针灸治疗的腧穴。腧穴是脏腑经络气血输注于体表的部位，是内脏在体表的反应点，是针灸施术的刺激部位。用针灸的方法刺激腧穴，可以达到调节脏腑经络功能、提高机体抗病能力、防治疾病的目的。

一、腧穴的种类

腧穴种类包括十四经穴、经外奇穴、阿是穴三类。

1. 十四经穴

十四经穴是指分布在十二经脉和任脉、督脉上面的穴位，有 360 多个。同一经脉上的腧穴，都有治疗该经疾病的作用。十四经穴是针灸治疗最主要的穴位。由于十四经穴所在部位的解剖特点、气血流注差异，所以即便在同一经脉上，穴位的治疗作用亦不同，前人根据它的治疗作用，又分为五输穴、背俞穴、募穴、络穴、郄穴、原穴、下合穴、八会穴、八脉交会穴等，称之为特定穴。

2. 经外奇穴

经外奇穴是指十四经穴以外的一些有独特疗效的腧穴，是从阿是穴的基础上发展来的。它和阿是穴的不同之处在于经外奇穴有其一定的取穴方法，有较固定的位置，经过长期习惯沿用，而且临床上对于某些疾病有特殊治疗效果。经外奇穴和十四经穴不同之处在于经外奇穴是在十四经穴以后发现的穴位，或把十四经中的几个穴合并为一组，并定出名称，各具特殊疗效。

3. 阿是穴

阿是穴是在痛点取穴，没有固定位置。远在《内经》编著的时候就有了阿是穴的使用方法，如《灵枢·经筋》的"以痛为输"、《灵枢·厥病》中的"头痛不可取于腧者，有所击堕，恶血在于内；若肉伤，痛未已，可则刺，不可远取也"。以后在唐代孙思邈著的《备急千金要方》中有"阿是穴"、《医学纲目》有"天应穴"等的记载。总之，凡在无固定位置的痛点上针灸的穴位，都称之为阿是穴。

阿是穴有疏泄局部邪气、调和局部气血、疏通局部经络的作用，常用以治疗表、里、内、外的痛证，如风湿痹痛、筋节扭挫伤痛、头痛、阑尾炎、胆绞痛等局部痛点取穴，但不要凡病都取阿是穴，而应以十四经穴为主，阿是穴只能作为对症治疗或引经配穴来使用。

二、腧穴的作用

针灸的疗效已被世界医学界所公认，针灸取得疗效的关键在于其是建立在经络学说的基础上的。经络学说在人体生理、病理方面起着重要的作用，并对疾病的诊断和治疗具有重要指导意义。针灸治疗脱离了经络学说是难以获得理想的疗效的，经络的诊断和治疗作用，又具体表现在腧穴上。腧穴在人体内分布广泛，以十四经来说有 361 个，如果把经外奇穴也列进去就更多了，这给学习和运用带来一定的困难。《内经》讨论腧穴时指出："知其要者，一言而终，不知其要，流散无穷。"说明掌握腧穴应该掌握腧穴性能的规律。靳老认为，经穴在人体的作用，有共性和特性两方面，且二者又是相互联系的，掌握了这些特点就可以执简驭繁，主次分明，易知易行，对提高临床疗效是有很大帮助的。

1. 腧穴的共性

每个腧穴在生理、病理、诊断和治疗上皆具一定相同的性质，此乃腧穴共性的表现。

（1）生理方面：所有腧穴，其生理作用基本上与它所在经络的生理作用一致，故《素问·调经论》说："夫十二经脉者，皆络三百六十五节，节有病必被经脉。"腧穴又是渗灌全身组织、精神气血之聚会、营卫流行出入的部位。如《灵枢·九针十二原》说："节之交，三百六十五会……所言节者，神气之所游行出入也，非皮肉筋骨也。"《灵枢·小针解》又说："节之交，三百六十五会者，络脉之渗灌诸节者也。"《素问·气穴论》又说："肉分之间，谿谷之会，以行荣卫，以会大气。"所谓三百六十五会是指人体周身 365 穴的意思，这是"生气通天"的说法，如《素问·气穴论》指出："气穴三百六十五，以应一岁。"总的来说，全部经穴在人体生理的共通性就是腧穴是经脉和脏腑传达的枢纽，是人身营卫气血流注的处所。

（2）病理方面：疾病的发生，如果是外因六淫所致，往往从腧穴开始，因此腧穴的名称，有些是据此而定名的，如风府穴、风池穴是指风邪侵袭的部位，"寒府"阳关穴是寒邪易犯之区，"热府"风门穴是温热之邪易感之处；如果是内因七情而致内脏有病，亦同样可以反映到腧穴来，例如《灵枢·背腧》说："五脏之腧，出于背者……按其处，应在中而痛解，乃其腧也"，《灵枢·九针十二原》说："五脏有疾也，应出十二原"，在临床上往往可以在病体找到压痛点。腧穴何以会产生各种的病理现象呢？《素问·五脏生成》具体叙述了它的原因："人有大谷十二分，小豀三百五十四名，少十二俞，此皆卫气之所留止，邪气之所客也。"因此，无论外因六淫之邪或内因之营卫倾移、阴阳偏盛，都与腧穴有着密切的关系，这就是腧穴在病理上的共通性，也是建立在内连脏腑、外络肢节生理基础上的。

（3）诊断方面：腧穴对疾病的诊断亦有其辅助作用。如《灵枢·背腧》说："五脏之腧，出于背者……按其处，应在中而痛解，乃其腧也。"《灵枢·九针十二原》说："五脏有疾也，应出十二原。"说明了背俞穴、十二经的原穴是脏腑疾病在体表的反应部位，正如临床上所见，眼疾患者可在其背部的肝俞穴检查到红筋或红点，肝炎者在肝俞穴处有压痛点，胃病患者在胃俞穴处有压痛点，阑尾炎患者在足三里穴下 2 寸左右之阑尾穴有压痛点，用经络测定仪亦可在相应的背俞穴上找到特别反应点等，都说明腧穴在诊断上有一定的意义。

（4）治疗方面：腧穴是针灸治疗时刺灸的部位，每个腧穴都可以治疗一定的疾病，每条经的腧穴都能够治疗该经的疾病。不仅针灸治疗必须通过经穴收效，按摩、贴敷膏药、经穴注射亦须通过腧穴才能收到治疗效果。所以在《内经》里，除了一部分病证的治疗是遵循"循经原则"以外，大部分则是直接采用腧穴治疗的。例如《素问·咳论》指出："治脏者，治其俞，治腑者，治其合。"《灵枢·寿夭刚柔》说："病在阴之阴者，刺阴之荥俞；病在阳之阳者，刺阳之合，病在阳之阴者，刺阴之经；病在阴之阳者，刺络脉。"《灵枢·九针十二原》说："五脏有疾也，取之十二原。"《灵枢·顺气一日分为四时》说："病在脏者取之井，病变于色者取之荥，病时间时甚者取之输，病变于音者取之经，经满而血者，病在胃及以饮食不节得病者，取之合。"某病取某穴的例子在《内经》里比比皆是，如《灵枢·四时气》说："著痹不去，久寒不已，卒取其三里。骨为干，肠中不便，取三里。"《灵枢·厥病》说："厥心痛，与背相控，善瘛，如从后触其心，伛偻者，肾心痛也，先取京骨、昆仑，发狂不已，取然谷。"这些都是具体指明用某某腧穴的例子。腧穴的治疗作用和药物的治疗作用一样，如清热是某些药的共性，而某药清某脏腑之热，则是该药的特性。穴位的治疗作用也有共性，但某些穴对某病有特殊的疗效，即是腧穴的特殊作用。

2.腧穴的特殊作用

由于腧穴所在部位与内脏的关系及和经脉气血关系不同，前人通过长期临床实践，证明经穴各有其特殊之疗效。这些特异作用，分为下列几类，由于这些穴位具有特殊作用，故一般教科书称为特定穴。

（1）五输穴和原穴：十二经各有五输穴，均分布在肘膝以下，每条阴经有五个，即井、荥、输、经、合各一，而阳经多一个原穴，即井、荥、输、原、经、合，共六十六个。又《灵枢·九针十二原》说："五脏五输，五五二十五输，六腑六输，六六三十六输。"

五输穴是人体经络脉气所行注之处，是皮肤、气血和脉内血气相合之所。《灵枢·九针十二原》说："经脉十二，络脉十五，凡二十七气以上下。所出为井，所溜为荥，所注为输，所行为经，所入为合，二十七气所行，皆在五输也。"而阳经除五输穴外，并多一原穴，《灵枢·九针十二原》说："五脏有六腑，六腑有十二原，十二原出于四关，四关主治五脏……十二原者，五脏之所以禀三百六十五节气味也。"《难经·六十六难》更详细地解析道："十二经皆以输为原者，何也？然，五脏输者，三焦之所行，气之所留止也……三焦者，原气之别使也，主通行三气，经历于五脏六腑；原者，三焦之尊号也，故所止辄为原，五脏六腑之有病者，皆取其原也。"由此可见五输穴和原穴之重要。从《难经》的论述，足见原穴之重要，临床上将它作为治疗各经病变的主要经穴。

《灵枢·顺气一日分为四时》说："病在脏者取之井，病变于色者取之荥，病时间时甚者取之输，病变于音者取之经；经满而血者，病在胃及以饮食不节得病者，取之合。"这是《内经》五输穴的运用方法。"病在脏者取之井"，早年靳老在脑型疟的治疗中就常取十二井穴抢救昏迷不醒的患者，就是根据《内经》五输穴的理论来选穴的，因为五脏均有分主神志的作用，如肝藏魂，肺藏魄，脾藏意，肾藏志，心藏神，神志变动均责之脏，故取井穴以急救，且行之有效。热病均荣于色，色变可以取荥穴治疗，如肺热见面赤、咳嗽、喉痛、痰多，取鱼际可以退热止咳；肝热见口苦、胁痛，泻行间而收效；脾热取大都、肾热取然谷等均属于此类。"时间时甚者取之输"，靳老在治疗疟疾时取后溪，治疗哮喘取太渊，治疗风湿关节炎取各所在经脉输穴，就因为这些疾病都是时轻时重，间歇发作。"病变于音者取之经"，就是说举凡音有所变的，均取经穴以治，辨别哪一经脉发生病变，如肺金热以致声音嘶哑可以取经渠以治之，舌本强、声音变异要取商丘治疗。合穴是用以治疗"饮食不节病在胃"之病，所以临床上取足三里治胃肠疾病、取阳陵泉治胆腑疾病就是这个道理。此外，《难经》又阐发了《内经》经旨而具体指出了"井主心下满""荥主身热""输主体重节痛""经主喘咳寒热""合主逆气而泄"。

五输穴还配属五行，如《灵枢·本输》记载，凡阴经井穴均配属木，阳经井穴均配属金。《难经·六十四难》曰："阴井木，阳井金，阴荥火，阳荥水，阴输土，阳输木，阴经金，阳经火，阴合水，阳合土。"总之，阴经或阳经的井、荥、输、经、合流注次序都是相生的，但从阴经的井和阳经的井来看，阳经是克制阴经的，《难经·六十四难》说："阴阳皆不同，其意何也？然：是刚柔之事也，阴井乙木，阳井庚金，阳井庚，庚者乙之刚也，阴井乙，乙者庚之柔也，乙为木，故言阴井木也，庚为金，故言阳井金也。"这就说明阳经为刚性，阴经为柔性，刚柔相制，母子相生，以合"生气通天"的含义，由于五输穴配上五行生克，于是治疗范围也随之扩大，针灸时"虚则补其母，实则泻其子"的方法就是基于五行相配的经穴而言的。例如肺经有病，肺属金，肺虚时取肺经的输穴太渊，因太渊属土，肺金虚补其母土也；又如肺经实，取肺经合穴尺泽，因尺泽为水，肺经子穴，泻其子也。这些例子在临床上很常用，而且效果显著。除此以外还可以在经穴之间采用五行补泻法，例如肺经虚可以补胃经的足三里穴，因胃经属土，而足三里更是土穴，针灸后可以增加肠胃消化吸收功能，对肺金虚的患者有很大补益作用。

（2）背俞及募穴：背俞穴指分布于背部膀胱经第一纵行线的五脏六腑俞穴。《灵枢悬解·背腧》说："愿闻五脏之俞出于背者。岐伯曰：胸中大俞，在杼骨之端，肺俞在三椎之间，心俞在五椎之间，膈俞在七椎之间，肝俞在九椎之间，脾俞在十一椎之间，肾俞在十四椎之间。皆挟脊相去三寸所，则欲得而验之，按其处，应在中而痛解，乃其俞也。"由此可见，五脏六腑俞穴都是分布在背部的。

背俞穴是脏腑和经脉气血由内脏向外注输于背部之处。《素问·咳论》说："治脏者治其俞"，临床上皆以俞穴治疗脏病，如使用灸法，效果会更好，正如《灵枢·背腧》所说："灸之则可，刺之则不可，气盛则泻之，虚则补之，以火补者，毋吹其火，须自灭也。"背俞作为诊断脏腑疾病的辅助方法在前面已经说明。

募穴是脏腑之经气结聚在腹胸部的穴位，"募"是指经气在此结聚的意思。《难经·六十七难》说："五脏募皆在阴而俞在阳。"在《内经》也有募穴的记载，如《素问·奇病论》说："胆瘅……治之以胆募俞。"临床上募穴多用以治疗六腑疾病，尤其以急性疼痛为多。《难经》所谓"阴病行阳，阳病行阴"者就是指脏病取背俞、腑病取腹部募穴，也就是从阴引阳、从阳引阴的方法。

（3）八会穴：八会穴是指脏、腑、筋、脉、骨、气、血、髓八种内在组织外应于肌肤交会之处。临床上每一个会穴都有主治各组织疾病的作用。如气会膻中，有关一切气的升降，膻中穴都有调节作用；筋会阳陵泉，经络不舒、肢节运动障碍等有关筋的疾病，阳陵泉都有很好的治疗作用。

（4）郄穴："郄"有骨隙、肉隙之义，指气血所深聚之会。人体有十六郄穴，都分布在四肢肘膝以下，这是因为十二经脉之原气皆出自四关，而跷脉亦出下肢。郄穴常用以治疗急症、血证、痛证及顽固性疾病。

（5）络穴：人体有十五个络穴，十二经脉、任脉、督脉各有一个，脾经多一大络名曰大包。因为络穴由经脉的经穴别出，因此都用该处腧穴命名。例如手太阴经之络在列缺穴别出，故以列缺名之。每个络穴都有它专有的治疗作用。络脉气实时则该处肿或隆起，虚时则凹陷不起。经云："实则必见，虚则必下。"络脉之主要作用是联系表里两经，因此刺络穴又可兼治表里两经的疾病。此外络穴还可以配用原穴来治疗疾病，称为主客配穴或称为原络配穴法。这些都是络穴的特有治疗作用。

（6）下合穴：指六腑分布在足三阳经的六个下合穴。这些六腑合穴主治各所属之腑病，《内经》强调治疗脏病要用俞穴（背俞穴），治疗腑病要用合穴（下合穴），"荥输治外经"，如浮肿者选浮肿所处的经脉，"合治内腑"，六腑的病变以下合穴治之。六个合穴均出于足三阳经，"上合于手"，《灵枢·邪气脏腑病形》指出："胃合入于三里，大肠合入于巨虚上廉，小肠合入于巨虚下廉，三焦合入于委阳，膀胱合入于委中央，胆合入于阳陵泉"，并详尽描述了各种不同腑病的临床表现。《内经》在合穴运用方面的经验记载是十分可贵的。

（7）八脉交会穴：八脉交会穴是指十二经脉与奇经八脉相通的八个特定穴位。如小肠经的后溪穴通于督脉，肺经的列缺穴通于任脉，脾经的公孙穴通于冲脉，胆经的足临泣穴通于带脉，肾经的照海穴通于阴跷脉，心包经的内关穴通于阴维脉，三焦经的外关穴通于阳维脉，膀胱经的申脉穴通于阳跷脉。前人对这些穴有很丰富的应用经验，八脉交会穴除了治疗各经脉循行交会部位组织器官疾病外，还有按时开合的灵龟飞腾开穴的使用方法。以下是八脉交会穴穴歌：

公孙冲脉胃心胸，内关阴维下总同，
临泣胆经连带脉，阳维目锐外关逢，
后溪督脉内眦项，申脉阳跷络亦通，
列缺任脉连肺系，阴跷照海膈喉咙。

三、腧穴的性能

病因不同，疾病的症状各异，因此审因分经辨证施治为针灸诊疗必循之步骤，辨证求因、按因取穴为针灸选穴的原则。《灵枢·九针十二原》说："凡将用针，必先诊脉，视气之剧易，乃可以治也。"又说："观其色，察其目，知其散复；一其形，听其动静，知其邪正。"说明单纯根据某经病取某经穴，是不能满足治疗需要的，必须结合病因病机全面考虑，才能提高针灸治疗效果，这是"治

腧
穴
篇

病必求于本"的经旨。关于这方面的资料记载得很零碎，专论文献也很缺乏，靳老根据腧穴所属经络之不同、连属脏腑的功能有别、分布部位与器官关系、经穴的阴阳五行属性、历代各家应用经验以及他本人临床实践体会，总结出腧穴性能。以下是靳老总结的腧穴穴性表（表4-1）。

表4-1 腧穴穴性表

类别	经穴	穴位性能
散寒类	大椎	发散表寒
	神阙	温中散寒，回阳复脉
	章门	温脏中之寒，消脏中结聚
	膻中	理胸中寒冷
	肺俞	温上焦，理肺气
	膏肓	温补元气，治诸虚百损
	气海	温中下焦，治腹中寒冷
	关元	益肾气，暖子宫，治下元虚寒
	肾俞	温肾壮阳
	命门	壮肾阳，补命门真火
	大敦	温经，治寒疝
	中脘	理中焦，散脾胃虚寒
	脾俞	理中焦，散脾胃虚寒
	胃俞	理中焦，散脾胃虚寒
	曲池	行三阳气，疗手臂寒冷
	隐白	温运脾阳，理中焦寒
清热类	大椎	清诸阳之热
	合谷	清气分及头面诸窍热
	风池	清上焦风热，解表邪
	风府	清上焦风热，解表邪
	百会	清头部诸阳之热
	睛明	清眼热，明目去翳
	天枢	清肠胃湿热，止泻痢腹痛
	下巨虚	清肠胃湿热，止泻痢腹痛
	大肠俞	清肠胃湿热，止泻痢腹痛
	少府	清心热开窍
	阳陵泉	清肝胆湿热
	少商	清肺经风热，止嗽除痰
	鱼际	清肺经风热，止嗽除痰
	尺泽	清肺经风热，止嗽除痰
	商阳	清阳明经热
	曲池	清气血表里头面诸窍之热
	足三里	清热和胃，消积滞，导大便
	膀胱俞	清利膀胱湿热，利水通淋
	金门	足太阳之郄，治寒热
	间使	清心包，定惊痫

类别	经穴	穴位性能
治风类	风池 风府 合谷 大杼 太冲 中冲 内关 阳陵泉	祛风解表，清利头目 祛风解表，治癫狂痫证 疏散风热，利头面诸窍 解表，温散寒邪（灸），疏风散热（针） 平肝息风，止头痛晕眩 清心泻火，镇惊止痉 镇逆，平肝，解痉 息风镇痉，通经活络
理血类	三阴交 血海 隐白 痞根 承山 足三里	活血祛瘀，调经止痛 活血散瘀，去皮肤痒疹 补脾摄血，治诸血证 行气破血，除癥瘕血块 止痔血，祛湿热 益胃生血
化痰止咳类	天突 丰隆 列缺	止咳利咽，和胃降逆 除痰止咳 止咳除痰，解表清热

四、腧穴的取穴法

针灸医生临床基本功之一就是要熟练掌握各个穴位的定位、作用、取穴方法及临床运用。早在 20 世纪 60 年代，靳老经常将尸体解剖运用在针灸教学中，他在尸体上将常用的穴位进行分层解剖、插上银针，并指导学生进行实际操作，使学生对于腧穴有了深刻的认识。在长期的针灸临床工作中，靳老时刻注重取穴的准确性，并常常以此教导他的学生们："取穴不准，哪来的疗效呢？"因此腧穴位置正确与否是针灸疗效高低的关键之一。从古代的记载中可以看出前人对取穴是非常重视的，金代窦汉卿就样说："取五穴用一穴而必端，取三经用一经而可正。"一方面指出取穴必须认真慎重，另一方面更具体地指出取穴正确的方法。关于取穴方法最早见载于《内经》，以后各医家续有发展。

1. 中指同身寸取穴法

本法见载于宋代王执中的《针灸资生经》，现仍常使用。其法按男左女右，令患者把中指屈成环状，中指甲略触于拇指端，取中指中节侧面两头指纹尖端，作为 1 寸计。亦可用稻秆心或薄篾等易折而不伸缩之物量度。临床上此法常用以量度四肢及背部的横寸。

2. 一夫取穴法

此法由孙思邈所创，方法是令患者将次、中、食、小四指合并，以中指横纹为准横量作 3 寸。

3. 骨度取穴法

骨度法是古代的一种取穴法，见载于《灵枢·骨度》，它把人体各部划分为一定的尺寸，在取穴时，不论人身实际高矮、长短、肥瘦，均按规定分寸比例折算，是现在临床上普遍采用的取穴方法。

兹将人体各部常用骨度长短结合临床上实际尺寸并参照《灵枢经》记载列表如下（表 4-2）。

表 4-2　人体各部常用骨度分寸

分部	起止部分	骨度长短	度量法	附注
头部	前发际至后发际	12 寸	直量	如前发际不明者，眉间至后发际作 15 寸，如前后俱不明，眉间至大椎穴作 18 寸
	耳后两完骨之间	9 寸	横量	完骨即耳后乳突骨
	左右两头维之间	9 寸	横量	头维穴在鬓角入发际 5 分，用于量头部横寸
胸腹部	天突至岐骨	9 寸	直量	
	岐骨至脐中	8 寸	直量	
	脐中至横骨上廉	5 寸	直量	
	两乳头之间	8 寸	横量	
背腰部	左右两肩胛骨内侧缘之间	6 寸	横量	
上肢部	腋前横纹至肘横纹	9 寸	直量	①用于量度手三阴和手三阳经的经穴 ②量手背部时，肘部以肘尖为准
	肘横纹至腕横纹	12 寸	直量	
下肢股部	横骨上廉至内辅骨上廉	18 寸	直量	量股部三阴经的经穴
	髀枢至膝中	19 寸	直量	量股部三阳经的经穴
	内辅骨下廉至内踝尖	13 寸	直量	量小腿部三阴经的经穴
	膝下至外踝	16 寸	直量	量小腿部三阳经的经穴

4. 自然标志取穴法（体表标志取穴法）

凡以人体解剖标志作取穴根据的，都属于自然标志取穴法，又称体表标志取穴法。如临床上以眉尖取攒竹，眉梢取丝竹空，两眉间取印堂，眼内眦角取睛明等。用这种方法取穴是很准确的，而且这些标志也很普遍，如口唇、鼻、耳、指甲、乳、脐、喉结、内外踝、膝眼、肋骨、脊椎、发际等都可作为取穴标志。

5. 人为标志取穴法（移位取穴法）

人体器官活动或肢体位置改变时，往往可出现特殊标志。如张口时耳垂后出现之凹陷可以取翳风穴，耳垂前之凹陷可以取听会穴，曲肘时在横纹头取曲池，垂手时在中指尽处取风市穴，举臂时在肩端凹陷中取肩髃穴，侧卧屈上足伸下足取环跳穴，屈膝时在髌骨下缘取犊鼻穴等都属于这一类，古代称为"移位取穴"。

五、腧穴的针刺深浅与艾灸壮数

1. 头部穴位

头颅部为全身肌肉最浅薄之区域，从表面至骨依次分为表皮－纤维索－帽状腱膜－颅骨膜－颅骨。纤维索是很坚韧之组织，帽状腱膜形似帽状，将整个颅骨包裹着，亦为很坚韧之组织，所以在头颅部进针阻力较大；由于血管分布在纤维层，一旦刺中血管，血液会因为周围组织致密而直接冒出，或出现皮下血肿，引起疼痛。头部毛发丛密，难以彻底消毒，比较容易感染，如感染、化脓在帽状腱膜之下，脓液不易排出而向皮下周围扩展，则危险益甚，慎之！在治疗中风后遗症、小儿脑病这类疗程较长的疾病时，我们都要求患者将头发剃去，既利于消毒，又利于取穴和施治。

由于头面部皮肉较薄，因此针刺深度一般以 1~3 分为宜，且多用平刺；颈部可以略为深刺、斜刺 3~5 分，切忌过深；除面部不适宜直接灸之外，一般可灸 3~7 壮，悬灸时间可以控制在 3~15 分钟。

为预防针破血管（有目的放血的除外），在出针时应准备消毒棉球，用棉球在针口上紧压细揉，出血自然可止。头颅内部器官多较重要，因此要对各穴针刺深浅及方向做到心中有数，切勿随意、盲目深刺。

2. 腰背部穴位

背腰部肌肉较为丰厚，由脊柱为其支撑，肌肉呈层状分布，神经从椎间孔分出，而且有皮支在脊椎两旁穿出浅筋膜，为节段性分布。

由于肋骨内有重要脏器如心肺等，因此在背部胸段针刺时不可过深，过深则易伤及肺脏引致气胸等意外。对于背部腰段，针刺时可以较深些。背部胸段的穴位可针 3~5 分，腰以下穴位可以针 5 分 ~1 寸，直接灸的艾粒宜较大和略多，可以灸 5~7 壮，悬灸可以长达 15~30 分钟。针刺方向多以直刺为佳。

腰背部肌肉似层状分布，因此针刺时应注意减轻患者之痛楚，镇静其情绪，避免因精神紧张、肌肉痉挛而致弯针、滞针。

3.胸部穴位

自颈而下、腹腔之上为胸部，肋骨为其支架，脊柱为其支柱，似一笼形，外披菲薄之肌肉和皮肤，内有心肺以及大血管、食管等，由喉头至肺脏的气管亦于胸部正中通过，因此胸部穴位在针刺时切忌深刺；胸部之穴位由于有横架的肋骨为其取穴标志，故可以在肋间刺之，但肌肉较背部为薄，因此针刺不宜过深，常以 3 分为度，宜直接灸，以 5~7 壮为佳。

针刺方向应以斜刺为宜，除非具有熟练技巧和经验，否则不宜行直刺。

胸部经穴针刺后一般不应有疼痛感觉，也不应该出现针体随呼吸摆动的现象，否则可能为刺中肺脏之现象，应尽快拔出并施以压迫，以防意外。为了易于掌握进针的深浅，应该随着患者之呼吸而进针。胸部（尤其是心脏部位）不能深刺！

4.腹部穴位

腹部表层以肌肉为主，呈层叠状分布，厚薄如胸部，内脏有肝、胆、脾、胃、大小肠、膀胱及内生殖器官，因而针刺时应注意不可深刺，以免误刺内脏；应注意患者情绪，以免造成弯针；腹部刺激点之分布亦与肋间神经及其皮支有关，针刺时患者常有触电感，如线状斜向两侧放射；入针不应有痛楚感，否则应考虑穴位是否准确。

腹部针刺之深度可视患者体形而异，一般脐以上穴位不应针刺过深，针 3~5 分，脐以下可针刺较深，针 5~7 分，过深则易损伤脏器。

针刺方向，一般可采用直刺，但上腹部近肝、脾部位之穴位应以斜刺为宜。为使进针容易、深度准确，又减轻患者痛苦，应随呼吸进针。

腹部内有重要脏器，尤其是肝、脾二脏，若误刺此二脏，可致内出血而暴卒，因此应浅而斜向针刺；神阙穴位于肚脐之中，因其组织弹性不强，难以修复，易于感染，故不宜针刺，以防意外。

5.四肢部穴位

四肢部穴位在临床上使用最多，举凡十二经之五输穴、络穴、郄穴等均处于肘膝关节以下。四肢部主要由肌肉与骨骼构成，除血管、神经之外，并无重要之脏器，施术安全，因此针刺可以稍深，可以根据肌肉之厚薄而稍有增减，如臀股等部可以酌刺 1~2 寸，上肢及小腿可刺 5 分 ~1 寸，指趾末端则刺 1~2 分，针刺方向均以直刺为主。四肢关节较多，体位容易变动，故进针后应避免患者移动体位，以免折针及弯针；要注意避开大血管，以防止大出血。

此外，四肢部穴位可直接灸 5~7 壮，可悬灸 5~30 分钟。

第五章 临床常用十四经穴作用解说

一、手太阴肺经腧穴

【中府】

中府为肺的募穴。募有结聚的意思，十二经各有一个募穴，为脏腑经气在胸腹部结聚之处，主治脏腑疾病，故中府穴以治疗肺脏疾病为主。

在中府、膻中、期门穴处扪、按、揉，可以治疗胸胁痛。方法是用拇指端或指腹按于穴上，渐渐用力向下按压，有酸麻胀痛感觉后，逐渐减轻指力，每穴扪按 13 分钟或用拇指或中指尖在穴上做圆圈样搓、揉、按、压，手指不离皮肤，不移动穴位位置，每穴可按 1~3 分钟。

【尺泽】

尺泽为肺经五输穴中的合穴，五行属水，为肺经的子穴。按"虚则补其母，实则泻其子"的补母泻子取穴方法，本穴临床配中府、肺俞、天突、合谷、鱼际、丰隆穴，用泻法可治热咳、痰黄、气喘、咯血。沿肺经颈、肩、肘、臂产生的痹痛，泻尺泽穴可以获效。"肺热叶焦"可引起痿证，尺泽有泻肺经实热的作用，靳三针的"上肢痿三针"就是由尺泽、曲池和合谷穴组成的。

【孔最】

孔最是肺经的郄穴。郄有隙缝的意思，是经脉气血深聚之处，临床常用以治疗深重、急骤的病症，故本穴除治肺经的咳嗽、气喘外，还用于胸痛、咯血的治疗。

【列缺】

列缺是肺经的络穴，八脉交会穴之一，通于任脉。络穴有联络表里两经及治疗表里两经病证的作用，故列缺既可治肺经的咳嗽、气喘，又可治手阳明大肠经的头项痛、口眼歪斜。奇经八脉与十二经脉在四肢肘膝关节以下有八个交会的穴位，这些穴位称八脉交会穴。八个穴位有相应的配伍方法，即公孙与内关穴，临泣与外关穴，后溪与申脉穴，列缺与照海穴。每对穴位又有"夫妻""母子""主客""男女"等意义。八穴配合后通过经络的作用，可治两穴间所过部位疾病，故列缺与照海穴配合可治膈、喉咙等部位的病症。

【太渊】

太渊是肺经的原穴、五输穴中的输穴，属土，是肺经的母穴，又是八会穴之一，是脉会之处。原穴是脏腑经脉原气外应之处，脏腑有病在原穴处会有反应，故原穴是经络测定仪探测脏腑疾病的主要穴位，是治疗脏腑病的重要穴位。《内经》指出："凡此十二原者，主治五脏六腑之有疾者也。"太渊又是肺经的母穴，虚则补其母，故本穴主治肺气虚的咳嗽、哮喘；五输穴的输穴主治"体重节痛"和"时间（轻）时甚（重）"的病证，故常用于治疗关节痹痛；八会穴是人体脏、腑、筋、骨、气、血、脉、髓八种组织精气所会之处，太渊为脉会穴，故可治经脉气血瘀滞引起的病证，或用以治疗无脉证。

【鱼际】

鱼际是肺经五输穴的荥穴，属火。荥穴主治"身热"和"病变于色"的病证，故鱼际穴主治感冒发热、热咳、咽喉肿痛。

【少商】

少商是肺经五输穴中的井穴，属木。井穴主"病在脏"和"心下满"类的病症。中医认为五脏有分管神志的功能，即心藏神、肺藏魄、肝藏魂、脾藏意、肾藏志等，故当病重出现意识障碍时应取十二井穴治疗。少商穴对中暑、惊风抽搐、中风昏迷、晕厥等神志障碍的急救有效，治疗精神异常类疾病的"鬼哭穴"就是由少商和隐白穴组成的。

咽喉为肺胃之门户，肺胃热盛，上蒸喉嗌而出现咽喉肿痛，在少商穴浅刺放血常可立即奏效。咽喉炎者，在少商、商阳穴处用拇指甲切按（切力要轻缓，避免剧痛），或作"十"字切按，有清热利咽的治疗作用。急救时可在十二井穴（肺之井穴少商）及人中穴重力切按，有醒神开窍的作用。

二、手阳明大肠经腧穴

【商阳】

商阳穴是手阳明大肠经五输穴中的井穴，属金，大肠经的本穴。手阳明经起于商阳穴，经手循颈上项入下齿中，止于鼻旁。阳明为两阳合明，阳热炽盛，则经脉所过的组织器官发生病变，如牙痛、咽喉肿痛等，泻商阳穴有泻阳明经实热、消肿止痛的作用。商阳为井穴，有开窍醒神的作用。

【三间】

三间是手阳明大肠经五输穴中的输穴，属木。"输主体重节痛"，故临床上多用于治疗手指、手腕肿痛以及牙痛等病症。

【合谷】

合谷是手阳明大肠经的原穴。阳明经循行于人身之前，手阳明从手上行，止于头面部，故合谷穴能治头面五官疾病，如头痛、头晕及眼、鼻、耳、口、齿病证。口眼歪斜由阳明经筋拘急所致，合谷穴对此症尤为有效，故有"口面合谷收"的名句。大肠与肺经相表里，故合谷穴又能止咳嗽、哮喘，属表里取穴的方法。三阳主表，阳明为两阳合明，阳气旺盛，阳气有余则发热，故泻合谷穴有清热泻火的作用。合谷配太冲称"四关穴"，治疗神志不清、四肢抽搐、牙关紧闭等病症具有开窍醒神、息风镇痛的作用。

以合谷穴为主，配合在风池、太阳、百会等穴扪按，有通经络、止头痛作用；扪按合谷、曲池、风池、大椎穴，并在膀胱经背部经穴上自上而下全经循按2~3分钟，可以治疗感冒。

【阳溪】

阳溪是大肠经五输穴中的经穴，属火。泻阳溪穴可治疗阳明火盛引起的目赤肿痛、咽喉肿痛、风火牙痛、腕踝肿痛等病症。

【偏历】

偏历为手阳明大肠经的络穴。大肠经由偏历别出，联络于手太阴肺经，配肺经的太渊穴，称为"原络配穴法"，可治疗咳嗽、气喘之肺经疾患。此穴亦治疗上肢痹痛、半身不遂等病症。

【手三里】

手三里是手阳明大肠经穴位，与足阳明胃经之足三里穴上下相应。胃为水谷之海，足三里穴偏于治胃，大肠为传导之官，手三里穴重于治肠，能治腹痛、腹泻。阳明行气于三阳，四肢为阳，故本穴治疗上肢不遂、肩肘痹痛、肩周炎有很好的疗效。

【曲池】

曲池是手阳明大肠经五输穴中的合穴，属土，为大肠经的母穴。"合主逆气而泄"，故曲池与足三里、天枢穴配合可治痢疾、肠炎、肠痈。阳明行气于三阳，四肢为阳，曲池为治上肢瘫痪的重要穴位，与阳陵泉穴配合治半身不遂；皮肤瘾疹、瘙痒，针刺曲池、血海穴有效；曲池配合谷、大椎穴，有清热泻火的作用，是治疗发热的有效配方；肘臂疼痛或上肢不遂，在曲池、肩髃、阿是穴、合谷穴处扪按，或用拇指端放在穴上，中指放在与曲池穴相对部位，同时用力捏压，有宣通经气、舒筋活络的作用。靳三针中的"手三针"就是由曲池、外关和合谷穴组成的。

【臂臑】

臂臑穴主要用于治疗肩臂疾病和癫痫病。另外，在臂臑穴分别向前上方、后下方直刺 1 寸，每个方向均做适量的捻转，可治疗视物模糊、视力下降等眼部疾患；治疗癫痫病常在本穴埋药线。

【肩髃】

肩髃、肩贞及肩前（腋前纹头上 1 寸）三穴，合称"肩三针"，主要治疗肩关节疾病。治肩病宜配曲池穴或手三里穴效果更佳。此"肩三针"与靳老的"肩三针"有所不同，可详见后面治疗学篇中有关"肩三针"的内容。

【扶突】

临床上以扶突治颈部肿突之甲状腺肿大、甲状腺功能亢进、颈部淋巴结肿等有效，靳三针中的"突三针"就是由扶突、水突和天突穴组成的。

【迎香】

迎香是手阳明大肠经最终的一个穴位，位于鼻旁，为治鼻疾之重要穴位，常与印堂、鼻通、合谷穴配合使用。第一次用维生素 B_{12} 2ml，第二次用维生素 D_2 果糖酸钙注射液 2ml，第三次用维生素 B_1 1ml 在迎香穴做穴位注射，隔 1~2 日 1 次，3 次为 1 个疗程，称为"鼻三针注射疗法"，对过敏性鼻炎、慢性鼻炎、鼻窦炎有较好疗效。但由于注射维生素 B_1 对局部刺激太大，患者难以忍受，加之时有过敏的情况发生，此疗法现在已较少使用。迎香穴配地仓、颊车、四白、阳白、太阳、合谷等穴可治疗面神经瘫痪、面肌痉挛、三叉神经痛。靳三针中的"鼻三针"就是由迎香、印堂和鼻通穴组成的。

三、足阳明胃经腧穴

【承泣】

承泣穴在眼眶下缘，主要用于治疗眼底病变，如视网膜炎、视神经炎、视神经萎缩、视力下降等，针刺较深，一般结膜炎、角膜炎等外眼病较少使用。此穴禁灸！

【四白】

四白穴位于目下，深部为眶下孔，是三叉神经第 2 支出面部之处，故四白穴常用以治疗三叉神经痛、口眼歪斜和眼疾。在四白穴和眼睑部阿是穴，用连续的密波刺激患者眼周肌肉，以肌肉收缩而患者自觉舒服为度，电针 30 分钟以上，治疗眼睑瞤动、面肌痉挛疗效很好，这种方法也就是靳老"面肌针"的特色。

【地仓】

地仓穴位于口角旁，皮下为口轮匝肌，分布有面神经，主要用以治疗面神经瘫痪的口角歪斜、流涎、口角不能闭合等病症，治疗时常与颊车穴对着透刺。对于面神经瘫痪的患者，在患侧的地仓、颊车、阳白、太阳、翳风、合谷等穴揉按，可以促进康复。扪按地仓、颊车、下关、太阳、合谷、足三里等穴可以止牙痛。

【颊车】

颊车是足阳明胃经在面部穴位，阳明经筋急则口目为僻，故本穴常与地仓穴相配，互相透针对刺以治疗面神经瘫痪引起的口角歪斜。胃经入上齿，循颊车，胃肠积热常引起齿龈肿痛；外感风热时毒引起的痄腮，可泻颊车、合谷穴，有消肿止痛之功效。

【下关】

下关是足阳明胃经在面部的穴位，与四白、地仓、颊车、阳白、太阳、人中、迎香、合谷等穴配合，是治疗面神经瘫痪很有效的处方。下关位于下颌关节附近，有通调局部经脉气血、消肿镇痛之作用，常用于治疗上牙痛、下颌关节炎、牙关紧闭等病症。

【头维】

头维在额角，是足阳明、足少阳之会，为治偏头痛之常用穴。与攒竹穴配合，有治疗偏正头痛之效；泻本穴有疏风清热之功，治疗目痛、泪出、视物不明、眼睑眴动等眼病。靳老治疗面神经瘫痪时常选用患侧的头维穴以振奋阳明经经气。

【乳根】

乳根是足阳明胃经在乳部的常用穴位。胃为水谷之海，多气多血，本穴在乳下，临床上常与膻中、肩井、足三里、合谷、少泽等穴配合，治疗乳痈、乳汁不足、乳腺增生等病症。实热证用泻法，产后乳汁不足症用悬灸法。靳三针中的"乳三针"就是由乳根、膻中和肩井穴组成的。

【梁门】

梁门为足阳明胃经在上腹部较常用穴位，本穴在中脘旁2寸，多用于治疗胃和胆之疾患。

【天枢】

天枢穴是足阳明胃经在脐旁的穴位，是大肠的募穴，为治疗大肠疾病的重要穴位，对绕脐痛、腹胀、泄泻、痢疾、便秘、肠麻痹均有显著疗效，宜配用足三里或上巨虚等穴，配天枢、关元、阴陵泉、大肠俞等穴治疗急慢性细菌性痢疾疗效更好。揉按天枢、中脘、关元、气海、足三里、上巨虚、内关、脾俞、胃俞、大肠俞穴，对治疗腹痛、胃痛、吐酸、泻痢，有止痛、止泻作用。靳三针中的

"肠三针"就是由天枢、关元和上巨虚穴组成的。

【归来】

归来是足阳明胃经在下腹部之重要穴位。胃为水谷之海、后天气血生化之源。冲脉起于气街，并足少阴经挟脐上行，冲为血海，隶属阳明。归来穴常用以治疗生殖系统疾病，如月经不调、经闭、带下、阴挺等，可配合关元、中极、三阴交穴以提高疗效。靳三针中的"阴三针"就是由归来、关元和三阴交穴组成的。

【伏兔】

伏兔是足阳明胃经在股部的重要穴位，该穴位于股直肌之肌腹中，肌肉隆起如蹲伏之兔，故名伏兔穴。主治下肢股部肌肉萎缩、瘫痪、痹痛、脚气。用针灸、穴位注射、按摩可获较好疗效。在伏兔、风市、环跳、阳陵泉、足三里、三阴交、悬钟、太冲、昆仑、太溪穴点扪揉按，可治下肢瘫痪。靳三针中的"股三针"就是由伏兔、风市和箕门穴组成的。

【梁丘】

梁丘是足阳明胃经的郄穴，有缓解胃脘痛的作用。梁丘穴在膝关节周围，常与血海、膝眼（内膝眼、犊鼻）、足三里穴配合治疗膝关节痹痛、脚气和慢性风湿性关节痛。无红、肿、热者，在本穴进针后加温和灸，其效更佳。靳三针中的"膝三针"就是由梁丘、血海和膝眼（内膝眼、犊鼻）穴组成的。

【足三里】

足三里是足阳明胃经五输穴之合穴，属土，又为胃的下合穴，是治疗胃肠疾病之重要穴位。《四总穴歌》说："肚腹三里留"，指出举凡腹部疾患均能在本穴针灸或按摩、点穴进行治疗。临床上，配中脘、内关穴治疗胃痛、消化不良、呕吐；配天枢、关元穴治腹胀痛、泄泻、痢疾；配阳陵泉、日月穴治胆绞痛。足三里穴是治疗下肢疾病的重要穴位，尤其在治疗痿证方面，疗效显著。《内经》说："从腰以上者，手太阴阳明皆主之，从腰以下者，足太阴阳明皆主之"，"阳明者五脏六腑之海，主润宗筋，宗筋主束骨而利机关也。冲脉者，经脉之海也，主渗灌溪谷，与阳明合于宗筋，阳明总宗筋之会，会于气街，而阳明为之长，皆属于带脉而络于督脉，故阳明虚则宗筋纵，带脉不引，故足痿不用也"，又说"治痿独取阳明"，故足三里为治疗瘫痪的主要穴位，又为脚气八处灸之一，靳三针中的"下肢痿三针"就是由足三里、三阴交、太溪组成的。足三里是强壮要穴，古有"若要安，三里常不干"之说，指出常灸此穴有保健作用。本穴亦为按摩点穴之常用要穴，举凡消化或运动方面的病症，配合足三里扪按，有加强疗效之作用，如治疗胃病、腹痛、呕吐、吐酸、腹泻、痢疾、呃逆、牙痛、腰腿痛、转筋、下肢痿痹等，均可配合足三里治疗。靳三针中的"足三针"就是由足三里、三阴交和太冲穴组成的。

【上巨虚】

上巨虚是大肠的下合穴，《内经》说："合治内腑。"此穴又在胃经上，胃为水谷之海，上巨虚常配用天枢、关元、足三里等穴治疗大肠腑病的腹痛、腹胀、腹泻、痢疾、肠痈，有很好的疗效。在上巨虚配合腹部阿是穴（天应）斜刺，采用泻法，治疗阑尾炎有清热解毒、消肿镇痛之作用。上巨虚为大肠的下合穴，为大肠疾病在下肢的反应部位，用重切按手法配合天枢、气海、中脘、关元轻缓揉按（注意腹部诸穴切勿用力重按），可治阑尾炎。靳三针中的"肠三针"就是由上巨虚、天枢和关元组成的。

【下巨虚】

下巨虚是小肠的下合穴，合治腑病，故本穴主治小肠疾患。下合穴是六腑在足三阳经膝以下相应的部位，主治相应腑病，《灵枢·经脉》论手三阳经的病候中均无腑证记载，因为前人从临床实践中发现，足三阳穴位治疗腑病比手三阳效果好，故"手三阳下合于足三阳"，而胃、大肠、小肠的下合穴又全部在足阳明胃经上，因此，胃经膝下诸穴，实为治疗消化系统疾病重要穴位的总汇。

【丰隆】

丰隆是足阳明胃经的络穴，胃经由此别出而络于脾经，故此穴有治脾胃两经的作用，可治疗胃脘痛、食不消化、腹胀、腹泻、痢疾等。脾主运化水湿，脾虚则湿聚为痰，故有"脾为生痰之源，肺为储痰之器"之说，而本穴能除痰逐饮，常用于治疗哮喘、痰多之证。丰隆穴用于治疗脾阳失运、水湿渗于肌肤之水肿证以及由于痰湿所致的下肢麻木、重坠、屈伸不利、步履艰难。由于脾胃虚弱、气血不足，灸此穴有健脾和胃、增加食欲、促进痿证康复的作用。

四、足太阴脾经腧穴

【隐白】

隐白是足太阴脾经五输穴中之井穴，井主"病在脏"。脾有统摄血液的功能，如脾不统血，则血不归经，会引起崩漏、便血、尿血，灸隐白穴有补脾摄血作用。用绿豆大的艾粒在隐白、大敦穴直接灸7壮，治崩漏，往往随手见效。隐白穴既是脾经的井穴，又是孙真人"十三鬼穴"之鬼垒穴（十三鬼穴：人中、少商、隐白、大陵、申脉、风府、颊车、承浆、劳宫、上星、会阴、曲池、舌下中缝），对治疗神志、精神方面的癫、狂、痫证和癔症有特效。在隐白、大敦穴用拇指甲切掐，对崩漏证亦有止血作用。

【太白】

太白是足太阴脾经五输穴中的输穴，属土，是脾经的本穴，又是脾经的原穴。脾主运化，故本穴有健脾作用，是治疗脾胃虚弱的重要穴位，此外对胃脘痛、腹痛、腹胀、泄泻亦有很好疗效。临床上常与足三里、中脘、天枢、脾俞、胃俞、大肠俞等穴配合使用。

【公孙】

公孙是足太阴脾经的络穴，一穴能治两经病，可治胃经的胃脘痛、呕吐以及脾经的便溏、泄泻、久痢、食不消化。公孙又是八脉交会穴之一，与冲脉相通，冲脉为病，气逆里急，故与内关穴配合可以治疗胃、心、胸的病症。点刺公孙穴有健脾利湿、止呕吐的作用。

【三阴交】

三阴交是脾、肝、肾三经的交会穴。脾主运化而统血，肝主疏泄而藏血，肾主水而藏精，故三阴交通治与精血及生殖方面有关的病证。举凡男子遗精、阳痿、不育，女子月经不调、闭经、痛经、崩漏、带下病、子宫脱垂、不孕等，均可用之。

孕妇禁针本穴！史载宋太子善医，与太医徐闻伯出游，见一孕妇，太子诊为女婴，徐闻伯诊为一男一女，太子性急，欲剖而视之，徐闻伯为之补合谷泻三阴交，良久，妇产，果如闻伯所言。自此后孕妇禁泻三阴交。但靳老据此而将此方法运用于下死胎、催产、无痛分娩、产后胞衣不下等，屡试辄效。

三阴交确为妇科之圣穴，乃足三阴经之交会穴，脾主运化水湿，肾主水，肝主宗筋，与肾皆归下焦，与人体水液代谢有密切关系，故治泌尿系统疾病，举凡尿多、尿少、尿滞留、尿失禁、夜尿、遗尿、尿频、血尿、小便刺痛、小便淋沥，用三阴交配中极、关元，多可获满意疗效。三阴交为脾经腧穴，脾主运化水谷，故本穴配天枢、关元穴可治肠鸣、腹痛、腹泻、食不消化等病症。

三阴交是肝、脾、肾三经交会穴，肝主筋，肾主骨，脾统血、主四肢肌肉，故三阴交善治下肢疾病，举凡瘫痪、痿弱、痹痛均宜选用；失眠本为心神证候，心血虚常为心悸失眠之原因，血为水谷所化生，故心脾不足引起的失眠，针补内关或神门、三阴交穴而有良效。靳三针中的"足三针""尿三针""阴三针""痿三针"都有三阴交穴。

本穴亦为按摩、点穴、指针常用要穴。举凡生殖、泌尿系统病症，可用本穴配合治疗。

【地机】

地机是足太阴脾经的郄穴，脾为统血之脏，脾不统血，则血不归经，而渗入络外，而成便血、尿血、紫癜等慢性出血性疾病；气滞血瘀则出现痛经、闭经、癥瘕积聚等证，用地机穴配三阴交、关元、归来、血海、气海、中极穴治疗有效；脾胃功能失调、水谷运化失职引起的腹痛、泄泻，用地机配足三里穴有理脾和胃、运气止痛的作用。

【阴陵泉】

阴陵泉是足太阴脾经五输穴中的合穴，主"病在胃，及以饮食不节得病者"的病症，故能治腹泻、腹痛、痢疾等。本穴五行属水，与肾五行相应，故有利尿消肿作用，用以治疗小便不利、水肿、脚气等病症。

【血海】

脾统血，本穴为血所汇之处，其血之多如海，因以为名。通治各种与血有关的病症，其与任脉之气海各有所长，故《针灸甲乙经》指出："妇人漏下，若血闭不通，逆气胀，血海主之。"《百症赋》云："妇人经事改常，自有地机血海。"《类经图翼》云："两腿疮痒，湿温不可当。"临证时，月经病宜配三阴交、关元、中极、归来穴；荨麻疹宜配曲池，直接灸 7~10 壮，或先泻之以针，然后加灸。用患者自身静脉血 5ml，分注于血海、曲池穴，治荨麻疹有奇效。在血海、三阴交、中极穴用指扪揉按压，或切按隐白、大敦穴，对崩漏有止血作用。

【大包】

大包穴是十五络穴之一，为脾之大络。十二经均各有一络，惟独脾多一大络。脾为后天气血生化之源，且脾主四肢肌肉，故多一络。此络之作用为网络诸经，治疗全身络脉病证。《灵枢·经脉》指出此络有病是"实则身尽痛，虚则百节尽皆纵"。

临床上，胸胁痛可在此穴用泻法，或用梅花针叩刺，在此穴拔火罐可以治疗肋间神经痛，在此穴施灸对促进痿证的康复有很大的作用。

五、手少阴心经腧穴

【极泉】

极泉是手少阴心经腧穴，在腋窝中，为心经近心端的起始穴。心主血脉，心阳虚则心血瘀阻，出现心绞痛，中医称为心痛，针刺极泉，配膻中、内关穴，再在心前区拔火罐，可以缓解心绞痛。心绞痛发作时，用手指重按极泉、肩井穴，亦有缓解的作用。

【少海】

少海是手少阴心经五输穴中的合穴，常用于治疗血不养筋之前臂麻痹、肘臂挛痛以及腋肿、瘰疬等病症。

【通里】

通里是手少阴心经的络穴，别走小肠经。心开窍于舌，小肠经上走喉嗌，故通里既治心经的心痛、心悸、癔症，又治舌强不语和暴喑，通过络小肠经上头治头晕目眩；通里后五分为灵道穴，灵道为心经之经穴，属金，"病变于音取之经"（《内经》），故临床上常以灵道与通里穴交替选用以治疗哑症。

【阴郄】

阴郄是手少阴心经的郄穴，郄穴主治本经病证之深重者，故本穴可用于治疗心痛、心悸、咯血等证。心主血，血汗同源，故汗为心液，肺痨之阴虚火旺引起的盗汗、潮热、多梦，针刺阴郄穴有很好疗效。

【神门】

神门是手少阴心经五输穴中的输穴，心之原穴。五脏有疾取十二原，心藏神，故神门穴通治神志疾病，如癫痫、神经衰弱、失眠、健忘、多梦等。临床上可配三阴交、心俞、太溪穴。神门为心之原穴，心主血脉，其华在面，故亦治疗心血管疾病，如心绞痛、心悸等，可配内关、心俞、厥阴俞。以神门为主，配合三阴交穴，扪揉按压穴位，可治失眠证。靳三针中的"手智三针"就是由神门、内关和劳宫穴组成的。

【少冲】

少冲为心经五输穴中的井穴，井主"病在脏"，五脏的危重病候均可累及神志，所以意识障碍、神志昏迷者皆可取十二井穴，并配人中、涌泉等穴进行急救。浅刺井穴放血，有退热镇痉作用，故少冲穴可治疗发作抽搐之症。配内关、郄门穴可治疗心绞痛，其原因在于井主"病在脏"。

六、手太阳小肠经腧穴

【少泽】

少泽为手太阳小肠经五输穴中的井穴。小肠经"主液所生病"，故少泽常与膻中、乳根、合谷等穴配合治疗乳汁不足、乳痈；小肠经从手走头，连于目内、外眦，止于耳内，故少泽配养老、肝俞、睛明，可治视力下降；少泽为井穴，浅刺放血有泄热驱邪之效，治昏迷、咽痛、发热、头痛诸症。

【后溪】

后溪是手太阳小肠经五输穴中的输穴，主"病时间时甚者"，故历代医家均取后溪穴，配合大椎、间使穴，治疗定时发作的疟疾。靳老用此法在海南岛疟区治疗疟疾患者，收到了非常满意的疗效。后溪是八脉交会穴之一，与督脉相通，并与阳跷脉的申脉相配，通治两脉所过的目内眦、颈项的病症，所以后溪穴治疗落枕、后头痛有良好的效果。后溪是输穴，"输主体重节痛"，故可治手指挛急、肿痛。

【腕骨】

腕骨是手太阳小肠经的原穴。小肠为受盛之官，主泌别清浊，理水谷消化，本经属火，称为火府，故饮食不节，传导失职，湿热内蕴引起的黄疸、纳呆，配至阳、肝俞、胆俞、阳陵泉、足三里，皆可治之。小肠经"从缺盆循颈上颊，至目锐眦，却入耳中，其支者，别颊，上颇，抵鼻，至目内眦"，因此，临床上腕骨穴常配听宫、翳风穴，用于治疗耳聋耳鸣，配睛明、风池穴治疗目视不明之疾病，这是"经脉所过，主治所及"的运用。

【支正】

支正是手太阳小肠经的络穴。太阳主表，从手走头，经气到达眼，故治头项强痛、目眩。小肠与心相表里，本络别走少阴，故支正除治本经病症外，还可以治疗神志疾病，如癫狂、神经衰弱等。

【天宗】

天宗是小肠经分布在肩胛骨冈下窝中央的穴位，治疗肩周炎，配曲池有效。中风瘫痪、上肢不能高举，用指压检查时，在肩胛冈下窝会出现痛、酸或轻快等反应，在天宗穴用挑针，边挑边活动上肢，患者上臂原来难以举高，针挑后多可抬高。

【颧髎】

颧髎在面部颧突下缘，配下关穴治三叉神经痛；配内庭、合谷、下关穴可治上齿痛；配四白穴用电针强刺激治面肌痉挛。

【听宫】

听宫是手太阳小肠经最终的穴位，是少阳根结的结所在（少阳根于窍阴，结于窗笼，窗笼即听宫），又是手足少阳和手太阳三脉之会穴。手足少阳均从耳后入耳中，出走耳前，手太阳经的支脉亦进入耳中。小肠经"主液所生病"，本经有耳聋的病候，因此，本穴被认为是听觉之宫城而得名，为治疗耳疾的重要穴位。针此穴时应嘱患者张口，穴开后进针，慢性久疾者应深针 1~1.5 寸。进针后轻轻捻转，尤其对药物所致的耳聋有效。治疗中耳炎应先用双氧水认真冲洗，再针听宫穴。听宫穴配阳白、四白、太阳、地仓、颊车、人中、合谷穴可治口眼歪斜；听宫配下关、颊车、合谷穴可治牙痛、下颌关节炎。靳三针中的"耳三针"就是由听宫、听会和完骨穴组成的。

七、足太阳膀胱经腧穴

【睛明】

睛明是足太阳膀胱经的起始穴位，手足太阳经、足阳明经、阳跷脉之会穴，足太阳根结之结穴（太阳根于至阴，结于命门，命门者目也，即本穴）。

睛明在眼内眦角，足太阳经在头顶入络脑，在背部循行，经脉的背俞穴又为五脏六腑精气所输注之处。阴跷、阳跷脉气有濡养眼睛的作用，故睛明为通治眼疾的重要穴位，无论新旧眼疾，取睛明穴都很适宜。新病者，如外眼疾患宜浅刺 0.1~0.2 寸；久病者，如眼底疾患宜深刺 1~1.5 寸，深刺可在内眦上方 0.2 寸处进针（进针方法见治疗学篇"眼三针"）。急性结膜炎、角膜炎、电光性眼炎可选配风池、耳尖、太阳、合谷穴；视网膜炎、青光眼、视神经萎缩等，除上穴外还可选配肝俞、球后、瞳子髎、光明、养老、合谷、足三里穴等。睛明穴深刺治疗顽固性神经性头痛亦有疗效。在睛明穴用按跷法按压可防治近视眼，此法是令患者正坐，头靠墙壁闭目，医生面对患者，用右手拇、食二指端按在睛明穴，向眼眶内上方揉按，压力应从轻渐重，按压后又由重渐轻，反复如上按压 1 分钟后放手，改揉扣太阳、四白、攒竹穴约 1 分钟，为 1 度，按 4~5 度，然后用双手拇指轻揉眼球片刻，隔日 1 次。按压时如患者自觉头部胀热，甚至腰、背、足底都有热感，其效更佳。

【攒竹】

攒竹在眉头，能治眼病，尤以治眼睑疾病如眼睑不能闭合、眼睑下垂、眼睑瞤动、睑腺炎等疗效为佳。治疗眼睑病宜配用合谷、阳白、丝竹空、四白等穴；配合谷治疗眉棱骨痛、前额头痛。攒竹是眼保健操选用的穴位，对防治近视眼有一定作用，方法是取攒竹、睛明、太阳、四白、鱼腰、风池穴，用揉按手法。

【天柱】

天柱在项后，是足太阳经在背部循行分支部。足太阳经"主筋所生病"，行于项背，故本穴对颈项强痛、落枕等疾患有祛风解表、舒筋活络作用。足太阳经从头顶经项后挟脊抵腰，病候有"冲头痛，项如拔"，所以针刺天柱穴治疗后头痛有效。太阳为诸阳之巨阳，主表而为人身之藩篱，外邪侵袭先犯太阳，故天柱对外感疾病所致之头痛、咽喉肿痛有很好疗效。在本穴直刺 1 寸，采用泻法，留针 20~30 分钟，对急性扁桃体炎、急性咽炎均有良效。靳三针中的"颈三针"就是由天柱、百劳和大杼穴组成的。

【风门】

风门为热府，因为风邪出入之门户而得名，故此穴可治感受风邪所致的恶风、发热、头痛、咳嗽等症，风热宜采用泻法，风寒可加灸，即在此穴针后加灸。在本穴处直接灸、挑针或穴位注射，治疗哮喘、肺气肿、老人久咳均有疗效。

【肺俞】

肺俞是足太阳膀胱经穴位，是肺的背俞穴，背俞穴是十二脏腑精气在背部输注之处，脏腑疾病在背部反应之处。脏腑有疾按压背俞会有疼痛、酸胀、轻快的感觉，因此《内经》有"按其处，应在中而痛解"的记载。

背俞是治疗脏腑相应疾病的重要穴位，尤其是治疗慢性甚或器质性疾病，有"治脏者治其俞"的取穴原则。肺俞是肺气在背部输注之处，故肺俞主要用于治疗呼吸系统的病症，如咳嗽、哮喘，无论针刺、艾灸、贴药、挑针、穴位注射均有一定疗效。肺主皮毛，外邪侵袭，先在皮毛，故肺虚者常易患感冒、过敏性鼻炎、哮喘，在肺俞穴灸治或注射维生素 D_2 果糖酸钙，每次 2ml，每天 1 次，5 次为 1 个疗程，连续注射 2 个疗程，可防治上述病症。肺与皮肤关系密切，故肺俞亦治皮肤疾病，如牛皮癣、慢性湿疹、神经性皮炎等。以肺俞、风门、膏肓穴为主配合风池、膻中、合谷、少商、中脘、气海、丰隆穴扪揉按压，有宣肺化痰、止咳平喘的作用。如配合肺俞穴拔火罐，可即时缓解咳喘。在肺俞、膏肓、百劳穴贴药，有止咳平喘的作用。靳三针中的"背三针"就是由肺俞、大杼和风门穴组成的。

【心俞】

心俞是心的背俞穴，主治心血管系统疾病，如心动过速、心绞痛、心悸、气促等，可与厥阴俞、内关、神门、足三里等穴配合，以提高疗效。另外，心俞可治疗神志方面的疾病，如癔症、癫痫、神经衰弱、失眠、心慌、惊悸等，临床上可选配神门、三阴交、太冲、内关穴。

【膈俞】

膈俞虽不是脏腑背俞，但与横膈的关系密切，在膈俞拔火罐治疗膈肌痉挛所致的呃逆，有很好疗效。膈俞是八会穴之一，是血之会穴，主要用于治疗与血有关的病证，如配足三里、脾俞、大椎、三阴交、血海穴治疗贫血、白细胞减少症。亦可用强的松龙 1.5ml，加入患者自身血 3ml，在上述穴位注射，7~10 天 1 次，4~6 次为 1 个疗程，可使白细胞减少症患者的白细胞数升高。膈俞配胆俞左右四穴合用，名"四花穴"，用直接灸可治疗"五劳七伤"、气血虚弱的病症。在膈俞、胃俞、内关、足三里、中脘穴揉按，有和胃降逆，止呕吐、呃逆的作用，在膈俞拔火罐亦有止呃逆的功效。

【肝俞】

肝俞是肝的背俞穴，主治肝的病症，肝主疏泄，肝失条达出现胁痛、胃脘痛，选配内关、太冲、足三里穴可奏效。肝藏血，有调节血量的作用，开窍于目，与眼有密切关系，故肝俞可治夜盲及各种慢性眼疾。对麦粒肿患者，在肝俞穴周围皮肤会出现红点，用针挑破，挤出血液少许，左眼病挑右，右眼病挑左，一般 1~3 次可以治愈。肝俞与肝相应，在肝俞穴注射维生素 B_1、B_{12}，对治疗肝炎有一定疗效。

【脾俞】

脾俞是脾的背俞穴，主治脾的病症。脾主运化，胃主受纳，脾失运化，则消化功能减弱，而致身体衰弱。脾俞穴能促进脾的运化功能，促进消化吸收，故能治脾胃虚弱、慢性消化不良、胃痛、十二指肠溃疡等，在此穴埋线或进行穴位注射，疗效甚佳。灸脾俞、胃俞有强壮作用。脾失健运，则会出现水液代谢障碍，水湿滞留会引起水肿，针灸脾俞有健脾燥湿、利水消肿作用。脾统血，脾不统血则血不归经，引起皮下出血、崩漏，针灸脾俞有补脾摄血的作用。

【胃俞】

胃俞是胃的背俞穴，以治疗慢性胃肠疾病如胃脘痛、十二指肠溃疡、消化不良等为主，配中脘、天枢、气海、足三里穴可治胃下垂。

【肾俞】

肾俞是肾的背俞穴，肾藏精，为先天之本，故肾俞是肾之精气在此输注之处，主要用于治疗生殖系统疾病，如男性的遗精、阳痿、早泄、不育，女性的月经不调、不孕、子宫脱垂等。肾主水液代谢，故肾俞配脾俞、阴陵泉、关元、水分等穴对肾炎所致的水肿有利水消肿的作用。肾开窍于耳，主骨，为先天之本，肾气虚则耳聋耳鸣、腰酸膝软，先天不足则五软五迟、大脑发育不全，针灸肾俞对肾虚所致诸症皆有疗效。腰为肾之府，膀胱经挟脊抵腰，与肾相表里，以肾俞为主，配合命门、志室、大肠俞、殷门、委中、足三里、阳陵泉、承山、昆仑等穴，施以扣揉按压手法对腰痛有效。用经络注血疗法在肾俞穴注射治疗腰痛，有很好的疗效。

【大肠俞】

大肠俞是大肠的背俞穴，主要用于治疗大肠疾病，如腹痛、泄泻、痢疾、便秘等，临床上可与天枢、关元、足三里、上巨虚穴配合使用，疗效甚佳。腰痛有肾虚劳损和风湿腰痛之分，治疗肾虚腰痛以肾俞为主，风湿腰痛则宜选大肠俞，针或灸均可。如在腰部先用梅花针叩打后，再于大肠俞拔火罐，疗效更佳。在大肠俞用经络注血治疗腰痛疗效亦佳。

【膀胱俞】

膀胱俞是膀胱的背俞穴，主要用于治疗泌尿系统疾病，配中极、阴陵泉、三阴交穴等可治疗尿道炎、膀胱炎。膀胱与肾相表里，肾藏精，为先天之本，故本穴可以用于治疗阳痿、遗精、男性不育、女性不孕等。

【次髎】

次髎穴位处下焦，故以治疗生殖系统疾病如遗精、阳痿、不育、月经不调、白带过多、不孕等为主。痔疮发作时，腰骶部（大肠俞以下各髎之间）常可出现红点，在点上挑治，可以改善痔疮出血、疼痛等症状。

【委阳】

委阳是三焦的下合穴，三焦为决渎之官，有通调水道、下输膀胱的功能，故委阳穴以治三焦腑病为主，对小便不利、淋证有利尿通淋作用，临证时多配三阴交、中极、膀胱俞穴。

【委中】

委中是足太阳膀胱经五输穴中的合穴，亦是膀胱经的下合穴。膀胱为州都之官、津液所藏之处，故本穴能治小便不利等疾。足太阳"主筋所生病"，经筋布于项、背、腰、骶、腘、踝，经筋之病为痹痛、拘急、不用，故委中穴擅治腰背疼痛、腰腿痛、坐骨神经痛、中风后遗症的下肢瘫痪、小儿麻痹的下肢软弱无力、脑炎后遗症的下肢强直、风湿性关节炎的痹痛诸疾。《四总穴歌》云："腰背委中求"，指出了委中穴治疗的特点。临证时，坐骨神经痛可加环跳穴，腰痛加肾俞、大肠俞穴，下肢瘫痪加环跳、足三里、三阴交、悬钟、阳陵泉穴。

【膏肓】

膏肓是膀胱经第二行常用穴，多用于治疗虚损病证，如肺痨羸瘦、咳嗽、哮喘、自汗、盗汗、健忘、不寐、神经衰弱、遗精梦泄、久病体弱。临床上多与足三里、肾俞、关元、气海穴配合灸治。

【志室】

志室又名精宫穴，在肾俞、命门穴之旁，为治疗男性生殖系统疾病常用穴，可治遗精、早泄、阳痿、腰痛等肾精亏损之证，以及由此而引起的头晕、目眩、健忘、心悸、少寐、乏力等。因肾藏志，故名志室。

【承山】

承山穴在腓肠肌两肌腹之间，配长强穴可治痔疮，配百会穴治脱肛，配委中穴治小腿转筋、坐骨神经痛等。在承山、阳陵泉、委中、足三里穴扣按可缓解小腿转筋。

【申脉】

申脉为八脉交会穴之一，与阳跷脉相通，又是阳跷脉气始发之处。跷脉是奇经八脉，有阳跷、阴跷之分，分布于下肢的内外侧，上行止于目内眦，"跷"有矫捷的意思，亦作草履之意，跷脉有调节肢体阴阳活动作用，故阳跷的病候是阳急阴缓，阴跷的病候是阴急阳缓。因申脉为阳跷，故能治下肢瘫痪引起的足外翻以及癫痫病。如果是白天发作的病症，可配用大椎、内关穴。

【至阴】

至阴是足太阳膀胱经五输穴中的井穴，属金，是肾经脉气始接之处（肾经起于小趾之下，斜走足心），主治头痛、目痛、目黄、泪出等足太阳经病症，属上病下取法。灸至阴穴可治胎位不正、难产、滞产。《内经》云："两神相搏，合而成形，常先身生，是谓精。"胎儿之孕育有赖阴精和阳精的配合，肾是藏精之脏，为人身之元阴元阳，与人体生长发育有极其密切的关系。《内经》云："丈夫八岁，肾气实，发长齿更，二八肾气盛，天癸至，精气溢泻，阴阳和，故能有子"，"女子七岁肾气盛，齿更发长……三七肾气平均，故真牙生而长极。"井穴主脏病，故至阴能主子胞而矫正胎位之不正，且其疗效确切。临床上，嘱孕妇采用坐位，松裤带，在双侧至阴穴悬灸 20~30 分钟，一般灸后孕妇晚上自觉胎儿转动，次日再检查，胎儿已正位，如不正可再灸 1~2 次，多可见效，如又不正，可再灸，亦收效。如不是用于矫正胎位者，则孕妇禁针灸。在至阴穴切按，并在合谷、三阴交穴扪捏亦可以矫正胎位或催产，以缩短产程。

八、足少阴肾经腧穴

【涌泉】

涌泉是足少阴肾经五输穴的井穴，属木，为肾经的子穴。涌泉穴在人体最下面的足底部，传统针灸取穴是上病下取，下病上取，左病右取，右病左取，从阴引阳，从阳引阴，故涌泉可治疗头部的疾病。按脏病取井穴方法，涌泉又为昏迷、休克、中暑、小儿惊风等神志疾病的急救要穴。肾为先天之本，人身之元阴元阳，精之所舍，胞之所系，涌泉井穴可治脏腑之病。灸此穴，也可使不正之胎位获得矫正。

【太溪】

太溪是足少阴肾经五输穴中的输穴，原穴。输主体重节痛，原主五脏六腑之疾病。肾藏精主水，肾中之肾阴肾阳维系人体阴阳之相对平衡，阴阳失调则病症蜂起。太溪穴为肾之原，补之则济其亏损，泻之则泻其有余，故太溪穴既可治肾气虚引起的遗精、月经不调、耳聋耳鸣，又可治阴虚火旺而引起的咽干喉痛、咳血、盗汗、失眠梦多、牙齿酸痛和神经衰弱等。鼻出血或牙痛可用拇、食二指在太溪、昆仑二穴同时用力对捏，有较好的即时止血或止痛的效果。

【大钟】

大钟是足少阴肾经的络穴，别出后在此连络膀胱经，膀胱经在背部挟脊抵腰，腰为肾之府，故本穴可治腰脊疼痛、足跟肿痛。肾主水，与膀胱相表里，故大钟络穴能治小便不利。

【照海】

照海穴是八脉交会穴之一，与阴跷脉相通，又是阴跷脉气始发之处，与阳跷共同作用，调节肢体活动，使之矫捷。阴跷的病候是阴急阳缓，故照海能治癫痫夜发、下肢瘫痪及足内翻者。肾经上连于肺，在八脉交会穴中与列缺穴相配，"列缺任脉连肺系，阴跷照海膈喉咙"，故照海穴亦可治疗呼吸系统的病症，如哮喘、咳嗽、痰多、咯血、咽喉肿痛等。

【复溜】

复溜是足少阴肾经五输穴中的经穴，属金，为肾经母穴。对于肾阳虚、水溢肌肤引起的尿少、水肿，本穴有利水消肿作用。肾上连于肺，本穴属金与肺相应，肺主皮毛，经穴主治喘咳寒热，故复溜穴能治外感疾病引起的自汗或无汗。

九、手厥阴心包经腧穴

【天泉】

天泉是手厥阴心包经穴，心包经"主脉所生病"，心阳不足或心血瘀阻均引起心脉不畅，血脉不通则痛，故本穴主治心痛、胸胁痛、上肢痹痛。

【曲泽】

曲泽是手厥阴心包经五输穴中的合穴，属水。合治内腑，故曲泽配委中可治中暑吐泻。心包经起于胸中，循胸出胁，经前臂正中而止于中指尖，故经脉不畅引起的心痛、胸胁痛、肘臂拘挛疼痛，针刺曲泽穴均有效。

【间使】

间使是手厥阴心包经五输穴中的经穴，可治本经心血管方面的疾病，如心痛、心悸。心包是心的外围，为"臣使之官，喜乐出焉"，故间使又可用于治疗癫证、狂证、痫证、神经衰弱等神志疾病。

【内关】

内关是手厥阴心包经的络穴，主治心血管系统疾病如心绞痛、心律不齐、心动过速、心动过缓、休克、心悸、气促，以及神志方面病证，如癫狂、癫痫、健忘、惊悸、失眠、多梦。内关穴是八脉交会穴之一，通于阴维脉，与公孙穴相配而治胃、心、胸病症。阴维为病苦心痛，尤其是内关穴是与三焦联络的穴位，故内关穴通治血脉不和的心痛、胸痛，胃脘部疼痛或呕吐、呃逆等症。心包主脉所生病，如各种原因引起的心阳虚衰、休克、低血压，或肝阴不足、肝阳上亢的高血压，针灸内关穴均有调整血压的作用。临床上休克可选配足三里、人中穴（或素髎）有较好疗效；高血压可配太冲穴，用泻法；心包经"是动则病心中热，肘臂挛急，腋肿"，所以内关穴亦为治疗上肢瘫痪、痿痹病症常用要穴之一。临证时与曲池、合谷等穴同用，使阴阳配合，其效尤佳。用旱莲草捣烂（或辣椒、白芥子）贴敷于内关穴，并加以包扎，可治眼病，左病贴右，右病贴左。内关穴是按摩、点穴、指压常用要穴，常用于治疗心痛、心悸、失眠、呕吐、胃脘痛、呃逆等症。根据病症之不同配用相关经穴，如神志病症可配神门、中脘、三阴交、太溪、涌泉、人中、心俞、脾俞、百会等穴，消化系统病症可配足三里、中脘、膈俞、胃俞、脾俞等穴。

【大陵】

大陵是手厥阴心包经五输穴中的输穴，心包的原穴。按《内经》"凡此十二原者，主治五脏六腑之有疾者也"，大陵穴主要治疗精神方面的疾病如癫狂、痫证、神经衰弱、癔症等，配心俞治疗心痛、心悸。大陵为输穴，"输主体重节痛"，故常配阳溪、外关、合谷穴治疗腕关节痹痛。

【劳宫】

劳宫是心包经的荥穴，属火，为心包经的本穴。荥主身热，本穴有清心泻火的功效，故能治心火过盛引起的口腔溃疡。劳宫既为心包之荥穴，又是"十三鬼穴"之一，擅治精神疾病，如梦多不寐、癫狂、烦躁不宁、癔症等。

【中冲】

中冲是手厥阴心包经五输穴的井穴，属木，为心包经的母穴。心包为心之外围，有代心受邪的作用，《内经》云："心者，五脏六腑之大主也……邪弗能容也，容之则心伤，心伤则神去，神去则死矣。故诸邪之在于心者，皆在于心之包络。"温病热入心包，即出现神昏、谵语的神志障碍症状。中冲为井穴，井主病在脏，临床上十二井皆有开窍通神作用，而中冲穴的急救作用更为突出，因其为心包之井，有直通心神之功也，故中冲穴能开窍通神，救昏迷而催醒。

十、手少阳三焦经腧穴

【关冲】

关冲是手少阳三焦经五输穴中的井穴。三焦经为少阳经，主表，从手走头，主气所生病，气火有余则发热、头痛、目赤肿痛，在关冲穴浅刺放血有清热泻火作用。井穴主"病在脏"，故关冲穴亦用于昏迷时的急救。

【中渚】

中渚是手少阳三焦经五输穴中的输穴，三焦经从耳后入耳中，出耳前，止于眉梢外侧，故本穴有治耳聋等耳部疾病的作用，属循经远道取穴，临床上可配听宫、翳风等耳局部穴位，以加强疗效。少阳行于人身之侧，从手走头，故偏头痛针中渚配率谷、太阳、风池等穴效果良好。"输主体重节痛"，手背肿痛、屈伸不利，泻中渚穴可治之。

【外关】

外关是手少阳三焦经的络穴，八脉交会穴之一，通于阳维脉，"阳维为病，苦寒热"，故外关穴有疏风清热、治疗外感热病的作用。外关穴在上肢，为治上肢疾病重要穴位，尤以偏于外侧为佳，如桡神经、尺神经功能障碍。临床上可配用曲池、合谷等穴。由于本穴以治疗外感、肢体阳侧（外侧）疾病为主，外关穴名由此而来。三焦经从头部进入耳中，故外关穴亦治偏头痛、耳聋耳鸣、目赤肿痛诸疾。

【翳风】

翳风是三焦经分布在耳部的穴位，是手足少阳经从耳后入耳中的部位，有疏通耳部经气作用，是治疗耳聋、耳鸣等的重要穴位。翳风深部接近面神经，有治疗面神经瘫痪、口角歪斜的作用，是治疗面瘫的重要穴位。腮腺炎多因病毒时邪侵犯少阳、阳明所致，翳风、听宫、颊车等穴在腮腺局部，在此处拔火罐有消肿散结作用，如配合泻合谷、风池穴，则其疗效更佳。翳风穴是按摩治疗中风、口眼歪斜必用经穴，临证时可与阳白、颊车、地仓、太阳、四白、合谷、足三里等穴配合揉按。靳三针中的"面瘫针"就是以翳风穴作为主穴的。

【耳门】

耳门是三焦经分布在耳部的经穴。耳病多为慢性病，疗程较长，配穴处方以局部、邻近取穴和循经远道取穴相配合，故耳廓周围的耳门、听宫、听会、翳风等穴经常需要轮换使用。耳门是治耳病的常用穴位之一。

【丝竹空】

丝竹空是手少阳三焦经最末的穴位。少阳经循行于人身之侧，丝竹空穴有疏通少阳经气作用，故常用丝竹空透率谷穴治偏头痛，前头痛则用丝竹空透攒竹穴治疗有效。丝竹空穴在眉梢，与眼睑及眼关系密切，故常用以治疗眼睑瞤动、眼睑不能闭合等病症。

十一、足少阳胆经腧穴

【瞳子髎】

瞳子髎是足少阳胆经起始的穴位，在眼外眦角旁开5分处，与睛明穴同为治疗眼科疾病的常用穴。眼底疾病可深刺1~1.5寸，深进针后不能提插捻转，只能刮针柄。针刺过程中嘱患者不要转动眼球。

【听会】

听会是足少阳胆经分布在耳部的穴位。胆经从耳后入耳中，胆经脉气阻滞是引起耳鸣、耳聋的原因之一。听会穴为听觉所汇之处，是针灸治疗耳鸣、耳聋的重要穴位。针刺时嘱患者张口，直刺1.5寸，进针后可缓慢将口闭合，多加捻转。耳周围穴位均有治疗耳聋、耳鸣、中耳炎等作用。

【阳白】

阳白是足少阳胆经分布在前额部的穴位，为治疗眼睑病的常用穴，在本穴向下斜刺或平刺0.8~1寸可治疗眼睑不能闭合、眼睑下垂、眼睑瞤动、眼肌痉挛等眼睑病症。

【头临泣】

头临泣穴在头部，有治疗头痛、眼疾的作用。头部是三阳经、督脉分布的部位，头部穴位都有治疗头痛、头晕、五官病症的作用。其规律是前头部穴治前头痛（靠近鼻），眼部穴位则兼治鼻、眼疾病，后头部穴治疗后头、枕、项疼痛，亦治眼、鼻疾病，侧头部穴治偏头痛和耳疾，头顶部穴治全头痛或头项痛，并治眩晕、意识障碍、精神疾病。

【风池】

风池为治风病之要穴，可选配合谷、大椎穴。如内风所致的中风瘫痪、头晕目眩，可选配太冲、内关、百会穴。头痛亦常因受风邪而致病，风性向上，风寒外束，气血不畅，则风寒头痛；风热血气充盛则风热头痛；风邪夹湿则湿邪蒙闭清窍而致风湿头痛；肝阳上亢，气血并走于上而致肝阳头痛。风池对一切风邪所致头痛皆有较好治疗作用。风池配太阳、头维、率谷、丝竹空、完骨穴揉按，治偏头痛有效；配肩井、天柱、大杼、合谷、悬钟穴揉扣循按，治疗落枕有良效；配内关、阳白、太阳、百会、合谷、足三里、三阴交、太溪穴揉按，可治眩晕。

【肩井】

肩井在肩部，直下为肺脏，不能针刺过深，主治肩关节疾病，配合肩髃、肩贞、曲池穴治肩周炎有效。用右手食指指腹在左侧肩井穴揉按，左掌平放在胃脘部轻揉，对胃脘痛有即时镇痛效果。

【日月】

日月穴是胆的募穴，是胆腑精气在胸腹部汇集之处，以治疗胆结石、胆道蛔虫、胆绞痛、胸胁痛、呕吐、黄疸等胆道疾病为主。临床上可选配阳陵泉、足三里、内关、胆俞等穴，以增强疗效。

【带脉】

带脉为足少阳胆经在胁腰部的穴位，亦为带脉的穴位。带脉环身一周，状如束带而得名，有约束上下行经脉的作用。《内经》说："阳明虚则宗筋纵，带脉不引，故足痿不用也。"带脉病症见"腹满，腰溶溶若坐水中"，故临床上常用带脉治疗腰腹肌肉松弛无力的病症。带脉环束腰部，上下行诸经湿浊沿带脉下而成带。奇经八脉的冲、任、督、带四脉与女性的生理、病理关系极为密切，故带脉穴亦可治月经不调、带下、阴挺等妇科病症。在带脉揉按，配合三阴交、气海、阴陵泉、次髎等穴，治疗赤白带下有一定疗效。

【环跳】

环跳穴在髋关节部，古称髀枢，认为此穴是下肢的枢纽，为治疗下肢病症的重要穴位。临床上治疗坐骨神经痛，可选配委中、昆仑、阳陵泉等穴，或采用电针，选取连续波，电流强度可稍大，以患者能耐受为度，电针时间为 20~30 分钟，留针期间应调整输出量 1~2 次。下肢痿证、瘫痪者，宜选配肾俞、大肠俞、委中、阳陵泉、足三里、悬钟、三阴交等穴，每次选用 3~4 穴。此穴为按摩、点穴治疗下肢疾病的重要穴位之一，可选配肾俞、委中、腰眼、阿是穴、昆仑、足三里、风市等穴，用揉按指压法并沿疼痛经脉上下循按。

【风市】

风市是治疗风证的常用穴，举凡中风偏瘫或风寒、风湿、风热引起的下肢痹痛，以及腠理疏松，风邪侵袭，遏于肌表而引起之风疹，本穴均有较好疗效。

【阳陵泉】

阳陵泉是足少阳胆经五输穴中的合穴，又是胆的下合穴。合穴治腑病，所以阳陵泉能治疗胆道疾病，如黄疸、胆绞痛等。阳陵泉是八会穴之筋会，主理筋，故通治下肢痿弱无力，如脚气、小儿麻痹后遗症、腓神经损伤、周围神经炎、瘫痪等疾病。在此穴施灸治疗脚气尤为有效。少阳行于人身之侧，胆经循胸过季胁，故对于肝胆郁结所致的胁腋疼痛，泻阳陵泉有疏肝解郁、行气止痛的功效。

【光明】

光明是足少阳胆经的络穴，与肝经连络。胆经起于目外眦，肝经连目系，开窍于目，故此络穴常用以治疗视物不清、夜盲、青盲等慢性眼疾，有恢复视力的作用，故名光明。临床上宜选配睛明、瞳子髎、肝俞、风池等穴以加强疗效。本穴联系肝经，有疏肝解郁的作用，故能退乳并消除乳胀，治疗胁痛等病症。

【悬钟】

悬钟又名绝骨，八会穴之一，为髓会。髓藏于骨，髓以养骨，因此本穴主治与骨髓有关的疾病。《内经》认为胆经主骨所生病，与本穴作用有一定关系。临床上治疗肢体瘫痪、痿证、痹证，尤其久病患者，均宜选用之。胆经起于目外眦，经项后侧头部下肩，若经脉被风寒侵袭会出现颈项强痛、不能转侧的落枕症状，在悬钟穴用泻法，边行手法边活动颈项可以迅速康复。悬钟为胆经在下肢穴位，又为髓会，可治鼻渊、鼻衄，属上病下取法，临床上可与迎香、攒竹、风池、鼻通等邻近穴位配合。

【丘墟】

丘墟为足少阳胆经的原穴，通治本经脉病证，如胆腑病所致的胸胁痛。因为胆经"主骨所生病"，因而本穴又可以治踝关节疾病。治疗胁痛时针尖宜斜向照海穴透刺，针0.8~1寸，针用泻法或稍重手法，其疗效更佳。

【足临泣】

足临泣是足少阳胆经五输穴中的输穴，主治足部关节痛。足临泣属木，为胆经的本穴，八脉交会穴之一，与带脉相通。足临泣常与外关穴相配，治疗胸胁痛、头痛、目赤痛等病症，取下部穴位而治疗头胸痛，是上病下取法之一。

【足窍阴】

足窍阴是足少阳胆经五输穴中的井穴，属金，金能制木，又与肺金相应，故有泻胆火、疏解表邪、治疗发热及目赤痛之作用。临证时发热可选配风池、大椎、合谷穴；眼疾配睛明、瞳子髎等穴。胆经行于人身之侧，肝胆郁结引起的胁痛可以通过泻足窍阴穴以达疏肝解郁、行气止痛的效果。

十二、足厥阴肝经腧穴

【大敦】

大敦是足厥阴肝经五输穴中的井穴，属木，为肝经的本穴。肝主藏血，肝不藏血则血逆妄行，易发生各种出血疾病，故可针大敦、三阴交穴，灸隐白穴治疗崩漏、便血、尿血。肝经绕阴器，是十二经脉中直接与外阴联系的经脉，所以大敦穴能治疗疝气、子宫脱垂、阴痒等生殖器官的病症。肝主风证，大敦为肝经本穴，能治癫痫、癫狂、癔症等精神神经病症。本穴还是中风昏迷的急救要穴。

【行间】

行间是足厥阴肝经五输穴中的荥穴，属火，为肝经子穴，有泻肝热、清肝火、平肝风之作用，临床用于治疗肝阳上亢引起的头痛、眩晕，肝火引起的目赤肿痛、月经过多等病症。

【太冲】

太冲是足厥阴肝经五输穴中的输穴，又是肝经的原穴。《内经》云："凡此十二原者，主治五脏六腑之有疾者也"，故太冲穴治疗作用广泛，为肝经重要穴位。肝主风，肝风内动引起的头晕目眩、头胀头痛、口眼歪斜等皆可泻太冲穴而取效；肝血妄行所致的崩漏，肝气郁结所致的痛经，取太冲穴皆可治之。太冲与合谷穴配合使用，名"四关穴"，主治各种痹痛和神经系统病症。

【曲泉】

曲泉是足厥阴肝经五输穴中的合穴，属水，是肝经的母穴，按虚则补母的方法，本穴主治阴挺、遗精、遗尿等肝虚所致的病症。临床上可选配关元、气海、肾俞等穴。

【章门】

章门是脾的募穴，故主要用于治疗脾虚证，如脾不运化引起的腹胀、泄泻、食不消化、腹水等病症。脾不统血则气血瘀滞，腹中痞块，肝脾肿大，可用直接灸法灸章门和痞根穴治疗。

【期门】

期门是肝经循行的最后一个穴位，是肝的募穴，有疏肝理气、治疗肝胆疾病的作用，临证时可与太冲、阳陵泉、肝俞等穴配伍使用。期门是肝之募穴，又是十二经的终止穴，伤寒病热入血室，针刺期门穴可愈。《伤寒论》说："妇人中风，发热恶寒，经水适来，得之七八日，热除而脉迟身凉，胸胁下满，如结胸状，谵语者，此为热入血室也，当刺期门。"临床上妇女患感冒且月经来潮，常致停经并出现低热、胸闷、焦虑烦躁、不孕，泻期门穴可以收效。

十三、任脉腧穴

【中极】

中极为膀胱经募穴，以治疗泌尿系统疾病为主，临床上对小便不利、淋证、遗尿、癃闭等可选配阴陵泉、三阴交、膀胱俞、肾俞等穴交替使用，有很好疗效。本穴是任脉在脐下的穴位，任主胞胎，故亦治生殖系统疾病，如月经不调、阴挺、带下、阳痿、遗精等，针刺时以患者有针感向外阴部放射为佳。

【关元】

关元是任脉脐下穴位，又为小肠经募穴，任脉起于胞中，行于腹正中，统任诸阴，任脉的病候有疝痛、带下、瘕聚等。任又有妊娠之意，人体生长、发育、衰老与肾气盛衰有关，而女子的月经来潮、孕育，男子的精气溢泻、阴阳交媾都必须在任脉通畅、冲脉隆盛的前提下才能进行。《内经》说女子："二七而天癸至，任脉通，太冲脉盛，月事以时下，故有子……七七任脉虚，太冲脉衰少，天癸竭，地道不通，故形坏而无子也。"言男子："二八肾气盛，天癸至，精气溢泻，阴阳和，故能有子。"任主胞胎，任脉在脐下的经穴主治泌尿生殖系统疾病，其中关元是治疗生殖系统疾病之重要穴位，关元与归来、三阴交、肾俞、次髎穴配用，可治疗女性的月经不调、痛经、闭经、带下、不孕、盆腔炎、输卵管炎等，也可治疗男性的遗精、早泄、阳痿、不育等，在关元穴灸治有温肾壮阳的作用。关元为小肠经募穴，小肠为受盛之官，有泌别清浊的功能，故关元穴能治小便不利、遗尿、癃闭等泌尿系统疾病。关元与天枢、上巨虚穴配合，有治疗痢疾肠炎的作用。脐以下属下焦，《难经》说："脐下肾间动气者，人之生命，十二经之根本也"，故名曰"原"。"关元"是有关原气的意思，临床上灸关元穴有培补元气、回阳固脱的作用，故关元又是全身强壮穴位。在关元穴点揉按压，可使尿潴留者排尿，此法对昏迷尿潴留患者尤为适宜。

【气海】

气海与关元均属强壮全身穴位，除用于治疗泌尿生殖系统疾病外，在虚脱时灸此穴还有扶阳固脱、回阳复脉的作用，故名气海。

【神阙】

神阙穴在脐中央，脐为瘢痕组织，针刺消毒较难而易于感染，故此穴只宜灸而不宜针。神阙穴主要用于中风脱证如面色苍白、四肢厥冷、大汗淋漓、脉搏微细的急救。用隔盐灸法，先在脐凹填满盐，再放大粒艾炷，点燃施灸，以灸至肢暖汗收、脉复为度，亦可配用关元、气海穴同时施灸。中寒腹痛、泄泻、便溏者灸神阙，针天枢、关元、足三里穴有良效。

【下脘】

任脉在脐上膈下有上脘、中脘、下脘三穴，均为治胃脘疾病之重要穴位，凡胃有疾病均可选用，其中以中脘穴最为重要。上脘、下脘穴的配穴与中脘穴相同。

【中脘】

中脘在膈下脐上，是胃之募穴，八会穴之腑会。膈下脐上属中焦脾胃所在，任脉在该部穴位多用于治疗消化系统疾病，尤以治胃、十二指肠疾病效果为佳，故中脘穴能治疗胃脘痛、呕吐、食不消化、腹胀等病症。临床上可配用足三里、内关等穴。

【膻中】

膻中穴在胸部，是心包的募穴，八会穴之气会。胸部为上焦心肺所在，任脉在胸部穴位主要用于治疗呼吸、循环系统疾病。在膻中穴割治可治疗久咳哮喘，配内关穴可缓解心绞痛。膻中穴在两乳中间，为气之会穴，能行气开郁，通乳，而治疗乳汁不足，宜选配少泽、乳根、合谷等穴，以加强疗效。

【天突】

天突位于胸骨柄上方，深部为气管，为治疗哮喘、咳嗽、咽喉肿痛、喉痒的常用有效穴位。颈部的天突、水突、扶突等以"突"为名的诸穴，为临床治疗甲状腺肿大的有效穴位，是"以突治突"之法（详见治疗篇中的"突三针"）。

【廉泉】

廉泉穴在舌骨上缘，舌根之下，针此穴能似"廉泉之流"，使患者发音清晰、声音响亮。此穴主治舌强、舌謇语涩、流涎、喑哑等症。在此穴向前上方沿喉壁刺入 0.5~1 寸，如果能使患者自觉有针在舌根，则疗效尤佳。在廉泉上半寸，并由此左右各旁开半寸各一穴，共成品字排列三穴，为"舌三针"，各进针 0.8~1 寸，治疗中风后遗症的舌謇语涩、舌肌麻痹，疗效甚佳（详见治疗篇中的"舌三针"）。

【承浆】

承浆是任脉最终的穴位，任脉"起于中极之下，以上毛际，循腹里，上关元，至咽喉，上颐，循面入目"。此穴在唇下，是任脉在此分支环唇连接目系之处，故此穴能治口角歪斜、面肿等头面疾病。

十四、督脉腧穴

【长强】

长强是督脉起始部穴位，又是督脉的络穴，督脉由此向前至会阴与任脉相络。督脉"起于下极之俞，并于脊里，上至风府，入属于脑，上颠，循额至鼻柱"，故长强配承山、大肠俞治疗痔疮，有消炎、止痛、止血的作用。督脉并于脊里而上入于脑，统督诸阳。中医虽无关于神经的名词记载，但有关神经功能活动的描述都被包括在了经络功能之内。督脉的循行分布决定了督脉的功能与脑、脊髓的关系极为密切。督脉与膀胱经相通，膀胱经背俞穴的作用呈节段分布，与神经的节段分布有密切关系，故督脉上的很多穴位均能治疗神经、精神方面疾病，如癫痫、癫狂等。

【命门】

命门穴在左右两肾的中间。《内经》认为"脐下肾间动气者，人之生命也，十二经之根本也"，又指出"七节之傍，中有小心，命门是也"。中医从大椎以下至骶尾关节为 21 椎，分为 3 段，背部 1~7 椎的穴位主治有关心肺、呼吸等上焦病症，9~13 椎穴位主治有关肝胆、脾胃、消化等中焦病症，14~21 椎穴位主治有关肝肾、泌尿、生殖等下焦疾病。针灸命门穴有壮命门真火的功能，主治阳痿、遗精、月经不调、白带、不孕、不育、肾亏腰痛等生殖系统疾病。此穴多用灸法，其效尤佳。

【至阳】

至阳穴位于左右两膈俞中间，膈下为肝胆所在，历代均用此穴治黄疸，以灸

7 壮黄汗出者有效。

【大椎】

大椎穴在第 7 颈椎棘突下凹陷中，取穴时头向前俯，颈项后正中最突出的椎棘下缘为大椎穴。本穴为手足三阳经和督脉的会穴。督脉统督诸阳，阳主表，故泻大椎穴有较好退热作用，常用于治疗外感热病。如阳虚外寒则用灸法，有温阳作用。大椎穴在上焦，主治咳嗽、哮喘，尤其对虚寒和痰浊所致的哮喘效果最好，治疗时以悬灸为主，并配肺俞穴同时灸治，每次灸 30 分钟，至喘停为止。哮喘患者在缓解期无症状时可施用化脓灸大椎、肺俞、肾俞等穴位，有些患者会获得根治。大椎穴治疗疟疾，早在《内经》已有记载，大椎、陶道、间使、后溪是治疟古方。

【哑门】

哑门自古为治哑要穴，常与廉泉穴配合。针此穴关键在于刺法，严禁深刺。由风府穴向下透刺至哑门，名风府透哑门，针体在棘突表面，既安全又有效，常用以治疗中风后遗症、聋哑等病症。

【风府】

风府穴为风之府舍，善治风证，如外感风邪（可配大椎、曲池、合谷穴）及内风引起的中风后遗症、精神病、癔症、癫痫、大脑发育不全、聋哑等。针刺时可向下斜透哑门，针 1~1.5 寸。留针期间不要让患者移动体位，以免针体由于体位的移动而变动方向、刺入延髓而发生意外。

【百会】

百会穴位于头顶，为手足少阳、足太阳、足厥阴、督脉之会，古称"三阳五会"。久病体弱、阳气下陷，灸百会穴有提升阳气作用，配合其他穴位可治疗脱肛、子宫脱垂、胃下垂等病症。头为诸阳之会，无论肝阳上亢、气血不足、风邪侵袭均可引起头痛头晕，凡头顶痛均可选用百会穴进行针灸。耳源性眩晕（梅尼埃病）灸百会尤为有效，在百会穴用直接灸，艾炷如绿豆大，1 次连续灸 10~15 壮，每粒艾炷要烧完，灸后每日涂甲紫消毒，防止感染，一般 1 次显效，必要时，7~10 日后再灸 1 次以巩固疗效。

【水沟】

水沟穴亦名人中穴，是昏迷急救的重要穴位，临床上常配十二井穴（或十宣穴）、涌泉穴，还可选用内关、足三里等穴以提高疗效。紧急情况下还可以用拇指甲重切人中、合谷、十宣等穴，亦可促使患者清醒。口眼歪斜主要是阳明经的病变，因手足阳明经在面前部有分布，所以针灸取穴时均以阳明经穴为主。人中穴是手足阳明经与督脉之会，该穴通手足阳明经，故为治疗口眼歪斜的重要穴位。

第六章 腧穴类编

一、《内经》腧穴类编

（一）腧穴的作用

《灵枢·九针十二原》："节之交，三百六十五会，知其要者，一言而终，不知其要，流散无穷。所言节者，神气之所游行出入也，非皮肉筋骨也。"

《灵枢·四时气》："灸刺之道，得气穴为定。"

《素问·五脏生成》："人有大谷十二分，小溪三百五十四名，少十二俞，此皆卫气之所留止，邪气之所客也。"

《素问·气穴论》："肉之大会为谷，肉之小会为溪，肉分之间，溪谷之会，以行荣卫，以会大气。"

《素问·痹论》："六腑亦各有俞，风寒湿气中其俞，而食饮应之，循俞而入，各舍其腑也。帝曰：以针治之奈何？岐伯曰：五脏有俞，六腑有合，循脉之分，各有所发，各治其过，则病瘳也。"

（二）取穴方法

《素问·血气形志》："欲知背俞，先度其两乳间，中折之，更以他草度去半已，即以两隅相拄也，乃举以度其背，令其一隅居上，齐脊大椎，两隅在下，当其下隅者，肺之俞也。复下一度，心之俞也。复下一度，左角肝之俞也，右角脾之俞也。复下一度，肾之俞也。是谓五脏之俞，灸刺之度也。"

《灵枢·本输》："刺上关者，呿不能欠，刺下关者，欠不能呿，刺犊鼻者，屈不能伸，刺两关者，伸不能屈。""转筋者，立而取之，可令遂已，痿厥者，张而刺之，可令立快也。"

《灵枢·邪气脏腑病形》："取之三里者，低跗取之；巨虚者，举足取之；委阳者，屈伸而索之；委中者，屈而取之；阳陵泉者，正竖膝予之齐下，至委阳之阳取之；取诸外经者，揄申而从之。"

（三）用穴原则

《灵枢·终始》："从腰以上者，手太阴、阳明皆主之，从腰以下者，足太阴、阳明皆主之。病在上者，下取之，病在下者，高取之；病在头者，取之足；病在腰者，取之腘。"

（四）五输穴

《灵枢·九针十二原》："五脏五腧，五五二十五腧，六府六腧，六六三十六腧。经脉十二，络脉十五，凡二十七气，以上下，所出为井，所溜为荥，所注为俞，所行为经，所入为合，二十七气所行，皆在五腧也。"

《灵枢·本输》："肺出于少商，少商者，手大指端内侧也，为井木；溜于鱼际，鱼际者，手鱼也，为荥；注于太渊，太渊，鱼后一寸陷者中也，为俞；行于经渠，经渠，寸口中也，动而不居，为经；入于尺泽，尺泽，肘中之动脉也，为合。手太阴经也。

心出于中冲，中冲，手中指之端也，为井木；溜于劳宫，劳宫，掌中中指本节之内间也，为荥；注于大陵，大陵，掌后两骨之间方下者也，为俞；行于间使，间使之道，两筋之间，三寸之中也，有过则至，无过则止，为经；入于曲泽，曲泽，肘内廉下陷者之中也，屈而得之，为合。手少阴经也。

肝出于大敦，大敦者，足大趾之端及三毛之中也，为井木；溜于行间，行间，足大趾间也，为荥；注于太冲，太冲，行间上二寸，陷者之中也，为俞；行于中封，中封，内踝之前一寸半，陷者之中，使逆则宛，使和则通，摇足而得之，为经；入于曲泉，曲泉，辅骨之下，大筋之上也，屈膝而得之，为合。足厥阴经也。

脾出于隐白，隐白者，足大趾之端内侧也，为井木；溜于大都，大都，本节之后，下陷者之中也，为荥；注于太白，太白，核骨之下也，为俞；行于商丘，商丘，内踝之下，陷者之中也，为经；入于阴之陵泉，阴之陵泉，辅骨之下，陷者之中也，伸而得之，为合。足太阴经也。

肾出于涌泉，涌泉者，足心也，为井木；溜于然谷，然谷，然骨之下者也，为蹄；注于太溪，太溪，内踝之后，跟骨之上，陷中者也，为俞；行于复溜，复溜，上内踝二寸，动而不休，为经；入于阴谷，阴谷，辅骨之后，大筋之下，小筋之上也，按之应手，屈膝而得之，为合。足少阴经也。

膀胱出于至阴，至阴者，足小指之端也，为井金；溜于通谷，通谷，本节之前外侧也，为荥；注于束骨，束骨，本节之后，陷者中也，为俞；过于京骨，京骨，足外侧大骨之下，为原；行于昆仑，昆仑，在外踝之后，跟骨之上，为经；入于委中，委中，腘中央，为合，委而取之。足太阳经也。

胆出于窍阴，窍阴者，足小趾次趾之端也，为井金；溜于侠溪，侠溪，足小趾次趾之间也，为荥；注于临泣，临泣，上行一寸半，陷者中也，为俞；过于丘墟，丘墟，外踝之前下，陷者中也，为原；行于阳辅，阳辅，外踝之上，辅骨之前，及绝骨之端也，为经；入于阳之陵泉，阳之陵泉，在膝外陷者中也，为合，伸而得之。足少阳经也。

胃出于厉兑，厉兑者，足大趾内次趾之端也，为井金；溜于内庭，内庭，次趾外间也，为荥；注于陷谷，陷谷者，上中指内间，上行二寸，陷者中也，为俞；过于冲阳，冲阳，足跗上五寸，陷者中也，为原，摇足而得之；行于解溪，解溪，上冲阳一寸半，陷者中也，为经；入于下陵，下陵，膝下三寸，骺骨外三里也，为合；复下三里三寸，为巨虚上廉，复下上廉三寸，为巨虚下廉也，大肠属上，小肠属下，足阳明胃脉也。大肠、小肠皆属于胃，是足阳明经也。

三焦者，上合手少阳，出于关冲，关冲者，手小指次指之端也，为井金；溜于液门，液门，小指次指之间也，为荥；注于中渚，中渚，本节之后，陷者中也，为俞；过于阳池，阳池，在腕上，陷者之中也，为原；行于支沟，支沟，上腕三寸，两骨之间，陷者中也，为经；入于天井，天井，在肘外大骨之上，陷者中也，为合，屈肘乃得之；三焦下腧，在于足太阳之前，少阳之后，出于腘中外廉，名曰委阳，是太阳络也。手少阳经也。三焦者，足少阳太阴之所将，太阳之别也，上踝五寸，别入贯腨肠，出于委阳，并太阳之正，入络膀胱，约下焦，实则闭癃，虚则遗尿。遗尿则补之，闭癃则泻之。

小肠者，上合手太阳，出于少泽，少泽，小指之端也，为井金；溜于前谷，前谷，在手外廉本节前，陷者中也，为荥；注于后溪，后溪者，在手外侧本节之后也，为俞；过于腕骨，腕骨，在手外侧腕骨之前，为原；行于阳谷，阳谷，在锐骨之下，陷者中也，为经；入于小海，小海，在肘内大骨之外，去肘端半寸，陷者中也，伸臂而得之，为合。手太阳经也。

大肠上合手阳明，出于商阳，商阳，大指次指之端也，为井金；溜于本节之前二间，为荥；注于本节之后三间，为俞；过于合谷，合谷在大指岐骨之间，为原；行于阳溪，阳溪，在两筋间，陷者中也，为经；入于曲池，曲池，在肘外辅骨陷者中，屈臂而得之，为合。手阳明经也。是谓五脏六腑之腧，五五二十五腧，六六三十六腧也。"

《灵枢·顺气一日分为四时》："藏主冬，冬刺井；色主春，春刺荥；时主夏，夏刺输；音主长夏，长夏刺经；味主秋，秋刺合。"

"病在脏者，取之井；病变于色者，取之荥；病时间时甚者，取之输；病变于音者，取之经；经满而血者，病在胃及以饮食不节得病者，取之于合，故命曰味主合。"

（五）原穴

《灵枢·九针十二原》："五脏有六腑，六腑有十二原，十二原出于四关，四关主治五脏，五脏有疾，当取之十二原。十二原者，五脏之所以禀三百六十五节气味也。五脏有疾也，应出十二原，十二原各有所出，明知其原，睹其应，而知五脏之害矣。阳中之少阴，肺也，其原出于太渊，太渊二。阳中之太阳，心也，其原出于大陵，大陵二。阴中之少阳，肝也，其原出于太冲，太冲二。阴中之至阴，脾也，其原出于太白，太白二。阴中之太阴，肾也，其原出于太溪，太溪二。膏之原出于鸠尾，鸠尾一。肓之原出于脐胦，脐胦一。凡此十二原者，主治五脏六腑之有疾者也。"

（六）合穴

《素问·咳论》："治脏者治其俞，治腑者治其合，浮肿者治其经。"

《灵枢·本输》："六腑皆出足之三阳，上合于手者也。"

《灵枢·邪气脏腑病形》："胃合于三里，大肠合入于巨虚上廉。小肠合入于巨虚下廉，三焦合入于委阳，膀胱合入于委中央，胆合入于阳陵泉。"

"荥输治外经，合治内腑。"

"面热者，足阳明病；鱼络血者，手阳明病；两跗之上脉坚若陷者，足阳明病，此胃脉也。大肠病者，肠中切痛而鸣濯濯，冬日重感于寒即泄，当脐而痛，不能久立，与胃同候，取巨虚上廉。胃病者，腹䐜胀，胃脘当心而痛，上肢两胁，膈咽不通，食饮不下，取之三里也。小肠病者，小腹痛，腰脊控睾而痛，时窘之后，当耳前热，若寒甚，若独肩上热甚，及手小指次指之间热，若脉陷者，此其候也。手太阳病也，取之巨虚下廉。三焦病者，腹气满，小腹尤坚，不得小便，窘急，溢则为水，留即为胀，候在足太阳之外大络，大络在太阳、少阳之间，亦见于脉，取委阳。膀胱病者，小腹偏肿而痛，以手按之，即欲小便而不得，肩上热，若脉陷，及足小指外廉及胫踝后皆热，若脉陷，取委中央。胆病者，善太息，口苦，呕宿汁，心下澹澹，恐人将捕之，嗌中吤吤然，数唾，在足少阳之本末，亦视其脉之陷下者灸之，其寒热者取阳陵泉。"

（七）水俞

《素问·水热穴论》："帝曰：水俞五十七处者，是何主也？岐伯曰：肾俞五十七穴，积阴之所聚也，水所从出入也。尻上五行、行五者，此肾俞。故水病下为胕肿大腹，上为喘呼不得卧者，标本俱病，故肺为喘呼，肾为水肿，肺为逆不得卧，分为相输俱受者，水气之所留也。伏兔上各二行、行五者，此肾之街也，三阴之所交结于脚也。踝上各一行、行六者，此肾脉之下行也，名曰太冲。凡五十七穴者，皆脏之阴络，水之所客也。"

（八）热俞

《素问·水热穴论》："帝曰：夫子言治热病五十九俞，余论其意，未能领别其处，愿闻其处，因闻其意。岐伯曰：头上五行、行五者，以越诸阳之热逆也。大杼、膺俞、缺盆、背俞，此八者，以泻胸中之热也。气街、三里、巨虚上下廉，此八者，以泻胃中之热也。云门、髃骨、委中、髓空，此八者，以泻四肢之热也。五脏俞傍五，此十者，以泻五脏之热也。凡此五十九穴者，皆热之左右也。"

（九）髓空

《素问·骨空论》："髓空在脑后三分，在颅际锐骨之下，一在龈基下，一在项后中复骨下，一在脊骨上空，在风府上。脊骨下空，在尻骨下空。数髓空在面挟鼻，或骨空在口下当两肩。两髆骨空，在髆中之阳。臂骨空在臂阳，去踝四寸两骨空之间。股骨上空在股阳，出上膝四寸。骺骨空在辅骨之上端。股际骨空在毛中动下。尻骨空在髀骨之后相去四寸。扁骨有渗理腠，无髓孔，易髓无空。"

（十）气穴

《素问·气穴论》："气穴三百六十五以应一岁，未知其所，愿卒闻之……脏俞五十穴，腑俞七十二穴，热俞五十九穴，水俞五十七穴。头上五行行五，五五二十五穴，中胂两傍各五，凡十穴。大椎上两傍各一，凡二穴。目瞳子浮白二穴。两髀厌分中二穴，犊鼻二穴，耳中多所闻二穴，眉本二穴，完骨二穴，项中央一穴，枕骨二穴，上关二穴，大迎二穴，下关二穴，天柱二穴，巨虚上下廉四穴，曲牙二穴，天突一穴，天府二穴，天牖二穴，扶突二穴，天窗二穴，肩解二穴，关元一穴，委阳二穴，肩贞二穴，喑门一穴，脐一穴，胸俞十二穴，背俞二穴，膺俞十二穴，分肉二穴，踝上横二穴，阴阳跷四穴，水俞在诸分，热俞在气穴，寒热俞在两骸厌中二穴，大禁二十五，在天府下五寸。凡三百六十五穴，针之所由行也。"

（十一）气府

《素问·气府论》："足太阳脉气所发者七十八穴，两眉头各一，入发至项三寸半，傍五，相去三寸，其浮气在皮中者凡五行，行五，五五二十五，项中大筋两傍各一，风府两傍各一，挟脊以下至尻尾二十一节，十五间各一，五脏之俞各五，六腑之俞各六，委中以下至足小指傍各六俞。

足少阳脉气所发者六十二穴，两角上各二，直目上发际内各五，耳前角上各一，耳前角下各一，锐发下各一，客主人各一，耳后陷中各一，下关各一，耳下牙车之后各一，缺盆各一，腋下三寸、胁下至胠八间各一，髀枢中傍各一，膝以下至足小指次指各六俞。

足阳明脉气所发者六十八穴，额颅发际傍各三，面鼽骨空各一，大迎之骨空各一，人迎各一，缺盆外骨空各一，膺中骨间各一，挟鸠尾之处、当乳下三寸、挟胃脘各五，挟脐广二寸各三，下脐二寸挟之各三，气街动脉各一，伏兔上各一，三里以下至足中指各八俞，分之所在穴空。

手太阳脉气所发者三十六穴，目内眦各一，目外眦各一，鼽骨下各一，耳廓上各一，耳中各一，巨骨穴各一，曲掖上骨穴各一，柱骨上陷者各一，上天窗四寸各一，肩解各一，肩解下三寸各一，肘以下至手小指本各六俞。

手阳明脉气所发者二十二穴，鼻空外廉、项上各二，大迎骨空各一，柱骨之会各一，髃骨之会各一，肘以下至手大指次指本各六俞。

手少阳脉气所发者三十二穴，鼽骨下各一，眉后各一，角上各一，下完骨后各一，项中足太阳之前各一，挟扶突各一，肩贞各一，肩贞下三寸分间各一，肘以下至手小指次指本各六俞。

督脉气所发者二十八穴，项中央二，发际后中八，面中三，大椎以下至尻尾及傍十五穴，至骶下凡二十一节脊椎法也。

任脉之气所发者二十八穴，喉中央二，膺中骨陷中各一，鸠尾下三寸、胃脘五寸、胃脘以下至横骨六寸半一，腹脉法也，下阴别一，目下各一，下唇一，龈交一。

冲脉气所发者二十二穴，挟鸠尾外各半寸至脐寸一，挟脐下傍各五分至横骨寸一，腹脉法也。

足少阴舌下、厥阴毛中急脉各一，手少阴各一，阴阳跷各一。手足诸鱼际脉气所发者，凡三百六十五穴也。"

（十二）四海

《灵枢·海论》："人亦有四海，十二经水。经水者，皆注于海。"

"人有髓海，有血海，有气海，有水谷之海。"

"胃者水谷之海，其输上在气街，下至三里。冲脉者，为十二经之海，其输上在于大杼，下出于巨虚之上下廉。膻中者，为气之海，其输上在于柱骨之上下，前在于人迎。脑为髓之海，其输上在于其盖，下在风府……气海有余，则气满胸中，悗息面赤；气海不足，则气少不足以言。血海有余，则常想其身大，怫然不知其所病；血海不足，亦常想其身小，狭然不知其所病。水谷之海有余，则腹满；水谷之海不足，则饥不受谷食。髓海有余，则轻劲多力，自过其度；髓海不足，则脑转耳鸣，胫酸眩冒，目无所见，懈怠安卧。"

（十三）四街

《灵枢·卫气》："胸气有街，腹气有街，头气有街，胫气有街。故气在头者，止之于脑。气在胸者，止之膺与背腧。气在腹者，止之背腧与冲脉于脐左右之动脉者。气在胫者，止之于气街与承山，踝上以下。取此者，用毫针，必先按而在久，应于手，乃刺而予之。所治者，头痛眩仆，腹痛中满暴胀，及有新积。痛可移者，易已也；积不痛，难已也。"

《灵枢·动输》："四街者，气之径路也。"

（十四）足三里穴

《灵枢·四时气》："着痹不去，久寒不已，卒取其三里。"

"肠中不便，取三里，盛泻之，虚补之。"

"腹中常鸣，气上冲胸，喘不能久立，邪在大肠，刺肓之原、巨虚上廉、三里。"

"善呕，呕有苦，长太息，心中憺憺，恐人将捕之；邪在胆，逆在胃，胆液泄则口苦，胃气逆则呕苦，故曰呕胆。取三里以下，胃气逆，则刺少阳血络以闭胆逆，却调其虚实以去其邪。"

"小腹痛肿，不得小便，邪在三焦，约取之太阳大络，视其络脉与厥阴小络结而血者，肿上及胃脘，取三里。"

《灵枢·五邪》："邪在脾胃，则病肌肉痛；阳气有余，阴气不足，则热中善饥，阳气不足，阴气有余，则寒中肠鸣腹痛；阴阳俱有余，若俱不足，则有寒有热，皆调于三里。"

腧

穴

篇

"邪在肝，则两胁中痛，寒中，恶血在内，行善掣节，时脚肿。取之行间，以引胁下，补三里以温胃中，取血脉以散恶血，取耳间青脉以去其掣。"

《灵枢·热病》："中有寒，取三里。"

《灵枢·九针十二原》："阴有阳疾者，取之下陵三里，正往无殆，气下乃止，不下复始也，疾高而内者，取之阴之陵泉，疾高而外者，取之阳之陵泉也。"

《灵枢·邪气脏腑病形》："胃病者，腹䐜胀，胃脘当心而痛，上肢两胁，膈咽不通，食饮不下，取之三里也。"

《素问·水热穴论》："气街、三里、巨虚上下廉此八者，以泻胃中之热也。"

《灵枢·玉版》："胃之所出气血者，经隧也，经隧者，五脏六腑之大络也。"

《灵枢·海论》："胃者水谷之海，其腧上在气街，下至三里。"

《灵枢·五乱》："气在于肠胃者，取之足太阴、阳明，不下者，取之三里。"

《灵枢·官能》："厥而寒甚，骨廉陷下，寒过于膝，下陵三里。"

《素问·刺腰痛》："阳明令人腰痛，不可以顾，顾如有见者，善悲，刺阳明于胻前三痏，上下和之出血，秋无见血。"

《素问·刺热》："脾热病者，先头重，颊痛，烦心，颜青，欲呕，身热，热争则腰痛不可用俯仰，腹满泄，两颔痛……刺足太阴阳明。

热病始于足胫者，刺足阳明而汗出止。"

《素问·刺疟》："足阳明之疟，令人先寒洒淅，洒淅寒甚，久乃热，热去汗出，喜见日月光火气，乃快然，刺足阳明跗上。"

（十五）背俞

《素问·长刺节论》："治寒热深专者，刺大脏，迫脏刺背俞也，刺之迫脏，脏会，腹中寒热去而止，与刺之要，发针而浅出血。"

《灵枢·背腧》："五脏之俞，出于背者……胸中大俞，在杼骨之端，肺俞在三椎之傍，心俞在五椎之傍，膈俞在七椎之傍，肝俞在九椎之傍，脾俞在十一椎之傍，肾俞在十四椎之傍，皆挟脊相去三寸所。"

（十六）选穴法

《素问·阴阳应象大论》："故善用针者，从阴引阳，从阳引阴，以右治左，以左治右。"

二、《难经》腧穴类编

（一）八会穴

《难经·四十五难》:"经言八会者,何也? 然:腑会太仓,脏会季胁,筋会阳陵泉,髓会绝骨,血会膈俞,骨会大杼,脉会太渊,气会三焦外一筋直两乳内也。热病在内者,取其会之气穴也。"

（二）五输穴

《难经·六十二难》:"脏井荥有五,腑独有六者,何谓也? 然:腑者,阳也。三焦行于诸阳,故置一俞,名曰。腑有六者,亦与三焦共一气也。"

《难经·六十三难》:"〈十变〉言,五脏六腑荥合,皆以井为始者,何也? 然:井者,东方春也,万物之始生,诸蚑行喘息,娟飞蠕动,当生之物,莫不以春生。故岁数始于春,日数始于甲,故以井为始也。"

《难经·六十四难》:"〈十变〉又言,阴井木,阳井金;阴荥火,阳荥水,阴俞土,阳俞木,阴经金,阳金火,阴合水,阳合土。阴阳皆不同,其意何也? 然:是刚柔之事也。阴井乙木,阳井庚金。阳井庚,庚者,乙之刚也;阴井乙,乙者,庚之柔也。乙为木,故言阴井木也;庚为金,故言阳井金也。余皆仿此。"

《难经·六十五难》:"经言所出为井,所入为合,其法奈何? 然:所出为井,井者,东方春也,万物之始生,故言所出为井也;所入为合,合者,北方冬也,阳气入脏,故言所入为合也。"

《难经·六十八难》曰:"五脏六腑,皆有井荥输经合,皆何所主? 然:经言所出为井,所流为荥,所注为输,所行为经,所入为合。井主心下满,荥主身热,输主体重节痛,经主喘咳寒热,合主逆气而泄。此五脏六腑其井荥输经合所主病也。"

（三）原穴

《难经·六十六难》:"经言肺之原出于太渊;心之原,出于大陵;肝之原,出于大冲;脾之原,出于太白;肾之原,出于太溪;少阴之原,出于兑骨;胆之原,出于丘墟;胃之原,出于冲阳;三焦之原,出于阳池;膀胱之原,出于京骨;大肠之原,出于合谷;小肠之原,出于腕骨,十二经皆以输为原者,何也? 然:五脏输者,三焦之所行,气之所留止也。三焦所行之输为原者,何也? 然:脐下肾间动气者,人之生命也,十二经之根本也,故名曰原。三焦者,原气之别使也，主通行三气，经历于五脏六腑。原者，三焦之尊号也，故所止辄为原。五脏六腑之有病者，皆取其原也。"

（四）俞募穴

《难经·六十七难》："五脏募皆在阴，而俞在阳者，何谓也？然：阴病行阳，阳病行阴，故令募在阴，俞在阳。"

在临床上经常可以见到一些针灸医生将针扎进穴位后，要么就加电，时间到了就出针，要么干脆什么手法都不做。这样的医生治病的疗效就可想而知了。靳老在针灸界名望如此之高，其中非常重要的一点就是他非常重视针灸的手法。他常教导我们："作为一个针灸医生，除了要打好坚实的理论基础，更要掌握好传统的和现代的针灸手法。"

针刺和艾灸是两种不同的治疗技术。凡是用金属针具刺入人体不同的穴位，并施行一定的刺激手法，以调整人体功能，提高机体抗病能力，达到防病治病目的的治疗方法，都叫做针刺法。凡是用艾绒搓成粒状或条状的艾炷或艾条，在穴位上或患处燃烧、熏灼，借温热的刺激以温通经络，调和气血，达到防病治病目的的治疗方法，都叫艾灸法。运用针灸疗法治疗各种疾病并不能用"针"或"灸"就能概括之。刺灸方法种类繁多，可结合临床实际情况，选用不同的刺灸方法，靳老最擅长的刺灸方法主要有毫针刺法、灸法、电针、经络注血疗法、穴位贴敷和洗浸疗法等。

刺灸方法篇

第七章　针刺法

一、传统毫针刺法

传统毫针刺法是用毫针刺入经穴以治疗疾病的方法。古代使用的针具有九种，称为"九针"。各种针的形状不同，使用方法和适应证亦异，包括针刺、按摩、外科手术和穿刺等，其中又以毫针为针刺疗法的主要工具。

（一）针刺九大要点

1. 要讲究毫针的选择

毫针在针灸临床上应用最广泛。现在所用毫针形状与古代毫针相同，是用不锈钢丝制成的，尖部锋利，另一端用铜丝缠绕，作为针柄。目前，国内外都生产毫针，无论哪里生产的毫针，每支针的结构均分针尾、针柄、针根、针身和针尖5部分。市面上有许多种毫针，有国产的、日本的、港台的，有一次性的、多次性的等等，但靳老最喜爱钢质好、富有弹性和韧性、结构完整、可多次性使用的品种，至于国外（也包括国内）所用的一次性毫针、"拍针"，质地细软，极易弯折或断针，既不利于持针、进针，又不利于行针，针感也差，故靳老不爱选用。

2. 要苦练指力

毫针细软而长，没有熟练的技巧是难以达到顺利进针、减少疼痛、提高疗效目的的，尤其是初学者，练针为学习必经的步骤。指力的练习是每一位施针者必需的。

初学者可用质地松软的纸，折叠成8cm长、5cm宽、2cm厚、周围用线扎紧的纸块；有一定基础者，可以硬纸壳作为练习的工具；也可选一块连皮的猪肉，放进锅内煮至皮硬，待冷却后用来练习指力。

练针时，可将针在纸块或棉团上进行捻转、提插、进针和出针。先练习短针，后练习长针。在纸块或硬纸壳上练习纯熟后，为了更好掌握针刺技术和体会针刺感觉，可在自己身上练习扎针，练好针刺操作的基本功，以提高针刺的疗效。

3. 要熟悉各种进针法

进针时，一般以右手拇、食、中三指持针，三指协同捻转，使针尖刺进皮肤，继续捻转刺入穴位的深层。持针的右手称为"刺手"。进针时，左手应压放在穴位周围的皮肤上，这样既可以使穴位固定，减轻疼痛，又可用以挟持毫针，使针体挺直，易于进针。压皮肤和挟持针的左手称为"押手"。

（1）指切进针法：此法是用左手拇指指甲垂直切押在穴位旁边，右手持针，紧贴指甲边缘，迅速将针刺入皮下，然后将针缓慢地刺进应达到的深度。此法适用于 1.5 寸以内的毫针进针。

（2）挟持进针法：先用酒精棉球包裹针体，露出针尖 1~2 分，用左手拇、食指挟持针体，对准穴位迅速压进穴位皮下，再以右手拇、食、中指捻转针柄，边捻边将针压进穴内。此法适用于较长的毫针进针。

（3）提捏进针法：用左手拇、食指捏起穴位所在的皮肤肌肉，右手持针，对准穴位捻转刺入。此法适用于针刺皮肤较厚、肌肉浅薄、又可以捏起的部位之穴位，如攒竹、印堂、地仓穴等。

（4）舒张进针法：先把左手拇、食指分开，押在穴位周围，将穴位附近皮肤撑开，绷紧皮肤，右手持针，边捻边插，将针刺入穴内。此法适用于针刺皮肤松弛的腹部，或有皱纹的腘窝部的穴位。

（5）捻转进针法：用右手拇、食、中指持着针柄，将针垂直放于穴位上，轻轻用力捻转，捻转角度要小（30°~45° 以内），边捻边压，将针捻入穴内。适用于 1.5 寸毫针的进针。该法是靳老最善于使用的方法。

（6）速刺进针法：用右手拇、食指挟持针身，露出针尖 1~2 分，对准穴位，像肌内注射一样，快速将针尖刺进皮下，然后再用左手拇、食指挟持针身，右手持针柄，边捻边插，将针刺进穴位深部。此法适用于长针的进针。

4. 针刺时要选择适当的体位

为了便于操作，准确取穴，使患者舒适持久，避免晕针、弯针、滞针、断针等意外的发生，保证治疗的顺利进行，就必须选择适宜的体位。

选择体位，是按针灸部位的不同而决定的。为了减少患者反复转换位置的麻烦，以选择一次能进完针的体位为好。第一次扎针的患者，应尽量选择卧位，以免发生晕针。

（1）卧位

① 仰卧位：适用于针刺面部、颈部、胸部、腹部、上肢掌侧、下肢前侧、足背的穴位。如将两上肢屈于胸前，可以针刺上肢掌侧和背侧穴位。如将两膝屈曲时，可针刺膝部和会阴部穴位。

②俯卧位：适用于针刺后头部、后颈部、肩部、背部、腰部、骶部、臀部、下肢后侧、足底部的穴位。如将上肢屈曲，置于头顶附近，可针刺上肢掌侧和背侧穴位。

③侧卧位：适用于针刺头面部、胸部、腹部、下肢等两侧的穴位。如将髋部屈曲，可针刺臀部环跳穴。

（2）坐位

①仰靠坐位：适用于前头部和面部前颈区的穴位，当取仰靠坐位时，如果将两上肢置于台上适宜高度，或伸直肘关节掌面向上，或屈曲肘关节掌面向上或向下，或呈拱拳状时，可针刺上肢诸穴。

②俯伏坐位：适用于针刺后头、项和背部穴位。上肢取穴与仰靠坐位相同。

③侧伏坐位：适用于针刺颞侧头部诸穴。上肢取穴与仰靠坐位相同。

5. 要注意进针的速度

许多医生或学生都喜欢快速入针，或飞针，看起来好像很"潇洒"，靳老却反对这样："毫针的针柄是专门为持针所设，将持针的部分搞到针身上去了，成何体统？"慢慢地进针，患者的针感特别的强，而没有任何不适感。为什么呢？因为针刺是很讲究针感和得气的，《灵枢经》说过："用针之类，在于调气"，"刺之要，气至而有效。"《标幽赋》说："气速至而效速，气迟至而不治。"都说明针刺必须要得气，得气与否直接影响治疗的效果。所以靳老在针刺时非常注重针感和得气。如果快速入针，尤其是"飞针"，一般都很难控制得很准确，"飞"十次很难十次都"飞"中同一地方，穴位不准，又何来的疗效呢？另外，快速入针，虽然能减轻患者的痛苦，但对针感和得气反而帮助不大，患者甚至没有针感，因而治疗的效果就不会好。如果缓慢入针，取穴点就能保证非常精确，患者的注意力（事实就是患者的"气"）集中在穴点上，同时，医生的注意力（医生的"气"）也集中在针尖上，两气相合，针感一定会好，因此，也就容易得气。古人就非常重视针刺时必须集中精神，专心入针。《灵枢经》说："经气已至，慎守勿失，深浅在志，远近若一，如临深渊，手如握虎，神无营于众物。"又说："持针之道，坚者为宝，正指直刺，无针左右，神在秋毫。"这就是为什么靳老要慢慢入针的道理。

当然，也不能千篇一律、一成不变，要根据临床的具体情况，对特别怕疼和易晕针的患者，也是可以采用快速入针的方法的。

6. 要掌握各种针刺的角度

针刺的角度是指进针时针身与皮肤表面所构成的夹角，它是根据针刺部位皮肤的厚薄、穴位和脏腑的关系而决定的。针刺角度的大小是保证针刺疗效和防止意外事故发生的重要环节。常用的针刺角度有直针、斜针、平针 3 种。

（1）直针：即针身与皮肤表面成直角刺入穴位。此法常用于针刺肌肉较丰厚的四肢、腰、臀、腹部的穴位。

（2）斜针：即针身与皮肤表面约成 45° 角斜刺。此法适用于针刺皮肉较浅薄的胸、背部的穴位。

（3）平针：即针身与皮肤表面约成 15° 角刺入穴内。此法常用于针刺皮肉浅薄的头、胸部穴位。

7. 要掌握行针方法和留针时间

行针是进针后为了增强刺激量而采取的操作方法。常用的行针基本手法有提插法、捻转法。此外，还有属于行针时的辅助手法如刮柄法、弹动法、震颤法等。

（1）提插法：进针后将针从浅层插向深层，再从深层提至浅层，这种将针反复上提下插的方法称为提插法。提插的幅度越大，频率越快，刺激量就越大；反之，提插的幅度越小，频率越慢，刺激量就越小。

（2）捻转法：进针后将针左右回旋捻转，称为捻转法。捻转的角度越大，频率越快，刺激量就越大；反之，捻转的角度越小，频率越慢，刺激量就越小。

（3）刮柄法：以右手拇指紧压针柄顶端，用食指指甲上下刮动针柄以增强刺激。

（4）弹针法：以手指轻弹针柄，使针身轻震动，以激发针感。

（5）震颤法：用拇、食、中三指挟持针柄，以极小的幅度、较快的频率进行提插捻转，使针身震颤，以行气。

留针是指进针后，针体留在穴内，以利于继续行针，加强刺激。临床上留针时间多为 5~20 分钟。留针期间，应每隔数分钟行针 1 次。对疼痛、痉挛和顽固、危重的疾病，留针时间可以适当延长，待病情改善后才出针。

8. 要力求得气

当针刺进穴位运针后，出现酸麻、胀重感觉，称为得气。得气与否是治疗成败的关键。一般来说，运针得气迅速，疗效较好；运针得气缓慢，疗效较差；如运针不得气，可能无效。《灵枢·九针十二原》说："刺之要，气至而有效。"《金针赋》说："气速效速，气迟效迟。"指出了针刺得气与疗效有密切关系。运针得气后，除了患者有酸麻、胀重的感觉外，操作者也可用针下沉紧或针下空虚的感觉来判断。《标幽赋》指出："轻、滑、慢而未来，沉、涩、紧而已至。"又说："气之至也，若鱼吞钩饵之浮沉，气未至也，似闲处幽堂之深邃。"描述了运针得气时，操作者指下会有沉紧感觉；运针未得气时，操作者指下的感觉是空虚的。

当取穴不准确，或针刺角度有偏差，或针未达到应有深度，或患者的正气虚弱、经气不足、感觉迟钝时，都可以影响得气。如针刺后没有得气反应，可以将针在穴位的前后左右上下提插，或用手指沿着经脉按压循切，以催运经气。一般经过上述处理，多数患者都可以得气。

9. 要认真对待出针

针刺的最后阶段是将针拔出。出针时，先将左手拇、食指分开，轻按于针周围皮肤，右手持针柄，轻微捻转，并缓慢将针提至皮下，然后迅速拔出。为了防止出血，可用干棉球按压针孔。出完针后，应检查针数，以免遗漏，造成不良影响。在四肢部位的针有时因伸屈或扭转引起滞针，应小心地退针；头部的针因头发长（尤其是女性患者）而较易漏针，或不易发现出血，较简单的办法是待出针后以手掌将头摸一遍，如有漏针会马上摸到，如有出血也能及时发现。出针方法有补泻的不同，将详述于后。

（二）针刺的补泻手法

"仅仅会扎针却不会或不使用针刺的补泻手法的医生是不合格的医生，更不用说是针灸医生了！"靳老在针灸界享有如此高的名誉，其原因之一就是特别注重针刺的补泻手法，他将针刺的补泻手法归纳为以下几个方面。

1.《内经》补泻手法

《内经》针刺补泻非常强调"候气"，认为"刺之要，气至而有效"，而候气部位因补泻而异，"当补之时，从卫取气；当泻之时，从荣置气"。

（1）疾徐补泻：疾徐补泻作用广泛，为各种手法的基础。《灵枢·九针十二原》说："徐而疾则实，疾而徐则虚，言实与虚，若有若无，察后与先，若存若亡，为虚为实，若得若失。"

[原则] 慢进快出为补，快进慢出为泻。

[操作] 补法：针刺入皮后在卫部（表浅处）候气，得气后三进一退。泻法：针刺入皮后在营部（深处）候气，得气后一进三退。

[用途] 补法广泛适用于虚证、寒证、阴证；泻法广泛适用于实证、热证、阳证。

（2）呼吸补泻：《素问·离合真邪论》说泻法是"吸则内针""候呼引针，呼尽乃去"，补法是"呼尽内针""候吸引针"。

[原则] 呼气时，胸腹下陷进针，吸气时，胸腹上起时出针为补。吸气时胸腹上起进针，呼气时，胸腹下陷退针为泻。

［操作］补法：呼气时进针，吸气时退针。泻法：吸气时进针，呼气时退针。

［用途］常用于躯干部经穴的补泻。

（3）迎随补泻：《灵枢·九针十二原》说："迎而夺之，恶得无虚，追而济之，恶得无实。"

［原则］顺经斜刺为补，逆经斜刺为泻。

［操作］泻法是逆着经脉循行方向斜针；补法是顺着经脉循行方向斜针。

［用途］补法用于虚证，泻法用于实证，亦常用于驱使经气循针尖指向运行，是后世"飞经走气"手法的基础。

（4）捻转补泻：《灵枢·官能》说补法用"微旋而徐推之"，泻法用"切而转之"。《素问·离合真邪论》说泻法用"吸则转针"。

［原则］捻转角度小、频率慢为补；捻转角度大、频率快为泻。

［操作］补法：捻转角度为30°~90°，频率宜慢，每分钟100~120次。泻法：捻转角度为90°~180°，频率稍快，每分钟150~200次。

若做较大幅度的捻转时，须防止组织纤维缠绕针体而产生疼痛。如发生这种情况，将针轻提插几下即可解决。

［用途］本法适用于头面、躯干、四肢等部位，故应用较广。补法用于虚、寒和阴证，泻法用于实、热和阳证。捻转补泻用途广泛，为后世各种补泻手法的基础。

（5）开合补泻：《灵枢·九针十二原》说："泻曰必持内之，放而出之，排阳得针，邪气得泄，按而引针，是谓内温，血不得散，气不得出也。补曰随之，随之，意若妄之，若行若按，如蚊虻止，如留如还，去如弦绝，令左属右，其气故止，外门已闭，中气乃实。"

［原则］出针时压闭针孔为补，出针时摇大其孔、不闭针孔为泻。

［操作］补法：出针时以指压针孔。泻法：出针时不压针孔。

［用途］为各种补泻手法出针时的补泻手法。

（6）导气同精法：《灵枢·五乱》说："徐入徐出，谓之导气，补泻无形，谓之同精。"

［原则］慢进慢退，不补不泻。

［操作］得气后三进三退。

［用途］常用于虚实证候不明显、功能紊乱、阴阳失调病证。

（7）刺痹法：《灵枢·经筋》说："燔针劫刺，以知为数，以痛为输。"

［原则］针刺后以有酸麻胀痛的感觉为效应标准。

［操作］进针后捻转提插，待患者有酸麻胀痛感觉为度。

［用途］本法多用于各类痛证的治疗。

2.明代补泻、行针及专用手法

（1）补泻手法

1）烧山火法

《针灸大成》："烧山火，能除寒，三进一退热涌涌，鼻吸气一口，呵五口。""烧山之火能除寒，一退三飞病自安，始是五分终一寸，三番出入慢提看。"

《金针赋》："烧山火治顽麻冷痹，先浅后深，用九阳而三进三退，慢提紧按，热至，紧闭插针，除寒之有准。"

［作用］补正气。

［主治］寒证、虚证、阴证。

［操作方法之一］①随呼气进针至浅层的天部；②令患者用鼻吸气1口；③在天部作三进一退，提插3次，用紧按慢提指力；④向左捻针9次，并将针进入人部；⑤在人部作三进一退，提插3次，用重按轻提指力；⑥向左捻针9次，并将针进入地部；⑦在地部作三进一退，提插3次；⑧令患者用口呼气5口，并将针缓缓从地部提出至天部，稍停后，重复操作如前。要求针后应有针下热感为度。

［操作方法之二］在天、人、地三部，每部行三进一退提插9次。

［操作方法之三］在天、人、地三部，每部行直进直退，连续提插9次。

2）透天凉法

《针灸大成》："透天凉，能除热，三退一进冷冰冰，口吸气一口，鼻出五口。"

《金针赋》："透天凉治肌热骨蒸，先深后浅，用六阴而三出三入，紧提慢按，寒至徐徐举针；退热之可凭，皆细细搓之，退热准绳。"

［作用］泻邪热。

［主治］热证、实证、阳证。

［操作方法之一］①进针至经穴较深部（地部）；②令患者用口吸气1口；③用一进三退，提插3次，用轻按重提力；④向右捻6次，并将针进入人部中层；⑤用一进三退，提插3次，用轻按重提指力；⑥向右捻6次，并将针进入天部浅层；⑦用一进三退，提插3次，轻按重提力；⑧用鼻呼气5口，慢慢将针插回地部深层。要求针后有针下凉的感觉为度。

［操作方法之二］在地、人、天三部，每部行一进三退提插6次。

［操作方法之二］在地、人、天三部直进、直退、连续提插6次。

3）阳中隐阴

《针灸大成》："阳中隐阴，能治先寒后热，浅而深。""阳中隐个阴，先寒后热人，五分阳九数，一寸六阴行。"

《金针赋》："阳中隐阴，先寒后热，自浅而深，以九六之法，先补后泻也。"

［作用］先补后泻。

［主治］先寒后热，虚中夹实。

［操作方法之一］①进针天部浅层；②向左捻转9次；③插针入地部深层；④向右捻针6次；⑤提回天部浅层，以便重复操作如前。

［操作方法之二］在天层捻针后再行三进一退，进入深层捻针后再行一进三退。

4）阴中隐阳

《针灸大成》："阴中隐阳，能治先热后寒，深而浅。"

《金针赋》："阴中隐阳，先热后寒，自深而浅，以六九之方，则先泻后补也。补者直须热至，泻者务待寒侵，犹如搓线，慢慢转针，法在浅则用浅，法在深则用深，二者不可兼而紊乱也。"

［作用］先泻后补。

［主治］先热后寒，实中夹虚。

［操作方法之一］①进针营部深层；②向右捻针6次；③将针提至卫部浅层；④向左捻针6次；⑤将针插至营部，以便重复操作如前。

［操作方法之二］在营部深捻针后行一进三退，再在卫部浅层捻针后行三进一退。

5）子午前后交经法

《梓岐风谷飞经走气撮要金针赋》："男子者，大指进前左转，呼之为补，退后右转，吸之为泻。提针为热，插为寒。女子者，大指退后右转，吸之为补，进前左转呼之为泻。插针为热，提针为寒，左与右有异，胸与背不同，午前者如此，午后者反之。"

［作用］补、泻。

［主治］虚证、寒证或实证、热证。

［操作］①由子时至午时（夜11时至次日午1时）这段时间内做。进针后男子向左捻转为补，向右捻转为泻，女子与男子相反之；②由午时至子时（中午11时至夜1时）这段时间内，进针后，男子向右捻针为补，向左捻针为泻。女子与男子相反之。

（2）行针手法

1）苍龙摆尾法

《针灸大成》："苍龙摆尾行关节，回拨将针慢慢扶，一似江中舡上舵，周身遍体气流普。""苍龙摆尾气交流，气血夺来遍体周，任君体有万般症，一插须交疾病休。"

《金针赋》："青龙摆尾，如扶船舵，不进不退，一左一右，慢慢拨动。"

［作用］补法推动经气运行。

［主治］虚证。

［操作］①进针得气后，先行补法；②补法完后，将针尖朝向病所，并扳倒针柄；③随即将针缓慢地左右摆动，如扶舵之状，使经气循经流至病所。

2）白虎摇头法（又名赤凤迎源法）

《针灸大成》："针似舡中之槽，犹如赤凤摇头，辨别迎随逆顺，不可违理胡求。""凡下针得气，如要使之上，须关其下，要下，须关其上。"

《金针赋》："白虎摇头，似乎摇铃，退方进圆，兼之左右摇而振之。"

［作用］泻法通经走气。

［主治］实证。

［操作］①进针得气后，先行泻法；②泻法完后，以拇食两指扶持针柄，垂直用较快速度左右摇动；③若要经气向前行，在左右摇动时，用左手按住穴后的经脉；要经气向后行，用左手按住穴前的经脉。

3）五脏交经手法

《针灸大成》："五脏交经须气溢，候他气血散宣时，苍龙摇尾东西拨，定穴五行君记之。""凡下针之时，气行至溢，须要候气血宣散，乃施苍龙左右拨之可也。""五行定穴分经络，如船解缆自通亨，必须针头分造化，须交气血自纵横。"

［作用］运行气血。

［主治］脏腑气血瘀滞。

［操作］①先按本经五输穴的五行属性，用"虚则补其母，实则泻其子"的配穴方法选穴；②进针后，待针下气沉紧，即将针尖朝向脏腑方向扳倒针体；③将针柄向左右摇动，驱使经气至脏腑。

按语：此法与苍龙摆尾的操作法相同，其区别之处在于五脏交经要先按补母泻子法取穴进行补泻，然后扳倒针体，针尖是朝向患病脏腑，苍龙摆尾则不单指向脏腑，而朝向任何生病的部位。本法主要用于宣通脏腑气血瘀滞。

4）龙虎升降手法

《针灸大成》："凡用针之法，先以右手大拇指向前，捻之入穴，后以左手大拇指向前捻，经络得气行，转其针向左向右，引起阳气，接而提之，其气自行，如气满，更依前法再施。""龙虎升腾捻妙法，气行上下合交迁，依师口诀分明说，目下交君疾病痊。"

［作用］通行经气。

［主治］经络气血凝滞。

［操作］①先进针至天部浅层，以右手拇指向前捻针，并用慢按紧提指力，将针进入地部深层；②以左手拇指向前捻针（或用原来右手拇指退后捻针亦可），并用紧按慢提指力，将针提至天部浅层；③反复推捻深层，退捻出浅层操作，其气自行。

5）苍龟探穴手法

《金针赋》："苍龟探穴，如入土之象，一退三进，钻剔四方。"

［作用］输布经气。

［主治］经气郁滞。

［操作］①进针后扳倒针柄，针尖向前（上）、后（下）、左、右四个方向斜刺，每个方向都用三进一退行针；②针刺的次序是先上后下、先左后右、先浅后深。

6）通关交经手法

《针灸大成》："通关交经，苍龙摆尾，赤凤摇头，补泻得理。先用苍龙摆尾，后用赤凤摇头，运入关节之中，后以补则用补中手法，泻则用泻中手法，使气于其经便交。""先用苍龙来摆尾，后用赤凤以摇头，再行上下入指法，关节宣通气自流。"

［作用］通关节气血。

［主治］关节疾病。

［操作］①进针后，先用苍龙摆尾法，即扳倒针体，针尖朝向患病关节，将针左右摆动使气至关节，以通关节之气；②随后用白虎摇头法，即用拇食二指夹持针柄，垂直针体，以较快速左右摇动，以运行关节之血；③最后根据虚实，进行补或泻手法。

7）关节交经手法

《针灸大成》："关节交经，气至关节，立起针来，施中气法。""关节交经莫大功，必令气走纳经中，手法运之三五度，须知其气自然通。"

［作用］使经气纳入关节之中。

［主治］关节诸疾。

［操作］①进针使经气至关节；②扳倒针体，针尖朝向患部；③如上行针数次后出针。

（3）不同疾病的专用手法

1）运气法

《针灸大成》："运气用纯阴，气来便倒针，令人吸五口，疼痛病除根。"

［作用］通经活络，行气止痛。

［主治］一般痛证。

［操作］①进针后，先向右捻针6次，使针下经气饱满；②将针尖朝病痛的方向，并扳倒针柄；③令患者连续吸气5口，以助气行至患部；④若疼痛未除，可反复操作数次，务使邪气泻尽，经脉气血畅通，疼痛自止。

2）龙虎交战法

《针灸大成》："龙虎交争战，虎龙左右施，阴阳互相隐，九六住疼时。""青龙左转九阳宫，白虎右旋六阴通，反复玄机随法取，消息阴阳九六中。"

［作用］疏通经脉，行气止痛。

［主治］各种疼痛。

［操作］①进针天部浅层，先向左捻针9次，后向右捻针6次；②继续将针进入人部，先向左捻针9次，后向右捻针6次；③再将针进入地部深层，先向左捻针9次，后向右捻针6次；④将针提回天部，以便反复施治，至痛止为度。

3）提气法

《针灸大成》："提气从阴微捻提，冷麻之症一时除。""提气从阴六数同，堪除顽痹有奇功，欲知奥妙先师诀，取次机关一掌中。"

［作用］补正祛邪，调和营卫。

［主治］四肢皮肤不温、麻木不仁。

［操作］①将针先插入营分或地部；②向右捻针6次；③随即将针轻轻提高2~3分，让针下经气聚集。

4）留气法

《针灸大成》："留气运针先七分，纯阴得气十分深，伸时用九提时六，癥瘕消痞气均匀。"

［作用］温通阳气，消瘀散结。

［主治］疝癖癥瘕。

［操作］①将针刺入7分深的浅层，向左捻针9次，捻转时针要紧按慢提地上下移动；②待针下沉紧时，将针插进1寸深处；③在深层向右捻针6次，捻转浅时针要慢按紧提地上下移动；④将针轻轻提回原来7分浅层之处，以便继续深行针。

5）中气法

《针灸大成》："中气法，能除积，先直后卧，泻之。""凡用针之时，先行运气之法，或阳或阴，便卧其针，向外至疼痛立起其针，不与纳气回也。""中气虽知运气同，一般运化两般功，手中运气叮咛使，妙理玄机起疲癃。""若关节阻涩气不过者，以龙虎龟凤通经接气，大段之法，驱而运之，仍以循摄切摩，无不应矣，又按摩屈伸，导引之法而行。"

[作用] 行气导滞，除积散满。

[主治] 积聚。

[操作] 中气法与运气法的操作相同，其区别之处在于当患者感觉经气已到病所，便立即出针，不使前行之气倒回。具体方法：①进针后，先向右捻针 6 次（或按阴数捻至 36 次）；②待经气满，迅速将针尖朝向积聚疼痛部位扳倒针柄；③令患者吸气 5 口，以促使经气行达病所，便立即出针。

按语： 此法的关键在于驱使经气到达病所，因此如气不行，可同时用指循经按摩摄切，催气运行。

6）子午捣臼法

《针灸大成》："子午捣臼，上下行针，九入六出，左右不停。"

《金针赋》："九入六出，左右转之，千遭自平。""水蛊膈气，落穴之后，调气均匀，针行上下，九入六出，左右转之，千遭自平。"

[作用] 补阳气，消阴邪。

[主治] 水蛊膈气。

[操作] ①进针天部浅层，得气后将针提插捻转 81 次；②将针进入人部，仍提插捻转 81 次；③将针进入地部，又提插捻转 81 次；④将针提至天部，提插捻转 36 次；⑤将针插至人部，提插捻转 36 次；⑥将针插至地部，提插捻转 36 次；⑦依上面的次序，反复行针 3 次后出针。

二、现代毫针刺法

现代针刺手法是以神经反射理论为依据的。神经的兴奋或抑制与刺激的强度、刺激的时间，以及机体的功能状态有密切关系。因此，现代针刺手法以针刺强弱、留针时间长短来区别针刺的性质，并以针刺必须有"酸、麻、胀、重"的神经感觉为标准，与传统补泻法以"补则针下热，泻则针下凉"为标准的经络气血盛衰感应不同。

（一）进针

进针目的是使针刺入皮肤肌肉内，以便行针。进针方法虽然有很多种，但必须以尽量减少针刺疼痛为原则。

1. 指切进针法

[适用] 肌肉一般丰厚部位的进针。

［操作］用左手拇指指甲垂直切压在穴位旁边，右手持针，顺着指甲面刺入。

2.夹持进针法（刺入捻转法）

［适用］肌肉丰厚的部位，如环跳穴等。

［操作］用消毒棉球或酒精棉球包裹针体下端，露出针尖1~2分，先用右手拇食指夹持，在穴位上迅速压入，针尖通过皮肤后，继用左手拇食指夹持棉球，右手捻转针柄，将针捻进穴内。

3.捻转进针法

［适用］深部与浅部的进针。

［操作］右手拇、食、中三指夹持针柄，手指不要接触针体，轻放于经穴上，然后将食指和拇指互相推前退后捻动针柄，在捻转时适当用力下压，边压边捻，至针体能直立固定、有酸麻感觉为止。捻转时医生应集中精神运用腕力和指力到针上，并注意针体垂直，不要弯曲，转动角度应小于90°，以减少施针时的疼痛。

4.快速刺入法

［适用］小儿或针刺浅表末梢部位。

［操作］针刺前先用左手将患者应刺部位固定，然后用右手持短毫针或三棱针迅速刺入穴内，一般约进2分深后，稍加捻转便立即出针。

5.提捏进针法

［适用］皮肤松弛、肌肉浅薄部位。

［操作］左手拇、食指将穴位上的皮肤捏起，右手持针，从捏起皮肤的穴位刺入。

6.舒张进针法

［适用］肌肉较丰富和皮肤松弛部位。

［操作］左手拇、食指把要针刺部位的皮肤向外舒张，使皮肤绷紧，右手持针，从绷紧的穴位刺入。

（二）退针

退针包括捣针时提插的退针与针刺完后将针退出体外。

1.捣动出针法

［适用］兴奋法和速刺法的出针。

［操作］即在出针时，先加以轻微捣动刺激，然后将针提高拔出。

2.平静出针法

［适用］抑制法的出针。

［操作］退针时不加捣动，将针轻轻提高拔出，对较深的部位可提一提、停一停，缓慢地将针退出，不要在经穴上加以刺激。

（三）捻针

［适用］进针时的捻入和出针时的捻出，及进行手法时的刺激方式。要注意用力均匀，不要朝同一方向持续捻转。

［操作］用拇、食指夹持针柄，并互相向前退后转动。

其刺激因捻转角度和频率而不同：捻转角度大，超过90°角，频率快，则刺激强，反之捻转角度小，不超过90°角，频率慢，其刺激弱。

（四）捣针（雀啄术）

［适用］加强针感和起抑制作用的手法（对老弱患者要防止刺激过强而致其晕针）。

［操作］将已固定于经穴上的毫针用食、拇指挟持，并朝上下方向提上与插下。

其刺激亦因用力大小与频率疏密而异。

（五）留针（卧针）

［适用］镇静、止痛以及留待以后的行针。

［操作］将插在穴位上的针静置不动。目的是用于镇静与留待下一次捻针或捣针，减少再次进针的疼痛和麻烦，所以留针可以补行针之不足。可根据治疗目的而决定留针时间的长短：兴奋法的留针时间宜短（5~10分钟），抑制法的留针时间宜长（15~30分钟），顽疾的留针时间更长些。留针时要叮嘱患者不要随便移动体位，并随时向医生报告异常或不适的感觉，切忌自己移动体位。

（六）针刺治疗之抑制法和兴奋法

1. 抑制法

［适用］功能过度兴奋和功能亢进性的病症，如疼痛、痉挛、腹泻、高血压、发热、脉洪数等。

［操作］进针后得到适当针感，则给予较强的捻转，留针时间稍长（15~30分钟）。相当于重刺激手法。

2. 兴奋法

［适用］功能衰弱和退行性病症，如麻木、瘫痪、自汗、体温低、昏迷、便

秘、脉弱等。

[操作]进针后得到适当针感，则给予轻微的捻转，留针时间稍短（5~10 分钟）。相当于轻刺激手法。

（七）针刺治疗的轻、中、重度手法

针刺时通过提插强度与捻转角度的大小、留针时间的长短来区别刺激的强弱。同时还要依据患者的体质、病情的需要与针刺的反应等做适当的调节，即同一手法，在不同的机体条件下就会有不同的反应结果。

1. 轻刺激手法（弱刺激法）

[适用]功能减弱、退行性疾病、体质虚弱。

[操作]进针后轻轻提插、捻转，找到酸、麻、胀、痹的感觉后，再将针左右捻转提插，捻转以 90° 为宜，提插幅度较小，以后每隔 5 分钟捻转提插 1 次，共 3~4 次。出针后用拇指迅速压在经穴上。

2. 重刺激手法（强刺激手法）

[适用]功能过度兴奋和进行性疾病。

[操作]进针后轻提插捻转，找到酸、麻、胀、痹的针感后，将针左右捻转提插。捻转角度为 180°~360°，提插幅度也较大，以后再隔 5 分钟捻转 1 次，出针后不用手按针孔。

3. 中刺激手法

介于重刺激与轻刺激手法之间，适用于病情轻、衰退与亢进都不明显及体质一般的患者。

三、历代针刺的辅助手法

辅助手法是指针刺操作中，用以减轻进针疼痛、加强针感、催动经气、提高针刺效应的一种方法。

（一）揣法

《针灸大成·三衢杨氏补泻》："揣而寻之，凡点穴，以手揣摸其处，在阳部筋骨之侧，陷者为真，在阴部郄腘之间，动脉相应。"

[作用]确定穴位的准确位置。

[操作]用拇指或食指按压穴位。

（二）爪法

《针灸聚英》："爪者，凡下针用手指作力，置针有准也。"《素问·离合真邪论》："抓而下之。"

［作用］减轻进针的疼痛，避开血管。

［操作］用左手拇指指甲压掐穴位，以便右手持针，沿甲边刺入叫爪法。

（三）搓法

《针灸大成·三衢杨氏补泻》："搓而转者，如搓线之状，勿转太紧。"《针灸聚英》："凡令病人觉热，向外卧针似搓线之状，勿转太紧，治寒而里，卧针前转法，以为搓也。"

［作用］加强与扩散针感的作用。

［操作］用拇指、食指夹持针柄，将针向一个方向捻转。

［注意］转针角度不可过大，以免引起疼痛与滞针。

（四）弹法

《针灸大成》："如气不行，将针轻轻弹之，使气速行。"《针灸聚英》："弹者，凡补时用指甲轻弹针，使气疾行也。如泻不可用。"

［作用］加强针感。有加强补的作用。

［操作］用手指弹动针柄，使针体震动。

（五）摇法

《针灸问对》："凡下针时，如气不行，将针摇之，如摇铃之状，动而振之。"《针灸聚英》："凡泻时欲出针，必须动摇而后出。"

［作用］增强针感。出针前有加强泻的作用。

［操作］用拇、食指挟针，往复摇摆。

（六）扪法

《针灸问对》："补时出针，用手指掩闭其穴，无令气泄，故曰扪，以养气。"《针灸聚英》："凡补者出针时，用手扪闭其穴也。"

［作用］使肌肤舒缓，防止出针后出血及补法出针之用。

［操作］用手指在出针穴位上按压。在补法中常用。

（七）循法

《针灸大成·三衢杨氏补泻》："循而通之。"《针灸聚英》："循者，凡下针部分经络之处，用手上下循之，使气血往来。"

［作用］促使气血运行。

［操作］用拇指在穴位或穴位周围顺经脉循行加以轻柔地按摩。

（八）摄法

《针灸问对》："下针之时，气或涩滞，用大指、食指、中指三指甲，于所属经分来往摄之，使气血流行，故曰摄以行气。"《针灸聚英》："摄者，下针时得气涩滞，随经络上，用大指甲上下切，其气血自得通行也。"

［作用］促使气血运行和防止滞针。

［操作］用指甲在穴位上沿经络来回进行按掐。

（九）切法

《针灸问对》："凡欲下针之时，用左手大指甲于穴旁上下左右四角掐而动之，如刀切割之状，令气血宣散。"《针灸聚英》："凡下针必先用大指甲左右于穴切之，令气血宣散，然后下针，是不使伤于荣卫也。"

［作用］减轻进针时的疼痛和防止刺伤血管。

［操作］用指甲压掐穴位周围。

（十）插（擗）皮法

《灵枢·邪客》："擗皮开腠理。""因其分肉，左别其肤，微内而徐端之，适神不散，邪气得去。"

［作用］为便于进针，消除患者恐慌心理。

［操作］用手指按压并撑开穴上皮肤。

（十一）进法

《针灸问对》："下针后，气不至，男左女右，转而进之。""进以助气。"《针灸聚英》："凡不得气，男外女内者，及春夏秋冬，各有进退之理。"

［作用］加深针刺的深度，增强针感。

［操作］将针在皮内由浅及深地刺入或捻入。

（十二）退法

《针灸大成·三衢杨氏补泻》：“欲退之际，一部一部以针缓缓而退也。”《针灸聚英》：“退者，为补泻欲出针时，各先退针一豆许，然后却留针，方可出之。”

［作用］加强针刺感应以及用于疾徐补泻与提插补泻手法的退出。

［操作］将针由深向浅上提。

（十三）按法

《医学入门》：“欲气前行，按之在后；欲气后行，按之在前。”《针灸聚英》：“按者，以手按针，无得进退，如按切之状。”

［作用］减轻进针时的疼痛和用于出针后防止出血，又是开阖补泻中的补法，可加强行针时针感的定向传导。

［操作］用指压穴位。

（十四）关法

［作用］控制针感的传导方向。

［操作］用手指按压，以控制针感传导方向。得气后，若要针感向上传导，则按在穴位的下方向上用力；反之，针感向下传导。

（十五）推法

《素问·离合真邪论》：“推而按之”，“推阖其门。”

［作用］减轻针刺疼痛和促使针感传导。

［操作］用手指推按压穴位。

（十六）引法

《素问·离合真邪论》：“候呼引针……外引其门（穴）。”

［作用］方便、安全地退针。

［操作］出针时，先用手指将针轻轻捻提，然后将针退出。

（十七）撅法

《针灸大成》：“催气针沉，行九阳之数，捻九撅九。”

［作用］为气来缓慢之虚证患者催动经气。

［操作］用指微微将针上下提插九次，边捻边提插，力度宜轻。

（十八）游针法

《素问·气穴论》："气穴之处，游针之居。"

[作用]让经气在针上出入于经隧之中。

[操作]用拇、食、中指挟持针，微轻高提豆许。

（十九）飞针法

《神应经》："用食指连搓三下，谓之飞。"《针灸问对》："以大指连搓三下，谓之飞。将针深进一二分，轻提针头转回左边，谓之一进三飞。"

[作用]增强针感，催使针感传导。

[操作]用拇、食二指持针做单向捻动，每捻一次，放开手指一次，一搓一放，如鸟展翅高飞之状。

（二十）摆法

[作用]增强针感，使针感放散。

[操作]捏持针柄，以针孔部位为支点，使针往复摆动。

（二十一）动法

《针灸聚英》："动者，如气不行，将针伸提而已。"

[作用]微动针尖，使经气循经移动。

[操作]用拇、食、中三指将针做轻微的提插、捻转。

（二十二）盘法

《针灸问对》："如针腹部软肉去处，只用盘法……其盘法如循环之状。""每次盘时，各须运转5次，左盘按针为补，右盘提针为泻。故曰盘以和气。"《针灸聚英》："盘者，凡如针腹部，于穴内轻盘摆而已。"

[作用]加强刺激量。

[操作]用拇、食、中指挟持针柄，以针孔为中心，使针尾做弧形盘转，用于腹部和个别浅表部位，一般盘至90°角，有时可达180°角。

（二十三）震颤法

《神应经》："持针细细动摇，进退搓捻其针，如手颤颤状。"

[作用]增强针感，催气。

［操作］用拇、食、中指挟持针柄，做轻微的上下震颤动作。

（二十四）刮法

《针灸大成·南丰李氏补泻》："将大指爪从针尾刮至针腰，此刮法也。能够不忍痛，可散积年风……有挛急者，频宜刮切，循摄二法，须连行三五次。"

［作用］增强针感，催气。

［操作］以右手食、中二指挟定针柄下端，拇指甲轻接触针柄，并上下刮动针柄。

（二十五）指拨法

［作用］增强针感，催气。

［操作］拇、食指捏持针柄，用中指轻轻拨动针体。

（二十六）努法

《难经·七十八难》："当刺之时，先以左手压按所针荥俞之处，弹而努之，爪而下之。"

［作用］引动、宣散经气。

［操作］用拇、食指捏持针柄，用中指轻拨针身。

（二十七）捻法

《针灸聚英》："燃者，以手指捻针也，务要记夫左右，左为外，右为内。"

［作用］加强针感。

［操作］用拇、食、中三指夹持针柄，拇指前推，针向外向左转为补之捻针，如拇指后退，针向内向右转为泻之捻针。

四、其他针法

（一）电针疗法

电针疗法是将毫针刺进穴位后，接上电针机的导线，通以微量电流加强刺激以治疗疾病的方法。

1. 使用器材

电针疗法主要的器材是电针机，电针机是用晶体管元件制成，采用振荡发生器输出脉冲电流，输出的电压峰值一般在 40~80 伏，输出电流小于 1 毫安。

2. 操作方法

按毫针刺法，将针刺进穴位，得到针感后，将电针机上的输出电位器调到"0"度，然后将机上的两根导线分别连接在两支针柄上，拨开电源开关，选择所需波型和频率，并从小到大逐渐调高输出电流至所需电流量，以患者能耐受为度。一般每次通电时间为10~20分钟。在治疗期间，可根据患者感觉适当调整电流量，以维持恒定刺激。治疗完毕，关闭电针机，将针柄上的导线取下，再将毫针拔出。电针机保管收藏备用。

3. 适应证

电针疗法临床上多用于治疗痛证、痹证以及针刺麻醉等。

4. 注意事项

（1）导线与针柄相接时，应先将电针机的电位调至"0"度，以免通电后刺激过大。调节电流时应由小至大，切忌突然增大。电针治疗完毕，应把电位慢调回至"0"度，关闭电针机，取下针柄上的导线。

（2）导线的连接方法有用针夹的，有用直接缠绑法的。针夹有一定的重量，容易引起弯针，或使导线金属部分接触到皮肤表面，不利于脉冲刺激作用于穴位点上，故应选用质地较轻的针夹。我们在临床上喜欢使用直接缠绑法，以左手固定针柄，并将导线头夹在针柄上，按顺时针方向缠绕2~3圈。

（3）心脏病较重的患者，不宜用电针治疗，以免发生意外。

（4）毫针针柄表面已经氧化不导电时，可将输出线夹在针身上。输出电流时断时续，可能是导线接触不良，应检查修理后再使用。

（5）电针多用于治疗神经性疾病，因为电针属于现代的方法，神经与神经电有关，如面肌痉挛、坐骨神经痛等。每隔5分钟左右都应调整波型和强度，这样效果就会很好。

（二）穴位注射疗法

穴位注射疗法是用某种药物在穴位进行注射的方法。这种穴位注射起到了药物和针刺结合的治疗作用。

1. 器材与药物

穴位注射的器材是2~20ml的注射器和5~6号的注射针头，经常规消毒后备用。根据病情选用刺激性不大、容易吸收、可以作肌内注射和皮下注射的药物，常用的有5%~10%葡萄糖溶液，生理盐水，维生素B_1、维生素B_{12}，阿托品，0.5%~1%普鲁卡因以及各种中草药制剂。

2. 操作方法

（1）注射部位：根据分经辨证论治，选取相应经穴或压痛点作为注射部位。

（2）注射方法：先选择适宜的消毒注射器和针头，吸取药物后，常规消毒注射穴位处皮肤，将针头按穴位所规定的方向和深度刺入穴内，如回抽无血，即可将药缓慢注入。

（3）注射剂量：因药物、注射部位和患者体质不同而异。一般成人，中药制剂、维生素每次可注射 1~2ml；抗菌素等药物，每次可按原药剂量的 1/5~1/2，分 2~3 穴注射；5%~10% 葡萄糖液，每次可注射 5~20ml。注射部位，一般四肢、腰、臀部肌肉较丰厚，注射量可多些，头、面皮肉较薄，注射量每穴不宜超过 0.3~0.5ml。一般隔天注射 1 次，如每天注射，应每次更换穴位。

3. 适应证

穴位注射一般多用于治疗痹证、痿证、腰腿痛、哮喘、胃脘痛、神经痛、扭挫伤等。

4. 注意事项

（1）注射前，应了解注射药物的药理作用、剂量、配伍禁忌、副作用、过敏反应等。凡能引起过敏反应的药物，最好不用，副作用多和刺激性强的药物不宜作穴位注射。

（2）穴位注射时不能将药物注入关节腔、胸腹腔和脊髓腔。

（3）应注意避开神经干。如针刺进穴位后，出现触电感觉，并向远处放射，应立即将针上提 0.5 寸左右，才可将药液注入。

（4）在躯干部注射，应按照穴位的针刺深度、角度、方向进针，不宜过深，以免损伤内脏。孕妇不要在腰、腹、骶部和三阴交、合谷等穴位注射，以免引起流产。

（5）要注意严格消毒，以防感染。

（三）穴位贴药、洗浸疗法

1. 穴位贴药疗法的源流

穴位贴药疗法是一种古老的治疗方法，它是以中医经络学说作为理论依据的。因为经络是人体组织结构的重要组成部分，是人体气血运行的通道，是沟通表里、联系上下的独特系统，药物通过刺激经穴可以发挥最大的治疗效应。早在 2000 多年前古人就知道了这一特性，在记载经脉的治疗作用时，已记载有用药物贴敷穴位的治疗方法。《内经》中就记载了以药物贴治面瘫的方法，如《灵枢·经筋》："足阳明之筋……颊筋有寒，则急引颊移口，有热则筋弛纵缓，不胜收故僻，治之以马膏，膏其急者，以白酒和桂，以涂其缓者。"晋代葛洪《肘后备急方》中记载："治老疟疾寒多热少，或但寒不热，临发时，以醋和附子末涂背上。"唐代孙思邈《备急千金要方》中风毒脚气条记载有外用膏方八首，如："神明白膏治百病，中风恶气及头面诸病……皆以膏敷。"宋代王怀隐《太平圣惠方》："治疗腰脚风痹冷痛有风，川乌头三个去皮脐为散，涂帛贴须臾即止。"明代朱橚《普济方》："鼻渊脑泻，生附子末，葱涎和如泥，罨涌泉穴。"《本草纲目》："以赤根捣烂，入元寸，贴于脐心，以帛束定，得小便利即消。"清代吴谦《医宗金鉴·杂病心法要诀》："阴阳熨脐葱白麝，冷热互熨尿自行。"本法即用葱白和麝香捣敷脐上神阙穴，并配合冷热刺激的方法，治小便癃闭，点滴难出，少腹胀满、疼痛的行气利尿法。清代吴师机通过大量的临床实践发展了贴药疗法，他认为膏方取法不外乎汤丸："凡汤丸之有效者，皆可熬膏。"他撰著的《理瀹骈文》成为后世外治法之典范。

2.穴位贴药、洗浸疗法的作用机制

（1）局部刺激作用：具有一定刺激作用的药物，可使局部血管扩张，促进血液循环，改善周围组织营养。刺激性较强者可使局部高度充血，渗出增加，甚或微小血管破裂，造成水疱或小出血，这是一种人为的"瘀血疗法"，可引起自身小溶血现象，由于溶血现象的结果是在局部产生良性的刺激作用，通过神经反射，从而激发对机体的调节功能，激发机体某些抗体的形成，提高机体免疫功能，对某些过敏性疾病起防治作用。

（2）经络调衡作用：温热性药物配合热熨有类似灸法的效应，具有温经通络、行气活血、祛湿散寒的效果，通过经脉的调整作用，达到补虚泻实、促进阴阳平衡、防病保健的目的。

（3）药物本身的作用：药物通过皮肤渗透至皮下组织，在局部发挥其药理作用，有类似药物穴位注射的作用，即通过少量的药物激发经气，同时通过微小血管的吸收输送，发挥最大的全身药理效应。

（4）熨、洗、浸疗法的治疗作用：该类疗法是借温度、机械和药物的作用，对机体发挥治疗效果的。其特点是通过温热药液熏、洗、浸，使较大范围内的皮肤和患部的血管扩张，新陈代谢旺盛，通过经络和神经的调节以及药物本身的作用，改善患部的病理状态而达到治疗目的。

3.穴位贴药、洗浸疗法的功效与适应证

（1）温经活血，行气止痛：通过药物对经穴的刺激，温通经脉，促进气血流行，达到"通则不痛"的治疗目的。因此对于扭跌挫伤、风湿痹痛、内脏疼痛、痛经、手足麻木等病症均有一定疗效。

（2）调和营卫，肃肺除痰：通过药物对体表穴位的刺激，沟通表里，调和营卫，对于肺气虚、卫表不固、易受外邪入侵者，如支气管哮喘、过敏性鼻炎、慢性支气管炎、感冒、痰饮诸证有效。

（3）调和胃肠，止泻降逆：穴位贴药后，通过刺激穴位，促进胃肠功能，协调机能，治疗呕吐、呃逆、腹胀、腹泻及便秘等病症有效。

（4）通阳利尿，行气消肿：贴敷温热药物有温阳行气、疏通经络的作用，对于尿闭不通或肝肾疾患引起之水肿有一定的消肿作用。

（5）激发经气，防病保健：药物贴敷穴位后，激发经气，调整阴阳，从而起防病保健的作用。如防治哮喘病的发作，对高血压、神经衰弱、失眠、减肥、戒烟、防病保健亦有一定的作用。

（6）解毒杀菌，消肿止痒：患部在温热药液的作用下，新陈代谢旺盛，排出有毒物质，同时药物在局部也直接起杀菌作用，并通过皮肤的渗透和吸收，发挥全身的药理效应。因此对一些外科病、皮肤病等有较好的疗效。

4.穴位贴药、洗浸疗法注意事项

（1）要做好常规消毒。因为皮肤受药物刺激后发生反应，容易破损而发生感染，通常可用75%乙醇棉球作局部消毒。

（2）选好体位，贴药后固定，以防药物脱落。通常可用医用胶布或不含药物的清膏，外贴固定，在头面更须注意，防止药物掉入眼睛等部位。

（3）交替换穴。每个穴位不宜连续贴敷过久，以免由于药物的刺激过强，而造成皮肤损伤，引发炎症，影响治疗的继续进行。

（4）头面部不宜用刺激性太强的药物进行发疱，以免遗留瘢痕，影响容颜。

（5）孕妇腹、腰、骶部及合谷、三阴交等穴，不宜贴敷药物。

（6）有皮肤过敏者不宜用此法；小儿皮肤嫩薄，不宜用刺激性太强的药物，贴药时间也不宜太长。要注意药液的温度适当，防止烫伤。

穴位贴药、洗浸疗法治疗各种疾病的具体内容见第四章。

（四）经络注血疗法

经络注血疗法是在患者肘部静脉抽出患者自身血液，然后再注入患者穴位以治疗某些疾病的一种治疗方法。因为穴位大多位于经络上，所以叫经络注血疗法，又由于是取用患者自身的血液来治疗，所以又叫经络自身注血疗法，临床上靳老常简称之为自血疗法。也有选用一些药液与自身血混合后注入穴位的。

经络注血疗法的方法是，在严格消毒条件下，先取1~2ml所选的药液（用5ml注射器，6号针头），再于患者肘部抽取2~3ml静脉血，轻轻摇动针筒，使药血混合，注入所选穴位，注射时以针下得气为佳。一般情况下，每个穴位注射量约为 2ml，多选肌肉较丰厚的部位，如曲池、足三里、大杼、风门、肺俞、脾俞、胃俞、肾俞、大肠俞等穴，也可选阿是穴。隔日 1 次，3 次为 1 个疗程。如患者有高血压、胃溃疡者慎用。

中医将患者自身血液作为药用，最早见于明代李时珍的《本草纲目》，现代以之作为治疗手段最早是在苏联，通过肌内注射以治疗肺病（如肺结核出血之止血）、皮肤过敏等，于 1956 年介绍入我国（1956 年《俄文译丛》一文有较详细的介绍）。但经络注血疗法则是 20 世纪 60 年代中期靳老在云南治疗脑型疟疾的时候发明的。脑型疟疾主要破坏红细胞，患者严重贫血，抢救回来后，即使消灭了疟原虫，贫血仍然存在，易引起心衰。于是靳老想出了注血疗法。由于用的是患者自己的血液，不会产生过敏。血细胞注入穴位的肌肉后虽失去原本的活性，但可以作为一个良性刺激，使神经系统发挥调节作用，提高免疫功能，而且还有穴位的作用，如肾俞补肾、足三里调理气血等。靳老曾做过一个试验，在行经络注血疗法前做一次血常规，之后再做一次血常规，红细胞明显升高。在从静脉抽血出来再注入穴位的过程中，血液易在注射器凝固，所以在抽血前先抽 2ml 维生素 B_1，再抽血，维生素 B_1 是用盐酸配的，具强酸性，这样血液就不会凝固，可以顺利注回患者身上的穴位。另外，维生素 B_1 本身对周围神经也有补益作用。这种疗法在国外是行不通的（因为在国外中医生是不能用注射器的）。

靳老经过多年的实践经验，总结出经络注血疗法的几大优点：①新鲜血液注到穴位中，可在穴位停留 7 天才被完全吸收，这 7 天内可持续、轻微地给予穴位良性刺激。②新鲜血液是最与患者机体亲近的，并包含各种血细胞、抗体、补体、免疫球蛋白和一些细胞因子，可通过穴位、经络对局部和全身起到良性的调节作用。③方法简单易行，患者易于接受，临床易于推广。靳老早在 1973 年《新中医》第 2 期及以后的全国有关学术会议和刊物上发表了有关经络注血疗法的临床与实验研究的学术论文，在针灸界引起很大的反响。

1982 年我们跟随靳老在顺德中医院进行临床实习，靳老亲自指导我们应用经络注血疗法治疗一些疑难病，收到了非常满意的疗效。一位从香港专程就诊的银屑病患者，在治疗了 10 多天后，身上的皮疹奇迹般地消失了；一位顺德容奇丝厂女工患哮喘 7 年多，经过 10 多天的治疗，症状也大为好转。尤其是以该法结合针刺治疗过敏性鼻炎、各类痛证，治愈的患者更是不计其数。在随后的临床工作中，经络注血疗法时常被我们针灸科的医生使用，并成为我院针灸科治疗特色之一。目前，运用靳老的经络注血疗法，根据患者的具体情况加以发挥运用，疗效更佳，如广东省佛山中医院李俊雄主任医师在急诊科工作中抢救较多的哮喘重症患者后，给他们治以"自血混合丙球穴注"，疗效更好、更持久，并且在与广州中医药大学合作的《自血混合丙球穴注临床与实验研究》课题中，其成果通过广东省专家组的评审，认为"达到国内先进水平"，并先后获得佛山卫生科技进步二等奖和广东省中医药科技进步三等奖。

第八章 灸法

针灸中的灸治，是用艾绒做成大小不等的艾炷和艾条，在穴位上（或疼痛部位）烧灼、熏灸的一种治疗方法。临床上许多医生只注重使用针刺的方法，却忽略了灸法，因而临床疗效就差很远，靳老就时常教导我们要"针灸并用"方能在最大程度上达到针灸治疗的效果。

关于灸法的起源，中医最早文献中已有记载，推想它是在针刺疗法之前便已有之。如《灵枢·官能》说："针所不为，灸之所宜……阴阳皆虚，火自当之。"《灵枢·经脉》说："陷下则灸之。"《素问·异法方宜论》说："北方者……脏寒生满病，其治宜灸焫。"《孟子·离娄》云："犹七年之疾，求三年之艾也"，又云："丘所谓无病而自灸也。"可见灸法在2000多年前便已有成熟的经验。此后著名的医药学家都善于用灸法治病，使灸治疗法水平有了进一步的提高。如唐代孙思邈在《备急千金要方》论针灸部分中提出"非灸不精"，故《备急千金要方》虽论针灸，但重点仍是强调灸法。王焘著《外台秘要》认为针能杀人，不能生人，故全书论灸法章节很多，对灸法有很大贡献。从文献资料分析，这一新时期灸是很为医家所重视的，传至宋代仍然不衰。宋代耆年著有《备急灸法》，他认为"仓卒效人者，唯灼艾为第一"，根据文献记载并结合自己40多年经验，将临床各种救急处理都用灸治疗法编成书册。明代李梴编著《医学入门》更广泛对灸法功用有所阐发。总之，灸法起源于我国，历代都有所发展。

艾绒由艾叶制成，艾叶性温，气味芳香，故艾灸有温通经络、行气活血、祛寒除湿、举阳补元、强壮保健等作用。

一、灸法的作用

1.温通经络，行气活血

经脉有运行血气以荣养人体脏腑及四肢百骸的作用，如《内经》说："经脉者，所以行血气而营阴阳，濡筋骨，利关节者也。"气血之运行遇温则散，遇寒则凝。《素问·五脏生成》："血凝于肤者为痹，凝于脉者为泣，凝于足者为厥。"灸治疗法温热，能够起温通作用，如《灵枢·刺节真邪论》说："脉中之血凝而留止，弗之火调，弗能取之"，指出了灸法有促进血液运行作用。临床上，口眼歪斜之中风中经络患者用灸法可以矫正就是一例。

2. 温中散寒，回阳复脉

《素问·厥论》云："阳气衰于下则为寒厥。"阳气衰微，不通于手足，则手足逆冷，称之为厥证，灸治疗法有祛除阴寒、回阳救脱作用。如《伤寒论》说："少阴病吐利，手足厥冷，反发热者不死，脉不至者，灸少阴七壮"，"少阴病，得之一二日，口中和其背恶寒者，当灸之"，"少阴病，下利，脉微涩，呕而汗出，必数更衣，反少者，当温其上，灸之"，"伤寒六七日，脉微，手足逆冷，烦躁，灸厥阴，厥不还者死"，"伤寒脉促，手足厥逆者，可灸之"，"下利手足厥冷，无脉者灸之。"由此可见，阴寒内盛、阳气受累之危症可以用灸法进行治疗，临床上常用治中风脱证、脾虚泄泻、命火不足、肾阳虚冷所致病证。

3. 增补元气，预防疾病

灸法有强壮元阳、长寿养生的作用，如《扁鹊心书》说："人至晚年阳气衰，故手足不暖，下元虚惫，动作艰难，盖人有一息气在则不死，气者阳所生也，故阳气尽必死，人于无病时，常灸关元、气海、命门、中脘，虽未得长生，亦可保百年寿矣。"古代有"若要安，三里常不干"之说法，指出了经常灸足三里可以预防疾病。

4. 升举阳气，密固肤表

经云："夫言人之阴阳，则外为阳，内为阴。言人身之阴阳，则背为阳，腹为阴。"反此则阴气复居于上而见寒象，治之唯用灸法，如《灵枢·经脉》云："陷下则灸之。"李东垣解释说："陷下者，皮毛不任风寒，知阳气之下陷也。"又云："天地间无他，唯阳阴二若而已，阳在外在上，阴在内在下，今言下陷者，阳气陷入阳气之中，是阴反居其上而复其阳，脉症俱见寒在外者，则灸之。"临床上治疗卫阳不固，腠理疏松，经常患感冒或寒喘患者，温灸肺俞可以收到很好疗效。子宫脱垂、脱肛灸百会者，皆取其固卫阳、举中阳之作用。

5. 活血散瘀，消肿止痛

《医宗金鉴》云："痈疽初起肿且疼，重若负石不溃脓，桑柴烘法能解毒，止痛消肿有奇功……肿溃腐脱新生肉。"《医宗金鉴·痈疽灸法》云："痈疽初起七日内，开结拔毒灸最宜，不痛灸至痛方止。疮疼灸至不疼时。"盖痈疽乃由寒气搏于经络、肌肉，折于血气，结聚而成。如《灵枢·痈疽》云："寒邪客于经络之中则血泣，血泣则不通，不通则卫气为之不得反复故痛肿。"指出痈疽为寒邪客于经络，营卫不行所致。灸法能温热以散寒凝，能使营卫通利，促之生肌。

二、灸法的种类

临床上经常使用的灸法有艾炷灸、艾条灸（悬灸）、温针灸这几种。

（一）艾炷灸

艾炷是用少许陈旧、干燥的艾绒捏成，呈圆锥形，大小如麦粒、黄豆或枣核。每烧1粒艾炷称为1壮。灸的壮数根据患者的病情、体质、年龄而定。

临床上又分直接灸和间接灸两种。

1. 直接灸

直接灸又称艾炷灸，是将艾绒直接放在要灸治经穴的皮肤上烧灼以治疗疾病的方法，是灸治疗法中常用的一种灸法，直接灸是各种灸治技术中最基本的方法，因此很多医生都掌握了这种灸法。古代的灸法均以此法为主。直接灸又分无瘢痕灸和有瘢痕灸两种。

（1）无瘢痕直接灸法

[适应证] 凡可采用灸法治疗的病种均可用此法（规定禁灸部位除外），尤适宜于身体虚弱的慢性病患者，如风湿痹痛、慢性肠胃病、神经衰弱、哮喘、慢性支气管炎等。

[施灸方法] 将艾绒揉成团状，其大小按需要而定，如麦粒或枣核大小，但其底部需较大，而且平坦，顶部为较细和尖锐之三角形，才易于放置和点燃。经穴所在皮肤可涂以少许万花油或其他油剂，使艾炷易于固定，准备步骤完毕，便直接放置艾炷于经穴上，用火燃着艾炷顶端，直到患者有灼热感觉而不能忍耐时，则用纱布压灭或用钳子将其除去，每燃烧1粒称为1炷或1壮，每个经穴可以从1壮至数十壮，视需要而定，灸治完后以油剂涂抹，以保护皮肤，这种灸法是目前临床医师所经常使用的，由于灸后不引起化脓现象，故此属于非化脓灸范围。

（2）有瘢痕直接灸法

[适应证] 哮喘、脾胃虚弱、梅尼埃病等，另外，此法对强壮身体、预防中风也有一定的作用。

[施灸方法] 首先选定应灸经穴，并进行常规消毒，用蒜汁或油剂涂敷穴上，使艾炷易于固定，然后把艾绒搓成麦粒至豌豆大的艾炷放于经穴上，用火燃着艾炷，待艾火燃至底部熄灭，再另换艾炷，艾炷燃烧时不要用口吹艾避免冷热不均，保持火力由温而热，稳定进行，换艾炷时，须将艾炷灰烬用消毒棉扫净，但注意切勿强力抹擦，以免皮肤破损，至灸完预定壮数后，用消毒纱布盖好，胶

布封紧，以防止感染。通常在 3~5 天后，灸处开始化脓，经 20 天左右结痂，脱落后留有瘢痕，故此法又称瘢痕灸法（面部不宜用此法）。

2. 间接灸

间接灸是在艾炷下面垫以药物，使艾炷的温热和药物发挥协同的治疗作用。由于艾炷不直接放在穴位上，中间隔有药物，故称间接灸。常用的间接灸有以下 6 种。

（1）隔姜灸

［适应证］虚寒证，如胃寒呕吐、脾虚泄泻、中寒腹痛、风寒湿痹、早泄、遗精等。

［施灸方法］把鲜生姜切成 0.5~1 分厚的姜片，并刺上几个小孔。把姜片放在穴位上，艾炷置于姜片上并点燃，艾炷烧完时，即换新的艾炷再灸，姜片灼干再更换。待灸至该穴皮肤轻度潮红为止。

（2）隔蒜灸

［适应证］疮、疣、痈、疽、肺结核、腹中积块、毒虫咬伤等，有散结消肿、拔毒止痛作用。

［施灸方法］先把鲜生蒜切成约 1 分厚的蒜片，并针刺几个小孔。将蒜片放在穴位上，再把艾炷置于蒜片上，并用火点燃，灸 3 壮后再另换蒜片。如疮科需要大面积施灸，可将蒜头捣烂成蒜泥，铺贴于皮肤上加上大艾炷灸之；如阴疮漫肿无头者，则先用湿纸覆盖在疮上，择其先干处施灸。

（3）隔盐灸

［适应证］脾虚泄泻、中寒腹痛、急性吐泻所引起的肢冷脉伏汗出、产后血晕、中风脱证等，此法有回阳复脉之功。

［施灸方法］在脐中央凹下处，用洁净食盐填满，在盐上放大艾炷施灸，如脐不凹陷或反突出者，可将面粉用水调成面团，搓成条状围脐旁四周，再将盐放在面圈内施灸。

（4）豆豉饼灸（药饼灸）

［适应证］风寒疟病，此法有祛风散寒作用。

［施灸方法］将淡豆豉捣烂为泥状，用酒或水调匀，搓成饼状，其形状、大小按患处而定，厚 2~3 分。把豆豉饼覆盖在患处，并将艾炷置于其上以灸之，灸至患者有热痛感则更换艾炷。灸的壮数按病情而定，若豆豉饼灸干就要更换。此法灸后有汗出。

（5）附子饼灸（药饼灸）

［适应证］气血俱虚，溃疡不收口等阳气不足的疾病。

［施灸方法］先把附子研为粉末，用酒或水调匀，搓成饼状，用此饼覆盖患部，以大艾炷放在其上灸之。灸至皮肤微红，而患者不感太痛为度。

（6）隔椒灸（药饼灸）

［适应证］扭伤筋骨、积瘀内停所致之肿疮。

［施灸方法］先把生花椒研为粉末，以米醋调匀，搓成饼状，以花椒饼覆盖患处，上置艾炷施灸。每灸至患者有微痛感时为1壮，反复更换艾炷，灸8~10壮（花椒饼必须冷却后方可除去）。

（7）隔葱灸

［适应证］癃闭证（属虚证者）。

［施灸方法］先把生葱头捣成泥状，并贴敷于经穴上，把艾炷置于葱饼上灸之，其壮数按治疗需要而定，一般为5~7壮。

（8）麝香灸

取麝香少许，放于经穴，将已经准备之艾炷置麝香之上施灸。待灸火将烧尽时，用纱布将其压熄，另易艾粒，反复进行，但第2壮施灸时不必再加麝香，灸后用消毒纱布盖上，以胶布封固以防擦破皮肤而感染。

（9）黄蜡灸法

［适应证］主要用以治疗痈疽发背，溃疡久不收口。

［施灸方法］先将面粉用水搓成条状，按疮范围大小围成一圈，高约寸许，底部紧贴于皮上，以无孔隙、不渗漏为佳，圈外数重团团围住，以防温热烘皮肤，圈内铺蜡屑2~4分厚，以铜器盛炭火，悬蜡上烘之，令蜡熔化至滚，再添蜡屑，随化随添，至与面圈平高为度。如疮不痛者，灸至痛，疮痛者灸至不痛，除去炭火，喷冷水于蜡上，候蜡冷却便可除去。

（10）大灸法

属于大面积间接灸，无论壮数和艾炷，比其他灸法壮数多、艾炷大、灸治面积广，临床上可用于振中阳，起痼疾，壮肾阳以及治疗一切虚寒衰弱病证。

这种灸法先要准备蒜泥和艾绒等灸料，用直径约3cm、厚约0.5cm之咸萝卜片作为垫料（姜片亦可），上铺艾绒灸之。治疗部位以胸腹部为主（因胸腹为俞募穴之所在，为脏腑气血结聚或转输之处，当久病阳衰，脏腑气血虚寒，以此法灸之，可以起到温补作用）。

（二）悬灸

悬灸又称为艾卷灸，将艾绒用纸卷成条状，用火燃艾条之一端，在距皮肤1~2寸处施行熨灸。因艾火未直接接触皮肤，故称为悬灸。施术时不要患者感觉过热过痛，不要时热时冷，务使温热感觉持续均匀，每次灸治时间视疾病而异，它的优点是操作方便，不灼烧皮肤，除了五官以外，身体任何地方和凡适宜于灸治的疾病皆可以施灸。因此慢性病患者可以经指导后自己施灸，缺点是此法只起到温热刺激作用，施灸面较大，功效不如直接灸精专。常用的悬灸有以下两种。

1. 温和灸

[适应证]痛证。

[施灸方法]将已点燃的艾条用右手拇、食、中指夹持，悬放于施灸部位的上方，距皮肤 1~2 寸，开始时可将艾条接近皮肤，当患者感觉太热时适当远离皮肤，并固定于应灸部位的上方，每次可灸 15~30 分钟。

2. 雀啄灸

[适应证]晕厥、小儿患者。

[施灸方法]将已点燃之艾卷对着施灸部位，使接近皮肤，待患者有温热感觉后再提高。艾条对着施灸部位一起一落（即手的动作为一提一放），即做往返动作，如鸟之啄食。每次施灸以 5~10 分钟为宜。

（三）温针灸

[适应证]风寒湿痹，阳气虚者。

[施灸方法]先在穴位进针，行补泻手法，然后将艾条点燃，在穴周行温和灸。这种方法既安全又准确，效果较好。靳老认为，将点燃的艾条插在针柄上烧灸的方法不可取！

（四）太乙神针灸和雷火神针灸

太乙神针灸和雷火神针灸是把药物掺杂于艾绒内卷成结实的艾条用于灸治的一种治疗方法。

1. 太乙神针灸

[适应证]风寒湿痹、痿证，以及慢性虚寒性病证。

[施灸方法]将毛绒布 2 层或纱布 6~8 层铺于应灸经穴皮肤，用火点燃药艾条一端，轻力按压在绒布上，待患者有温热感觉，便迅速提高艾条，稍停一会再次压下灸之。一般每穴可施灸数次以至数十次。注意不要烫伤皮肤。

2. 雷火神针灸

[适应证]风寒湿痹、痿证、慢性虚寒性疾病。

[施灸方法]与太乙神针灸的方法相同。

3.灯草灸法

[适应证]凡可用直接灸法治疗的疾病,均可用此法。民间流传很广,其中治疗新生儿破伤风的十三蘸火,就是用灯草灸的。

[施灸方法]先备好一瓶花生油或芝麻油及灯心草一扎。将灯心草一端浸于芝麻油或花生油内,并取出在酒精灯处燃烧,点着后直接烧在经穴上,每烧1次为1壮,灯心草接触皮肤时会发出"噼啪"声响,灸后或会起一小水疱,注意不要弄破,便可无妨。如果弄破可涂紫药水,并用消毒纱布包扎,脱痂后除去(注意:面部不宜施灸)。

(五)其他灸法

1.神灯照灸

[适应证]疮疡。

[施灸方法]取药纸条用麻油浸透,并点燃着火,离疮半寸左右悬灸,即在疮圈周围由外至内慢慢移动以照灸之。

2.冷灸

冷灸是用药物贴敷于经穴上刺激皮肤以治疗疾病的方法。它可使经穴所在的皮肤产生与艾条相似的反应,但由于不用火灼,故称为冷灸。

冷灸所用的药料虽多,但都是对皮肤有刺激性的药物。此法选穴和温灸一样,经穴必须对症。为取得显著疗效,每次敷治的时间要恰当,若太短会降低疗效,若过长则会损伤皮肤;敷药时机也要掌握好,例如治疗疟疾要在发作前3~4小时开始贴敷,治哮喘应选在三伏天做敷治,会收到更好的疗效。

常用的冷灸法有白芥子冷灸法和威灵仙叶冷灸法。

(1)白芥子冷灸法

[适应证]哮喘。

[灸料制备]将白芥子、甘遂、细辛、延胡索等份研为粉末,装瓶备用。用时另备新鲜老姜汁将上药末调成膏状,另取麝香少许瓶封备用。

[施灸方法]先将麝香少许放于经穴上(如无麝香亦可不用),再将药膏涂成约0.4cm厚、直径2cm的药饼,敷于经穴上,并用胶布封贴,以免药膏脱出,敷药后局部有麻灼热,甚至疼痛感觉,但不必除去。每次敷药4~6小时后除去,若贴敷处有水疱,用消毒针挑破,涂紫药水或用敷料保护皮肤,数日后皮肤自然愈合。治疗哮喘取肺俞、膏肓、百劳穴。此法以在夏日三伏天的正午贴敷效果更佳。此法古时称"天灸"。也可用白芥子、轻粉、白芷研末,蜂蜜调膏做饼,在大椎、身柱穴轮流贴敷,亦可以治疗哮喘,贴药前先在穴上用姜汁擦热皮肤,将

药饼烘热贴上或配合针治。

（2）威灵仙叶冷灸法

［适应证］鹤膝风、牙痛、痔血、痔疾、肝脾肿大、眼痛、百日咳、疟疾、扁桃体炎、胃肠疾病等。

［灸料制备］先把新鲜的威灵仙嫩叶捣烂成泥状，加入少许红糖调匀（如无鲜叶，可用水浸泡干叶后再捣成泥状，加糖调匀）。

［施灸方法］将药膏贴于经穴，局部会有虫蚁行感，经 3~5 分钟后即将药除去，并用清洁水洗净皮肤，以后局部呈水肿样突起，3 日后会有 1 个含半透明液体的水疱（不必挑破），约半个月结痂而愈。若有轻度发炎，可涂黄连素软膏，盖上纱布固定。

［敷药部位］一般按常规取穴，如疟疾贴大椎、陶道穴；牙痛贴颊车穴；鹤膝风贴膝眼（内膝眼、犊鼻）、梁丘穴；风痛贴痛处；痔血贴长强穴、大肠俞；瘰疬贴天井、臂臑穴。

3. 火灸法

火灸法是以火直接灼烧患部而达到治疗目的的方法。

［适应证］寻常疣。

［施灸部位］在疣上施灸。灸时注意限在患部范围内，不要灼烧健康的皮肤（血管或大血管附近不能施灸）。如疣数较多或疣体大者，先灸其最大或最初出现的疣，其余的便可自愈（亦可分批、分次施灸）。

［施灸方法］施灸的原料是普通烧香的香枝，用火燃着香枝后即对准患部直接进行烧灼，至患者有灼热感才提起香火，如此反复多次。香火刚接触皮肤时，偶尔会发出"噼呖"声音，灸灼部可见皮肤陷下和焦硬。灸后用消毒敷料包扎，以防感染。

4. 阳遂锭灸法

［适应证］痈、疽、疮毒、蛇头疔、痞块、风寒湿痹等。

［灸料制备］

处方：硫黄 1.5 钱，川乌、草乌、蟾酥、朱砂各 1 钱，僵蚕 1 条，麝香、冰片各 2 分，分别研为细末备用。

制法：将硫黄放入铜勺，用文火煮熔，随即依次放入川乌、草乌、蟾酥、朱砂、僵蚕、冰片、麝香等粉末，用竹筷或玻璃棒慢慢搅匀，并趁热倾入平底方瓷盆内，摊成薄片，冷却后即凝固为硬块，取出用瓶装封备用。

［施灸方法］将薄纸剪成直径约 2cm 圆形纸片，铺于要灸的经穴上，再放药锭一小片（约 0.5cm^2），置于纸片中央，点燃药锭便发出青绿色火焰，燃至将尽时用纱布将火压熄。此时患者有一股热流感透过灸处深部，每灸 1 粒药锭便为 1

壮，一般可灸 1~3 壮。如灸后皮肤表面起水疱，可用消毒针挑破，涂紫药水后盖消毒敷料保护。

5. 麝雄线条灸

此法是用药物做成药线，在患部周围灼灸以达到治疗目的的一种方法。

[适应证] 结核性淋巴结炎。

[药线制备]

处方：以麝香、雄黄各 2 钱，蟾酥 2 钱（亦可不用），研为细末，充分混匀，用四方平底瓷盘盛放备用。用麻线绕成长约 2.5cm、直径约 1cm 的线扎。另备活蟾蜍 1 只备用。

制法：先将线扎塞入蟾蜍口内含着，并将蟾蜍倒挂着，使蟾蜍唾液不被咽下。为避免线被吞下或吐出，可用针将线从蟾蜍鼻孔穿出，作一活结以固定之。约含 1 小时，即可取出。此时线扎已湿透，随即将线放入盛药的方盘内，并搅拌，使麻线粘上麝雄粉末，阴干后贮在瓶内备用。

[施灸方法] 先令患者取适当的体位，医者左手持酒精灯，右手持麝雄药线的一端，将线一端在酒精灯上点燃，随即将麝雄线对准患部边缘悬灸之，当线与皮肤接触时患者有热痛感，则将线除去。灸治的点数以病变范围大小而定，在患灶周围灸治为好。

三、灸法的操作

（一）灸炷的壮数

灸治壮数之多少要视灸治部位、疾病性质、发病新久、体质赢壮、年龄老幼、补泻需要等情况酌情加减。

1. 灸治部位

灸炷的多少和施灸的部位有关，依据不同部位，可按一定的规律酌情增减，即颜面部宜最少，四肢亦不宜过多，腹部宜多，腰脊不宜过多，孙思邈《备急千金要方》总括说："头面目咽，灸之最欲生少。手臂四肢，灸之则须小熟，亦不宜多。胸背腹灸之尤宜大熟。其腰脊欲须少生，大体皆须以意商量，临时迁改，应机千万变化，难以一准耳。"

2. 年龄和体质情况

由于年龄长幼、赢壮不同，灸炷多少也要考虑，《备急千金要方》云："言壮数者，若丁壮遇病，病根深笃者，可倍于方数，其人老少赢弱者，可复减半，依扁鹊灸法，有至五百壮、千壮，皆临时消息之。"又说："凡新生儿七日以上，周年以还，不过七壮，炷如雀屎大。"《外台秘要》说："灸有生熟，候人盛衰及老少也，衰老者少灸，盛壮肥实者多灸。"指出凡年老体衰或幼稚小儿壮数宜少，盛壮肥实壮数可以稍多，壮数可以数倍于方书所载，或倍减于方书记载，临床应灵活取舍。

3. 疾病之轻重缓急

《备急千金要方》说："若治诸沉结寒冷病，莫若灸之宜熟。"又说："腹脏之内，为性贪于五味，无厌成疾，风寒结瘤，水谷不消，宜当熟之。"指出凡是沉寒之证，应该以多量灸炷为宜。又说："若卒暴病，鬼魅所著者，灸头面四肢宜多，腹背宜多，其多不过五十，其少不减三、五、七、九壮"，"凡阴阳濡风，口喎僻者，不过三十壮，三日一报，报如前，微者三报，重者九报，此风气濡微细入，故宜缓火温气，推排渐抽以除耳"，"凡诸虚疾，水谷沉结流离者，当灸腹背，宜多，不可过百壮"，"风劳沉重，九部尽病，及毒气为病者，不过五十壮，亦宜三报之"，说明了新起疾病灸炷宜少，久病虚疾灸炷可以稍多，但病重久疾，因虚过甚，又宜稍少，并将灸炷总数分几次灸完，这是对病因病机、疾病新久、虚实情况之不同而权变的方法。

虽然《备急千金要方》所载灸炷数目是偏多的，但对于灸治数的论述仍比较详尽，提出的原则对临床是有实用意义的。总的来说，灸炷多少要根据灸炷部位不同、患者体质赢壮、疾病新久等因素而决定，而且还要考虑到艾炷大小之化裁，艾炷大的可以壮数少些，或分几次灸完，艾炷少的可以壮数较多，临床上灵活变通。

（二）灸炷的大小

应根据患者体质赢壮、疾病性质、妇孺老幼、灸之部位等不同情况来选择灸炷之大小。如《备急千金要方》说："小弱，炷乃小作之，以意商量。"《扁鹊心书》说："凡灸大人，艾炷须如莲子，底阔三分，务要坚实；若灸四肢及小儿，艾炷如苍耳子大；灸头面，艾炷如麦粒大。"《医宗金鉴》说："凡灸诸病，必火足气到，始能求愈。然头与四肢皮内浅薄，若并灸之，恐肌骨气血难堪，必分日灸之，或隔日灸之，其炷宜少，壮数宜少。"又说："有病必当灸巨厥、鸠尾二穴者，必不可过三壮，艾炷如小麦，恐火气伤心也，背腹下皮肉略厚，艾炷宜大，壮数宜多，使火气到，始能去痼冷之疾也。"《针灸大成》说："如腹胀、疝瘕、痃癖、伏梁气等，须大艾炷。"足见对选择灸炷大小之重视。

1. 年龄

凡老人或幼稚小儿艾炷宜小；青壮年艾炷可以稍大。

2. 体质

凡体质虚羸者艾炷宜小；体质壮实者艾炷宜大。

3. 部位

头面四肢因肌肉浅薄，灸炷宜小；心腹胸膈位近心脏，艾炷宜小；腰背肉厚，艾炷可以稍大。

4. 病质

目的为温通经络、提升阳气、预防疾病，艾炷宜小；目的为回阳固脱、温散积聚，灸炷可以稍大。

5. 灸法

以直接灸和间接灸比较，则直接灸宜小，间接灸可以稍大。

关于艾炷大小的标准，从上面所引记载可见古代是以植物种子的大小做比喻的，最细的有如粟粒、米粒，稍大的有如绿豆、黄豆、豌豆、蚕豆、花生、莲子等。此外亦有用其他方法形容的，如《备急千金要方》说："凡初生儿七日以上，周年以还，不过七壮，炷如雀屎大。"这是用雀屎大小比喻艾炷大小之例。又云："横三间寸着，则是三灸二间，一寸有三灸，灸有三分，三壮之寸即为一寸，黄帝曰：灸不三分，是谓冤，炷务大也，小弱，炷乃小作之。"《外台秘要》说："灸不过三分，是谓以穴，此言作艾炷，欲令根下阔三分也。若减此，则不覆孔穴，不中经络，火气不行，不能愈病也。"这是以量度作为衡量艾炷大小的例子。

（三）灸法的补泻

由于疾病有虚实不同，艾炷有大小、多少之差异，所以灸法亦有补泻之分，《灵枢·背腧》说："气盛则泻之，虚则补之。以火补者，毋吹其火，须自灭也；以火泻者，疾吹其火，传其艾，须其火灭也。"指出针灸补泻之操作，补则需令艾炷自然燃至熄灭，泻则用口吹风，使火势炽热，并加快其燃烧速度，和针刺之徐疾补泻为同一道理。后世更在这种基础上有所发展，如《针灸大成》说："以火补者，毋吹其火，须待自灭，即按其穴，以火泻者，速吹其火，开其穴也。"朱丹溪在《丹溪心法》说："灸法有补泻火，若补火，艾焫至肉；若泻火，不要至肉，便扫除之，用口吹风主散。"指出补时除了任艾火徐和、缓慢地燃尽外，并加以手压之，泻时，除了用口吹艾加强燃烧火力之外，在未烧至肉时便扫除之。这是艾灸补泻手法之发展。现临床上艾灸的补泻操作如下。

1. 补法

将艾炷置于经穴上，用香点火燃烧，不要用口吹火，待火气徐缓加剧，直至艾炷烧尽，并将艾火压熄。为了减轻灼痛，艾灸过程中可以用手指在艾炷周围抓切，以分散患者的疼痛感觉，从而达到补之目的。此法一般艾炷较细。

2.泻法

将艾炷置于经穴上，用火燃着，在燃烧过程中不断用口吹气，以促使火气加剧，在未烧至肉时，用镊子将艾炷除去。此法一般艾炷较大。

（四）施灸的体位

体位适宜与否对灸穴的准确性及灸治疗效有直接影响，而且是使患者能持久固定、舒适安全地接受治疗的重要措施，临床上的常用体位有下列几种。

1.卧位

（1）仰卧位：适用于灸面、颈、胸、腹部及上肢掌侧、下肢前侧和手足背等处穴位，如将两上肢屈压胸前，可以灸屈肘后上肢掌侧和背侧的经穴。

（2）俯卧位：适用于后头、后颈、肩、背、腰、骶、臀部，下肢后侧和足底部，如将上肢屈曲置于头颈附近，可灸上肢掌侧和胁部的经穴。

（3）侧卧位：适用于头面、胸、腹、下肢等两侧的经穴，如将股膝屈曲，可灸臀部环跳穴。

2.坐位

（1）仰靠位：适用于取前头部、面部和前颈区穴位，当取仰靠坐位时，如果将两上肢放置于适宜高度的台上，或伸直肘关节掌面向上，或屈曲肘关节掌面向上，或呈拱拳状时，可用于上肢各穴和屈肘关节位置的诸穴。

（2）俯伏位：适用于取头顶、后头部和后颈区的穴位，有时适用于前臂部各穴。

（3）侧伏位：适宜于取颞侧穴。

（五）施灸的次序

灸治疗法选取经穴往往不止一个，因此灸治位置分布就会有高低上下，或左右、腹背等不同，其施灸是有一定次序的，如《备急千金要方》说："凡灸当先阳后阴，言从头向左而渐下，次后从头向右而渐下，乃先上后下也。"《针灸大成》引《黄帝明堂灸经》关于施灸的次序时指出："先灸上后灸下，先灸少后灸多，皆宜审之。"

四、灸法的注意事项

（一）灸疗禁忌

（1）灸法多用于虚寒证，凡高热、实证不宜用灸法治疗。

（2）面部不宜行瘢痕灸，以免影响容貌。

（3）大血管周围不宜施灸。

（4）艾绒含挥发油，极易燃烧，因此施灸时要注意安全，以免烧坏衣物，治疗后要将艾炷或艾条熄灭。

（5）治疗后如局部出现水疱，水疱小者不必挑破，任其自然吸收；如水疱较大，可用注射器将疱内液体抽出，盖以敷料保护，待其吸收愈合。

（二）灸后的处理

1. 发灸疮

在古代，运用艾灸治疗很强调发灸疮，认为灸治后如果没有灸疮是没有效果的，至少疗效不好。临床上灸足三里以预防疾病、化脓灸治哮喘、灸治痞块疗效显著都说明了这一点。

关于灸疮引发，明代以前是用"鞋底灸"的方法热熨灸处来引发的，如《针灸甲乙经》说："欲令灸发者，灸履熨之，三日即发。"但此法每易感染，故用之者渐少，至宋代已有所改良，如《针灸资生经》说："今用赤皮葱三五茎去青，于糖火中煨热，拍破，热熨疮十余遍，其疮三日自发。"宋代王执中在介绍其发灸疮经验时说："予见人灸不发者，频于生麻油渍之而发，亦有用皂角煎汤候冷，频点之而发，亦有恐气血不发，于灸前后，煎四物汤服，以此汤滋养气血故也，盖不可一概而论也。予尝灸三里各七壮，数日过不发，再各灸二壮，右足发，左足不发，更灸左足一壮，若疮疼不可忍，多时不转，饮黄连煎神效。"指出了施灸后，为促进邪气外泄，可在灸疮周围用赤葱薄荷汤洗净。实际上这种方法可以起到预防感染和促进局部循环的作用，是护理灸疮的方法。

2. 洗灸疮

灸疮溃发后要适当处理。《针灸资生经》说："凡着灸住火，便用赤皮葱薄荷煎汤，温洗疮周围约一二尺，令驱逐风气于疮口内出，兼令经脉往来，不滞于疮下，自然疮坏疾愈。若灸疮退火痂后，用东南桃枝青嫩柳皮煎汤温洗，能护疮中诸风……倘疮口易收，而病气不得出也，如用别物，干燥作痛，亦且不便。"指出了熬药的方法及其优点。至于由火伤太过，毒气不尽，《丹溪心法》说："灸疮久不合，用黄连、甘草节、白芷、黄丹、香油同煎膏贴之。"如久病正气衰弱，灸疮亦可久不收口，《针灸集成》用内托黄芪丸、止痛生肌散治之。

现今临床上对灸疮的处理，通常是洗和贴同时进行，方法是在灸疮化脓后，每天均应用葱头薄荷开水洗去脓水，脓水多者，每天可洗 2~3 次，每次洗完后均贴上膏药，从化脓到收口每日不可间断，20~30 天疮口便可愈合。

3.贴灸疮

为使灸疮正常透发，要用药物贴敷灸处，以资保护，如《针灸资生经》说："凡贴灸疮，春用柳絮，夏用竹膜，秋用新棉，冬用兔腹上白细毛，猫儿腹毛更佳，今人多以膏药贴之，日两三易，全不疼，但以膏药贴，则易干尔，若要脓出多而疾除，不贴膏药尤佳。"《针灸大成》更具体指出药膏制法："用白芷、金星草、淡竹叶、芩、连、乳香、当归、川芎、薄荷、葱白等，炒铅粉，香油煎膏贴。"《针灸大成》说："有食热灸之物，如烧鱼、煎豆腐、羊肉之类而发。"介绍了通过用热葱温熨灸疮，和重复施灸，或内服滋养疗物等措施，都可令疮透发，临床上可参考应用。目前我们于施灸后一旬间，嘱患者以鸡肉、鲤鱼、笋、豆类、香草、蘑菇等品佐膳，均可以达到灸处疮发目的。当灸疮引发之后，便要忌食鱼腥、酸辣、猪头肉、鹅、笋、豆类等有激发性的食物，以免疮口难以愈合。

（三）灸后调摄

施灸后举凡饮食起居俱宜适当，以利灸疮透发和收摄。饮食不节，恣食厚味、辛辣酗醉，易生痰涎，致病气滞留不能外达；如灸疮已经透尽，又过食鱼、虾、蟹、鹅，碍灸疮收口；如灸后不顾摄养，七情过度，致情志郁结，亦对病情不利，是以古人强调灸后调摄，确有实际意义。《针灸大成》说："灸后不可饮茶，恐解火气，及食，恐滞经气，须少停一二时，即宜入室静卧，远人事，远色欲，平心定气，凡事俱要宽解。尤忌大怒、大劳、大饥、大饱、受热、冒寒。至于生冷瓜果，亦宜忌之。"又说："若过厚毒味，酗醉，致生痰涎，阻滞病气矣。鲜鱼鸡羊，虽能发火，止可施于初灸，十数日之内，不可加于半月之后。今人多不知恬养，虽灸何益？故因灸而反致害者，此也。徒责灸艾不效，何邪？"《医宗金鉴》说："凡灸后，须谨避风寒，慎其起居，养其气血，其喜、怒、忧、思、悲、恐、惊不可过极，和其情志，及禁食一切生冷、醇酒、厚味等物，即食蔬淡，亦当适宜，不可过度，以调养脾胃也。"《针灸资生经》："既灸，忌食鱼猪、热曲、生酒、动风冷物，鸡肉最毒，而房劳尤忌。"可见灸后要慎起居和情感，调饮食，这样对灸治可起到辅助作用。

第九章　刺灸类编

一、《内经》刺灸类编

（一）针药各有所宜

《素问·移精变气论》："毒药不能治其内，针石不能治其外。""病形已成，乃欲微针治其外，汤液治其内。""粗工凶凶，以为可攻，故病未已，新病复起。"

《素问·汤液醪醴论》："当今之世，必齐毒药攻其中，镵石针艾治其外也。"

《素问·玉机真脏论》："痹不仁肿痛，当是之时，可汤熨及火灸刺而去之。"

《素问·病能论》："有病颈痈者，或石治之，或针灸治之，而皆已，其真安在？岐伯曰：此同名异等者也。夫痈气之息者，宜以针开除去之；夫气盛血聚者，宜石而泻之。此所谓同病异治也。"

（二）九针来源

《素问·异法方宜论》："东方之域，天地之所始生也，鱼盐之地，海滨傍水，其民食鱼而嗜咸，皆安其处，美其食。鱼者，使人热中，盐者胜血，故其民皆黑色疏理，其病皆为痈疡，其治宜砭。故砭石者，亦从东方来。西方者，金玉之域，沙石之处，天地之所收引也，其民陵居而多风，水土刚强，其民不衣而褐荐，其民华食而脂肥，故邪不能伤其形体，其病生于内，其治宜毒药。故毒药者，亦从西方来。北方者，天地所闭藏之域也，其地高陵居，风寒冰冽，其民乐野处而乳食，脏寒生满病，其治宜灸焫。故灸焫者，亦从北方来。南方者，天地所长养，阳之所盛处也，其地下，水土弱，雾露之所聚也，其民嗜酸而食胕，故其民皆致理而赤色，其病挛痹，其治宜微针。故九针者，亦从南方来。中央者，其地平以湿，天地所以生万物也众，其民食杂而不劳，故其病多痿厥寒热，其治宜导引按跷。故导引按跷者，亦从中央出也。"

（三）九针之形

《灵枢·九针十二原》："九针之名，各不同形：一曰镵针，长一寸六分；二曰员针，长一寸六分；三曰锓针，长三寸半；四曰锋针，长一寸六分；五曰铍针，长四寸，广二分半；六曰员利针，长一寸六分；七曰毫针，长三寸六分；八曰长针，长七寸；九曰大针，长四寸。镵针者，头大末锐，去泻阳气；员针者，针如卵形，揩摩分间，不得伤肌肉，以泻分气；锓针者，锋如黍粟之锐，主按脉勿陷，以致其气；锋针者，刃三隅，以发痼疾；铍针者，末如剑锋，以取大脓；员利针者，尖如氂，且员且锐，中身微大，以取暴气；毫针者，尖如蚊虻喙，静以徐往，微以久留之而养，以取痛痹；长针者，锋利身薄，可以取远痹；大针者，尖如挺，其锋微员，以泻机关之水也。"

《灵枢·九针论》："一曰镵针者，取法于布针，去末半寸卒锐之，长一寸六分，主热在头身也。二曰圆针，取法于絮针，筒其身而卵其锋，长一寸六分，主治分间气。三曰锓针，取法于黍粟之锐，长三寸半，主按脉取气，令邪出。四曰锋针，取法于絮针，筒其身，锋其末，长一寸六分，主痈热出血。五曰铍针，取法于剑锋，广二分半，长四寸，主大痈脓，两热争者也。六曰员利针，取法于氂针，微大其末，反小其身，令可深内也，长一寸六分，主取痈痹者也。七曰毫针，取法于毫毛，长一寸六分，主寒热痛痹在络者也。八曰长针，取法于綦针，长七寸，主取深邪远痹者也。九曰大针，取法于锋针，其锋微员，长四寸，主取大气，不出关节者也。针形毕矣，此九针大小长短法也。"

（四）九针之应用

《灵枢·官针》："九针之宜，各有所为，长短大小，各有所施也，不得其用，病弗能移。病浅针深，内伤良肉，皮肤为痈；病深针浅，病气不泻，反为大脓；病小针大，气泻太甚，疾必为害；病大针小，气不泄泻，亦复为败。夫针之宜，大者泻，小者不移。已言其过，请言其所施。病在皮肤无常处者，取以镵针于病所，肤白勿取；病在分肉间，取以员针于病所；病在经络痼痹者，取以锋针；病在脉，气少当补之者，取之锓针于井荥分输；病为大脓者，取以铍针；病痹气暴发者，取以员利针；病痹气痛而不去者，取以毫针；病在中者，取以长针；病水肿不能通关节者，取以大针；病在五脏固居者，取以锋针，泻于井荥分输，取以四时。"

《灵枢·刺节真邪》："刺痈者用铍针，刺大者用锋针，刺小者用员利针，刺热者用镵针，刺寒者用毫针也。"

（五）针刺必先治神

《灵枢·九针十二原》："粗守形，上守神"，"粗守关，上守机，机之动，不离其空，空中之机，清静而微。其来不可逢，其往不可迫，知机之道者，不可挂以发，不知机道，扣之不发，知其往来，要与之期"。

《灵枢·官能》："用针之要，无忘其神。"

《素问·宝命全形论》："针有悬布天下者五，黔者共余食，莫知之也，一曰治神，二曰知养身，三曰知毒药为真，四曰制砭石小大，五曰知脏腑血气之诊，五法俱立，各有所先。""今末世之刺也，虚者实之，满者泄之，此皆众工所共知也，若夫法天则地，随应而动，和之者若响，随之者若影，道无鬼神，独来独往。""凡刺之真，必先治神，五脏已定，九候已备，后乃存针，众脉不见，众凶弗闻，外内相得，无以形先，可玩往来，乃施于人。""人有虚实，五虚勿近，五实勿远，至其当发，间不容瞚。"

《灵枢·刺节真邪论》："用针者，必先察其经络之实虚，切而循之，按而弹之，视其应动者，乃后取之而下之。"

《灵枢·本神》："凡刺之法，先必本于神。""是故用针者，察观病人之态，以知精神魂魄之存亡，得失之意，五者以伤，针不可以治之也。"

《灵枢·小针解》："粗守关者，守四肢而不知血气正邪往来也。上守机者，知守气也。机之动不离其空中者，知气之虚实，用针之徐疾也。空中之机清静以微者，针以得气，密意守气勿失也。其来不可逢者，气盛不可补也。其往不可追者，气虚不可泻也。不可挂以发者，言气易失也。扣之不发者，言不知补泻之意也，血气以尽而气不下也。知其往来者，知气之逆顺盛虚也。要与之期者，知气之可取之时也。"

（六）关于候气

《素问·离合真邪论》："帝曰：候气奈何？岐伯曰：夫邪去络入于经也，舍于血脉之中，其寒温未相得，如涌波之起也，时来时去，故不常在。故曰方其来也，必按而止之，止而取之，无逢其冲而泻之。真气者，经气也，经气太虚，故曰：其来不可逢，此之谓也。故曰候邪不审，大气已过，泻之则真气脱，脱则不复，邪气复至，而病益蓄，故曰：其往不可追，此之谓也。不可挂以发者，待邪之至时而发针泻矣，若先若后者，血气已尽，其病不可下，故曰知其可取如发机，不知其取如扣椎，故曰知机道者不可挂以发，不知机者扣之不发，此之谓也。"

《素问·宝命全形论》："手动若务，针耀而匀，静意视义，观适之变，是谓冥冥，莫知其形，见其乌乌，见其稷稷，徒见其飞，不知其谁，伏如横弩，起如发机。""刺实者须其虚，刺虚者须其实。经气已至，慎守勿失，深浅在志，远近若一，如临深渊，手如握虎，神无营于众物。"

《灵枢·九针十二原》："持针之道，坚者为宝，正指直刺，无针左右，神在秋毫，属意病者，审视血脉者，刺之无殆。""方刺之时，必在悬阳，及与两卫，神属勿去，知病存亡。血脉者，在腧横居，视之独澄，切之独坚。"

《素问·通评虚实论》："邪气盛则实，精气夺则虚。"

《灵枢·终始》："邪气来也紧而疾，谷气来也徐而和。""深居静处，占神往来，闭户塞牖，魂魄不散，专意一神，精气之分，毋闻人声，以收其精，必一其神，令志在针，浅而留之，微而浮之，以移其神，气至乃休。男内女外，坚拒勿出，谨守勿内，是谓得气。"

《灵枢·邪客》："持针之道，欲端以正，安以静，先知虚实，而行疾徐，左手执骨，右手循之，无与肉果，泻欲端以正，补必闭肤，辅针导气，邪得淫泆，真气得居。"

《灵枢·行针》："或神动而气先针行，或气与针相逢，或针已出，气独行，或数刺乃知，或发针而气逆，或数刺病益剧。"

（七）补泻原则

《灵枢·根结》："用针之要，在于知调阴与阳，调阴与阳，精气乃光，合形与气，使神内藏。"

《灵枢·九针十二原》："凡用针者，虚则实之，满则泄之，菀陈则除之，邪胜则虚之。"

《灵枢·禁服》："盛则徒泻之，虚则徒补之，紧则灸刺，且饮药，陷下则徒灸之，不盛不虚以经取之。"

《灵枢·经脉》："盛则泻之，虚则补之，热则疾之，寒则留之，陷下则灸之，不盛不虚，以经取之。"

《灵枢·根结》："形气不足，病气有余，是邪胜也，急泻之。形气有余，病气不足，急补之。形气不足，病气不足，此阴阳气俱不足也，不可刺之，刺之则重不足，重不足则阴阳俱竭，血气皆尽，五脏空虚，筋骨髓枯，老者绝灭，壮者不复矣。形气有余，病气有余，此谓阴阳俱有余也，急泻其邪，调其虚实。故曰：有余者泻之，不足者补之。"

《素问·阴阳应象大论》："善用针者，从阴引阳，从阳引阴，以右治左，以左治右。"

《灵枢·终始》："虚则泻之，是谓重虚，重虚病益甚，凡刺此者，以指按之，脉动而实且疾者，疾泻之，虚而徐者，则补之，反此者，病益甚。"

《灵枢·阴阳二十五人》："气有余于上者，导而下之，气不足于上者，推而休之，其稽留不至者，因而迎之，必明于经隧，乃能持之，寒与热争者，导而行之，其菀陈血不结者，则而予之。"

《灵枢·官能》："大热在上，推而下之，从下上者，引而去之，视前痛者，常先取之。大寒在外，留而补之，入于中者，从合泻之。针所不为，灸之所宜。上气不足，推而扬之，下气不足，积而从之，阴阳皆虚，火自当之。"

《素问·阴阳应象大论》："血实宜决之，气虚宜掣引之。"

《素问·通评虚实论》："络满经虚，灸阴刺阳，经满络虚，刺阴灸阳。"

《灵枢·寿夭刚柔》："病在阴之阴者，刺阴之荥输，病在阳之阳者，刺阳之合，病在阳之阴者，刺阴之经，病在阴之阳者，刺络脉……无形而痛者，其阳完而阴伤之也，急治其阴，无攻其阳，有形而不痛者，其阴完而阳伤之也，急治其阳，无攻其阴也。"

《灵枢·终始》："阴盛而阳虚，先补其阳，后泻其阴而和之，阴虚而阳盛，先补其阴，后泻其阳而和之。"

《灵枢·阴阳清浊》："刺阴者，深而留之，刺阳者，浅而疾之，清浊相干者，以数调之也。"

（八）补泻操作

1. 疾徐补泻

《灵枢·九针十二原》："徐而疾则实，疾而徐则虚，言实与虚，若有若无，察后与先，若存若亡，为虚与实，若得若失。""刺之微，在速迟。"

《灵枢·小针解》："徐而疾则实者，言徐内而疾出也。疾而徐则虚者，言疾内而徐出也。言实与虚，若有若无者，言实者有气，虚者无气也。察后与先，若存若亡者，言气之虚实，补泻之先后也，察其气之已下与常存也。为虚与实，若得若失者，言补者佖然若有得也，泻则恍然若有失也。""刺之微在数迟者，徐疾之意也。"

2. 迎随补泻

《灵枢·九针十二原》："迎而夺之，恶得无虚，迫而济之，恶得无实，迎之随之，以意和之。"

《灵枢·寒热病》："刺虚者，刺其去也，刺实者，刺其来也。"

《灵枢·终始》："泻者迎之，补者随之，知迎知随，气可令和。"

3. 呼吸补泻

《素问·离合真邪论》："吸则内针，无令气忤；静以久留，无令邪布；吸则转针，以得气为故；候呼引针，呼尽乃去，大气皆出。故命曰泻……必先扪而循之，切而散之，推而按之，弹而怒之，抓而下之，通而取之，外引其门，以闭其神，呼尽内针。静以久留，以气至为故，如待所贵，不知日暮，其气以至，适而自护，候吸引针，气不得出，各在其处，推阖其门，令神气存，大气留止，故命曰补。"

《素问·八正神明论》："泻必用方，方者，以气方盛也，以月方满也，以日方温也，以身方定也，以息方吸而内针，乃复候其方吸而转针，乃复候其方呼而徐引针，故曰泻必用方，其气乃行焉。补必用员，员者行也，行者移也，刺必中其荣，复以吸排针也，故员与方非针也。"

4. 开合补泻

《灵枢·九针十二原》："泻曰必持内之，放而出之，排阳得针，邪气得泄，按而引针，是谓内温，血不得散，气不得出也。补曰随之，随之意若妄之，若行若按，如蚊虻止，如留如还，去如弦绝，令左属右，其气故止，外门已闭，中气乃实。"

《灵枢·官能》："泻必用员，切而转之，其气乃行，疾而徐出，邪气乃出，伸而迎之，摇大其穴，气出乃疾。补必用方，外引其皮，令当其门，左引其枢，右推其肤，微旋而徐推之，必端以正，安以静，坚心无解，欲微以留，气下而疾出之，推其皮，盖其外门，真气乃存。"

《素问·调经论》："泻实者，气盛乃内针，针与气俱内，以开其门，如利其户，针与气俱出，精气不伤，邪气乃下，外门不闭，以出其疾，摇大其道，如利其路，是谓大泻，必切而出，大气乃屈。帝曰：补虚奈何？岐伯曰：持针勿置，以定其意，候呼内针，气出针入，针空四塞，精无从去，方实而疾出针，气入针出，热不得还，闭塞其门，邪气布散，精气乃得存，动气候时，近气不失，远气乃来。"

《素问·针解》："邪胜则虚之者，出针勿按。"

《素问·刺志》："夫实者，气入也，虚者气出也，气实者，热也。气虚者，寒也。入实者，左手开针空也，入虚者，左手闭针空也。"

（九）导气针法

《灵枢·五乱》："徐入徐出，谓之导气，补泻无形，谓之同精，是非有余不足也，乱气之相逆也……命曰治乱也。"

《灵枢·阴阳二十五人》："气有余于上者，导而下之，气不足于上者，推而休之，其稽留不至者，因而迎之，必明于经隧，乃能持之，寒与热争者，导而行之，其菀陈血不结者，则而予之。"

（十）刺微针法

《素问·调经论》：帝曰："神有余不足何如？岐伯曰：神有余则笑不休，神不足则悲。血气未并，五脏安定，邪客于形，洒淅起于毫毛，未入于经络也，故命曰神之微。帝曰：补泻奈何？岐伯曰：神有余则泻其小络之脉出血，勿之深斥，无中其大经，神气乃平。神不足者，视其虚络，按而致之，刺而利之，无出其血，无泄其气，以通其经，神气乃平。帝曰：刺微奈何？岐伯曰：按摩勿释，著针勿斥，移气于不足，神气乃得复。帝曰：善，气有余不足奈何？岐伯曰：气有余则喘咳上气，不足则息利少气，血气未并，五脏安定，皮肤微病，命曰白气微泄，帝曰：补泻奈何？岐伯曰：气有余则泻其经隧，无伤其经，无出其血，无泄其气，不足则补其经隧，无出其气，帝曰：刺微奈何？岐伯曰：按摩勿释，出针视之。曰：我将深之，适人必革，精气自伏，邪气散乱，无所休息，气泄腠理，真气乃相得。帝曰：善，血有余不足奈何？岐伯曰：血有余则怒，不足则恐，血气未并，五脏安定，孙络外溢，则络有留血。帝曰：补泻奈何？岐伯曰：血有余则泻其盛经，出其血，不足则补其虚经，内针其脉中，久留而视，脉大疾出其针，无令血泄。帝曰：刺留血奈何？岐伯曰：视其血络刺出其血，无令恶血得入于经，以成其疾。帝曰：善，形有余不足奈何？岐伯曰：形有余则腹胀，泾溲不利，不足则四肢不用，血气未并，五脏安定，肌肉蠕动，命曰微风。帝曰：补泻奈何？岐伯曰：形有余则泻其阳经，不足则补其阳络，帝曰：刺微奈何？岐伯曰：取分肉间，无中其经，无伤其络，卫气得复，邪气乃索。帝曰：善，志有余不足奈何？岐伯曰：志有余则腹胀飧泄，不足则厥，血气未并，五脏安定，骨节有动。帝曰：补泻奈何？岐伯曰：志有余则泻然筋血者，不足则补其复溜。帝曰：刺未并奈何？岐伯曰：即取之，无中其经，以去其邪，乃能立虚。""五脏之道，皆出于经隧，以行血气，血气不和，百病乃变化而生，是故守经隧焉。"

（十一）刺经筋

《灵枢·经筋》："治在燔针劫刺，以知为数，以痛为输。"

（十二）刺寒痹内热法

《灵枢·寿夭刚柔》："黄帝曰：刺寒痹内热奈何？伯高答曰：刺布衣者，以火焠之；刺大人者，以药熨之。黄帝曰：药熨奈何？伯高答曰：用淳酒二十斤，蜀椒一斤，干姜一斤，桂心一斤，凡四种皆㕮咀，渍酒中。用棉絮一斤，细白布四丈，并内酒中，置酒马矢煴中，盖封涂，勿使泄。五日五夜，出布棉絮，曝干之，干复渍，以尽其汁。每渍必晬其日，乃出干。干，并用滓与棉絮，复布为复巾，长六七尺，为六七巾，则用之生桑炭炙巾。以熨寒痹所刺之处，令热入至于病所，寒复炙巾以熨之，三十遍而止，汗出以巾拭身，亦三十遍止。起步内中，无见风，每刺必熨，如此病已矣，此所谓内热也。"

《灵枢·周痹》："刺痹者，必先切循其下之六经，视其虚实，及大络之血结而不通，及虚而脉陷空者而调之，熨而通之，其瘈坚转引而行之。"

（十三）卫气行针法

《灵枢·卫气行》："卫气之行，一日一夜五十周于身，昼日行于阳二十五周，夜行于阴二十五周，周于五脏。

是故平旦阴尽，阳气出于目，目张则气上行于头，循项下足太阳，循背下至小指之端。其散者，别于目锐眦，下手太阳，下至手小指之端外侧。其散者，别于目锐眦，下足少阳，注小指次指之间。以上循手少阳之分，下至小指次指之间。别者以上至耳前，合于颔脉，注足阳明以下行，至跗上，入五趾之间。其散者，从耳下，下手阳明，入大指之间，入掌中，其至于足也，入足心，出内踝下，行阴分，复合于目，故为一周。

其始入于阴，常从足少阴注于肾，肾注于心，心注于肺，肺注于肝，肝注于脾，脾复注于肾，为一周。是故夜行一舍，人气行于阴脏一周，与十分脏之八，亦如阳行之二十五周，而复合于目。"

"水下一刻，人气在太阳；水下二刻，人气在少阳；水下三刻，人气在阳明；水下四刻，人气在阴分；水下五刻，人气在太阳；水下六刻，人气在少阳；水下七刻，人气在阳明；水下八刻，人气在阴分；水下九刻，人气在太阳；水下十刻，人气在少阳；水下十一刻，人气在阳明；水下十二刻，人气在阴分；水下十三刻，人气在太阳；水下十四刻，人气在少阳；水下十五刻，人气在阳明；水下十六刻，人气在阴分；水下十七刻，人气在太阳；水下十八刻，人气在少阳；水下十九刻，人气在阳明；水下二十刻，人气在阴分；水下二十一刻，人气在太阳；水下二十二刻，人气在少阳；水下二十三刻，人气在阳明；水下二十四刻，人气在阴分；水下二十五刻，人气在太阳；此半日之度也。从房至毕一十四舍，水下五十刻，半日之度也。从昴至心，亦十四舍，水下五十刻，终日之度也。日行一舍，水下三刻与七分刻之四，大要曰：常以日之加于宿上也，人气在太阳。是故日行一舍，人气行三阳与阴分，常如是无已，天与地同纪，纷纷盼盼，终而复始，一日一夜，水下百刻而尽矣。"

"黄帝曰：卫气之在于身也，上下往来不以期，候气而刺之，奈何？伯高曰：分有多少，日有长短，春秋冬夏，各有分理，然后常以平旦为纪，以夜尽为始。是故一日一夜，水下百刻，二十五刻者，半日之度也，常如是毋已，日入而止，随日之长短，各以为纪而刺之。谨候其时，病可与期，失时反候者，百病不治。故曰：刺实者，刺其来也，刺虚者，刺其去也，此言气存亡之时，以候虚实而刺之。是故谨候气之所在而刺之，是谓逢时。病在于三阳，必候其气在于阳而刺之；病在于三阴，必候其气在阴分而刺之。"

（十四）缪刺法

《素问·缪刺论》："帝曰：愿闻缪刺奈何？取之何如？岐伯曰：邪客于足少阴之络令人卒心痛，暴胀，胸胁支满，无积者，刺然骨之前出血，如食顷而已；不已，左取右，右取左；病新发者，取五日已。邪客于手少阳之络，令人喉痹，舌卷口干，心烦，臂外廉痛，手不及头，刺手小指次指爪甲上，去端如韭叶，各一痏，壮者立已，老者有顷已，左取右，右取左，此新病数日已。邪客于足厥阴之络，令人卒疝暴痛，刺足大趾爪甲上，与肉交者，各一痏，男子立已，女子有顷已，左取右，右取左。邪客于足太阳之络，令人头项肩痛，刺足小趾爪甲上，与肉交者，各一痏立已，不已，刺外踝下三痏，左取右，右取左，如食顷已。邪客于手阳明之络，令人气满胸中，喘息而支胠，胸中热，刺手大指次指爪甲上，去端如韭叶，各一痏，左取右，右取左，如食顷已。邪客于臂掌之间，不可得屈，刺其踝后，先以指按之痛。乃刺之，以月死生为数，月生一日一痏，二日二痏，十五日十五痏，十六日十四痏。邪客于足阳跷之脉，令人目痛，从内眦始，刺外踝之下半寸所，各二痏，左刺右，右刺左，如行十里顷而已。人有所堕坠，恶血留内，腹中满胀，不得前后，先饮利药。此上伤厥阴之脉，下伤少阴之络，刺足内踝之下，然骨之前，血脉出血，刺足跗上动脉，不已刺三毛上各一痏，见血立已，左刺右，右刺左。善悲惊不乐，刺如右方。邪客于手阳明之络，令人耳聋，时不闻音，刺手大指次指爪甲上，去端如韭叶，各一痏，立闻；不已，刺中指爪甲上，与肉交者立闻，其不时闻者，不可刺也。耳中生风者，亦刺之如此数，左刺右，右刺左。凡痹往来，行无常处者，在分肉间痛而刺之，以月死生为数。用针者，随气盛衰以为痏数，针过其日数则脱气，不及日数则气不泻，左刺右，右刺左，病已止；不已，复刺之如法。月生一日一痏，二日二痏，渐多之，十五日十五痏，十六日十四痏，渐少之。邪客于足阳明之络，令人鼽衄，上齿寒，刺足大趾次趾爪甲上，与肉交者，各一痏，左刺右，右刺左。邪客于足少阳之络，令人胁痛，不得息，咳而汗出，刺足小趾次趾爪甲上，与肉交者各一痏，不得息立已。汗出立止，咳者温衣饮食，一日已。左刺右，右刺左，病立已；不已，复刺如法。邪客于足少阴之络，令人嗌痛，不可内食，无故善怒，气上走贲上，刺足下中央之脉，各三痏，凡六刺，立已，左刺右，右刺左。嗌中肿不能内唾，时不能出唾者，缪刺然骨之前，出血立已，左刺右，右刺左。邪客于足太阴之络，令人腰痛，引少腹控䏚，不可以仰息，刺腰尻之解，两胂之上，以月死生为痏数，发针立已，左刺右，右刺左。邪客于足太阳之络，令人拘挛，背急引胁而痛，内引心而痛，刺之从项始，数脊椎挟脊，疾按之，应手如痛，刺之傍三痏立已。邪客于足少阳之络，令人留于枢中痛，髀不可举，刺枢中以毫针，寒则久留针，以月死生为数，立已。治诸经刺之所过者，不病则缪刺之，耳聋刺手阳明，不已，刺其通脉出耳前者。齿龋，刺手阳明，不已，刺其脉入齿中者，立已。邪客于五脏之间，其病也，脉引而痛，时来时止，视其病，缪刺之于手足爪甲上，视其脉，出其血，间日一刺，一刺不已，五刺已，缪传引上齿，齿唇寒痛，视其手背脉血者，去之，足阳明中指爪甲上一痏，手大指次指爪甲上各一痏立已，左取右，右取左。邪客于手足少阴、太阴、足阳明之络，此五络皆会于耳中，上络左角，五络俱竭，令人身脉皆动，而形无知也，其状若尸，或曰尸厥，刺其足大趾内侧爪甲上，去端如韭叶，后刺足心，后刺足中趾爪甲上各一痏，后刺手大指内侧，去端如韭叶，后刺手少阴锐骨之端各一痏，立已；不已，以竹管吹其两耳，剃其左角之发，方一寸，燔治，饮以美酒一杯，不能饮者，灌之立已。凡刺之数，先视其经脉，切而从之，审其虚实而调之，不调者，经刺之，有痛而经不病者，缪刺之，因视其皮部有血络者尽取之，此缪刺之数也。""夫邪客大络者，左注右，右注左，上下左右，与经相干，而布于四末，其气无常处。不入于经俞，命曰缪刺。""故络病者其痛与经脉缪处，故命曰缪刺。"

《素问·调经论》："身形有痛，九候莫病，则缪刺之。"

（十五）巨刺法

《素问·缪刺论》："邪客于经，左盛则右病，右盛则左病，亦有移易者，左痛未已，而右脉先病，如此者，必巨刺之，必中其经，非络脉也。"

《素问·调经论》："痛在于左，而右脉病者，巨刺之。"

（十六）五脏刺法

《灵枢·官针》："凡刺有五，以应五脏，一曰半刺，半刺者，浅内而疾发针，无针伤肉，如拔毛状，以取皮气，此肺之应也。二曰豹纹刺，豹纹刺者，左右前后针之，中脉为故，以取经络之血者，此心之应也。三曰关刺，关刺者，直刺左右尽筋上，以取筋痹，慎无出血，此肝之应也，或曰渊刺，一曰岂刺。四曰合谷刺，合谷刺者，左右鸡足，针于分肉之间，以取肌痹，此脾之应也。五曰输刺，输刺者，直入直出，深内之至骨，以取骨痹，此肾之应也。"

（十七）五节刺法

《灵枢·刺节真邪》："黄帝问于岐伯曰：余闻刺有五节，奈何？岐伯曰：固有五节，一曰振埃，二曰发蒙，三曰去爪，四曰彻衣，五曰解惑……振埃者，刺外经去阳病也；发蒙者，刺腑腧，去腑病也；去爪者，刺关节肢络也；彻衣者，尽刺诸阳之奇腧也；解惑者，尽知调阳明，补泻有余不足，相倾移也。"

（十八）九变刺法

《灵枢·官针》："凡刺有九，以应九变。一曰输刺，输刺者，刺诸经荥俞脏俞也。二曰远道刺，远道刺者，病在上取之下，刺腑腧也。三曰经刺，经刺者，刺大经之结络经分也。四曰络刺，络刺者，刺小络之血脉也。五曰分刺，分刺者，刺分肉之间也。六曰大泻刺，大泻刺者，刺大服以铍针也。七曰毛刺，毛刺者，刺浮痹皮肤也。八曰巨刺，巨刺者，左取右，右取左。九曰焠刺，焠刺者，刺燔针则取痹也。"

（十九）十二节刺法

《灵枢·官针》："凡刺有十二节，以应十二经。一曰偶刺，偶刺者，以手直心若背，直痛所，一刺前，一刺后，以治心痹，刺此者，傍针之也。二曰报刺，报刺者，刺痛无常处也，上下行者，直内无拔针，以左手随病所按之乃出针，复刺之也。三曰恢刺，恢刺者，直刺傍之，举之前后，恢筋急，以治筋痹也。四曰齐刺，齐刺者，直入一，傍入二，以治寒气小深者，或曰三刺，三刺者，治痹气小深者也。五曰扬刺，扬刺者，正内一，傍内四而浮之，以治寒气之博大者也。六曰直针刺，直针刺者，引皮乃刺之，以治寒气之浅者也。七曰输刺，输刺者，直入直出，稀发针而深之，以治气盛而热者也。八曰短刺，短刺者，刺骨痹，稍摇而深之，致针骨所，以上下摩骨也。九曰浮刺，浮刺者，傍入而浮之，以治肌急而寒者也。十曰阴刺，阴刺者，左右率刺之，以治寒厥，中寒厥，足踝后少阴也。十一曰傍针刺，傍针刺者，直刺傍刺各一，以治留痹久居者也。十二曰赞刺，赞刺者，直入直出，数发针而浅之出血，是谓治痈肿也。"

（二十）三刺法

《灵枢·官针》："所谓三刺则谷气出者，先浅刺绝皮，以出阳邪；再刺则阴邪出者，少益深，绝皮致肌肉，未入分肉间也；已入分肉之间，则谷气出。故〈刺法〉曰：始刺浅之，以逐邪气，而来血气；后刺深之，以致阴气之邪，最后刺极深之，以下谷气，此之谓也。"

《灵枢·寿夭刚柔》："刺三变者奈何？伯高答曰：刺营者出血，刺卫者出气，刺寒痹者内热。"

（二十一）刺络法

《灵枢·经脉》："故诸刺络脉者，必刺其结上甚血者，虽无结，急取之以泻其邪，而出其血，留之发为痹也。"

《灵枢·刺节真邪论》："一经上实下虚而不通者，此必有横络盛加于大经，令之不通，视而泻之，此所谓解结也。"

《素问·三部九候论》："必先去其血脉，而后调之，无问其病，以平为期。""经病者治其经，孙络病者，治其孙络血，血病身有痛者治其经络，其病者在奇邪，奇邪之脉，则缪刺之，留瘦不移，节而刺之，上实下虚，切而从之，索其结络脉，刺出其血，以见通之。"

《素问·针解》："菀陈则除之者，出恶血也。"

《灵枢·禁服》："凡刺之理，经脉为始，营其所行，知其度量，内刺五脏，外别六腑，审察卫气，为百病母，调其虚实，虚实乃止，泻其血络，血尽不殆矣。"

（二十二）六变刺法

《灵枢·邪气脏腑病形》："黄帝曰：病之六变者，刺之奈何？岐伯答曰：诸急者多寒，缓者多热，大者多气少血，小者血气皆少，滑者阳气盛，微有热，涩者多血，少气，微有寒。是故刺急者，深内而久留之；刺缓者，浅内而疾发针，以去其热；刺大者，微泻其气，无出其血；刺滑者，疾发针而浅内之，以泻其阳气而去其热；刺涩者，必中其脉，随其逆顺而久留之，必先按而循之，已发针，疾按其痏，无令其血出，以和其脉；诸小者，阴阳形气俱不足，勿取以针，而调以甘药也。"

（二十三）刺寒热法

《灵枢·九针十二原》："刺诸热者，如以手探汤，刺寒清者，如人不欲行。"

（二十四）灸法

《灵枢·刺节真邪》："厥在于足，宗气不下，脉中之血，凝而留止，弗之火调，弗能取之。"

《素问·异法方宜论》："脏寒生满病，其治宜灸焫。"

《灵枢·禁服》："陷下则徒灸之，陷下者，脉血结于中，中有着血，血寒，故宜灸之。"

《灵枢·官能》："经陷下者，火则当之，结络坚紧，火所治之"，"针所不为，灸之所宜。"

《素问·骨空论》："灸寒热之法，先灸项大椎，以年为壮数；次灸橛骨，以年为壮数。视背俞陷者灸之，举臂肩上陷者灸之，两季胁之间灸之，外踝上绝骨之端灸之，足小趾次趾间灸之，腨下陷脉灸之，外踝后灸之，缺盆骨上切之坚痛如筋者灸之，膺中陷骨间灸之，掌束骨下灸之，脐下关元三寸灸之，毛际动脉灸之，膝下三寸分间灸之，足阳明跗上动脉灸之，巅上一灸之，犬所啮之处灸之三壮，即以犬伤病法灸之，凡当灸二十九处，伤食灸之，不已者，必视其经之过于阳者，数刺其俞而药之。"

《灵枢·背腧》："五脏之腧，出于背者……欲得而验之，按其处，应在中而痛解，乃其俞也，灸之则可，刺之则不可。气盛则泻之，虚则补之。以火补者，毋吹其火，须自灭也；以火泻者，疾吹其火，传其艾，须其火灭也。"

《素问·通评虚实论》："络满经虚，灸阴刺阳，经满络虚，刺阴灸阳。"

（二十五）针刺导引

《灵枢·刺节真邪》："上寒下热，先刺其项太阳，久留之，已刺，则熨项与肩胛，令热下合乃止，此所谓推而上之者也。上热下寒，视其虚脉而陷之于经络者取之，气下乃止，此所谓引而下之者也。大热遍身，狂而妄见、妄闻、妄言，视足阳明及大络取之，虚者补之，血而实者泻之，因令偃卧，居其头前，以两手四指挟按颈动脉，久持之，卷而切推，下至缺盆中，而复止如前，热去乃止，此所谓推而散之者也。"

（二十六）补泻感应

《素问·刺志论》："夫实者气入也，虚者气出也，气实者热也，气虚者寒也，入实者左手开针空也，入虚者左手闭针空也。"

《素问·针解》："黄帝问曰：愿闻九针之解，虚实之道。岐伯对曰：刺虚则实之者，针下热也，气实乃热也。满而泻之者，针下寒也，气虚乃寒也。""言实与虚者，寒温气多少也。""刺实须其虚者，留针阴气隆至，乃去针也，刺虚须其实者，阳气隆至，针下热，乃去针也。"

《灵枢·终始》："刺热厥者，留针反为寒，刺寒厥者，留针反为热。"

《灵枢·四时气》："飧泄补三阴之上，补阴陵泉，皆久留之，热行乃止。"

《灵枢·行针》："百姓之血气，各不同形，或神动而气先针行，或气与针相逢，或针已出，气独行，或数刺乃知，或发针而气逆，或数刺病益剧，凡此六者，各不同形，愿闻其方。岐伯曰：重阳之人其神易动，其气易往也。黄帝曰：何谓重阳之人？岐伯曰：重阳之人，熇熇蒿蒿，言语善疾，举足善高，心肺之脏气有余，阳气滑盛而扬，故神动而气先行。黄帝曰：重阳之人而神不先行者，何也？岐伯曰：此人颇有阴者也。黄帝曰：何以知其颇有阴也？岐伯曰：多阳者多喜，多阴者多怒，数怒者易解，故曰颇有阴，其阴阳之离合难，故其神不能先行也。黄帝曰：其气与针相逢奈何？岐伯曰：阴阳和调，而血气淖泽滑利，故针入而气出，疾而相逢也。黄帝曰：针已出而气独行者，何气使然？岐伯曰：其阴气多而阳气少，阴气沉而阳气浮，沉者内藏，故针已出，气乃随其后，故独行也。黄帝曰：数刺乃知，何气使然？岐伯曰：此人之多阴而少阳，其气沉而气往难，故数刺乃知也。黄帝曰：针入而气逆者，何气使然？岐伯曰：其气逆，与其数刺病益甚者，非阴阳之气，浮沉之势也，此皆粗工之所败，工之所失，其形气无过焉。"

（二十七）初学妄施之害

《灵枢·胀论》："泻虚补实，神去其室，致邪失正，真不可定，粗之所败，谓之夭命。补虚泻实，神归其室，久塞其空，谓之良工。"

《素问·离合真邪论》："诛罚无过，命曰大惑，反乱大经，真不可复；用实为虚，以邪为真，用针无义，反为气贼，夺人正气；以从为逆，荣卫散乱，真气已失，邪独内著，绝人长命，予人夭殃。"

《灵枢·根结》："满而补之，则阴阳四溢，肠胃充郭。肝肺内膜，阴阳相错，虚而泻之，则经脉空虚，气血竭枯，肠胃偡辟，皮肤薄著，毛腠夭瞧，予以死期。"

《灵枢·九针十二原》："凡将用针，必先诊脉，视气之剧易，乃可以治也。五脏之气已绝于内，而用针者反实其外，是谓重竭，重竭必死，其死也静，治之者辄反其气，取腋与膺；五脏之气已绝于外，而用针者反实其内，是谓逆厥，逆厥必死，其死也躁，治之者，反取四末。"

《灵枢·终始》："少气者，脉口人迎俱少，而不称尺寸也，如是者，则阴阳俱不足，补阳则阴竭，泻阴则阳脱，如是者，可将以甘药，不可饮以至剂，如此者弗灸，不已者；因而泻之，则五脏气坏矣。""凡刺之道，气调而止，补阴泻阳，音气益彰，耳目聪明，反此者血气不行，所谓气至而有效者，泻则益虚，虚者脉大如其故而不坚也，大如故而益坚者，适虽言故，病未去也。补则益实，实者脉大如其故而益坚也，大如其故而不坚者，适虽言快，病未去也，故补则实，泻则虚，痛虽不随针减，病必衰去。"

《灵枢·邪气脏腑病形》："刺此者，必中气穴，无中肉节。中气穴则针游于巷，中肉节即皮肤痛，补泻反则病益笃。中筋则筋缓，邪气不出，与其真相搏乱而不去，反还内著。用针不审，以顺为逆也。"

《素问·阴阳应象大论》："故善用针者，从阴引阳，从阳引阴，以右治左，以左治右，以我知彼，以表知里，以观过与不及之理，见微得过，用之不殆。"

（二十八）针刺有深浅

《灵枢·终始》："脉实者，深刺之，以泄其气。脉虚者，浅刺之，使精气无得出，以养其脉，独出其邪气。"

《灵枢·九针十二原》："夫气之在脉也，邪气在上，浊气在中，清气在下。故针陷脉则邪气出，针中脉则浊气出，针太深则邪气反沉，病益甚。故曰：皮肉筋脉，各有所处，病各有所宜，各不同形，各以任其所宜，无实实，无虚虚，损不足而益有余，是谓甚病，病益甚，取五脉者死，取三脉者恇，夺阴者死，夺阳者狂，针害毕矣。"

《素问·刺要论》："病有浮沉，刺有浅深，各至其理，无过其道。过之则内伤，不及则生外壅，壅则邪从之。浅深不得，反为大贼，内动五脏，后生大病。故曰：病有在毫毛腠理者，有在皮肤者，有在肌肉者，有在脉者，有在筋者，有在骨者，有在髓者。是故刺毫毛腠理无伤皮，皮伤则内动肺，肺动则秋病温疟，泝泝然寒栗。刺皮无伤肉，肉伤，则内动脾，脾动则七十二日四季之月，病腹胀、烦不嗜食。刺肉无伤脉，脉伤则内动心，心动则夏病心痛。刺脉无伤筋，筋伤则内动肝，肝动则春病热而筋弛。刺筋无伤骨，骨伤则内动肾，肾动则冬病胀、腰痛。刺骨无伤髓，髓伤则销铄胻酸，体解㑊然不去矣。"

《素问·刺齐论》："黄帝问曰：愿闻刺浅深之分。岐伯对曰：刺骨者无伤筋，刺筋者无伤肉，刺肉者无伤脉，刺脉者无伤皮，刺皮者无伤肉，刺肉者无伤筋，刺筋者无伤骨。帝曰：余未知其所谓，愿闻其解。岐伯曰：刺骨无伤筋者，针至筋而去，不及骨也。刺筋无伤肉者，至肉而去，不及筋也。刺肉无伤脉者，至脉而去，不及肉也。刺脉无伤皮者，至皮而去，不及脉也。所谓刺皮无伤肉者，病在皮中，针入皮中，无伤肉也。刺肉无伤筋者，过肉中筋也。刺筋无伤骨者，过筋中骨也，此之谓反也。"

《灵枢·阴阳清浊》："清者其气滑，浊者其气涩，此气之常也。故刺阴者，深而留之；刺阳者，浅而疾之；清浊相干者，以数调之也。"

《灵枢·根结》："气滑即出疾，其气涩则出迟，气悍则针小而入浅，气涩则针大而入深，深则欲留，浅则欲疾。以此观之，刺布衣者，深以留之，刺大人者，微以徐之，此皆因气慓悍滑利也。"

《灵枢·小针解》："针太深则邪气反沉者，言浮浅之病，不欲深刺也，深则邪气从之入，故曰反沉也。"

《灵枢·官针》："脉之所居，深不见者，刺之微内针而久留之，以致其空脉气也。脉浅者，勿刺，按绝其脉，乃刺之，无令精出，独出其邪气耳。"

《灵枢·终始》："久病者，邪气入深，刺此病者，深内而久留之，间日而复刺之，必先调左右，去其血脉，刺道毕矣。""故一刺则阳邪出，再刺则阴邪出，三刺则谷气至，谷气至而止。所谓谷气至者，已补而实，已泻而虚，故以知谷气至也。邪气独去者，阴与阳未能调，而病知愈也。故曰：补则实，泻则虚，痛虽不随针减，病必衰去矣。"

《素问·刺禁论》："刺中心一日死，其动为噫。刺中肝五日死，其动为语。刺中肾六日死，其动为嚏。刺中肺，三日死，其动为咳。刺中脾十日死，其动为吞。刺中胆一日半死，其动为呕。刺跗上中大脉，血出不止死。刺面中溜脉，不幸为盲。刺头中脑户，入脑立死。刺舌下中脉太过，血出不止，为喑。刺足下布络中脉，血不出为肿。刺郄中大脉，令人仆脱色。刺气街中脉，血不出为肿鼠仆。刺脊间中髓，为伛。刺乳上中乳房，为肿，根蚀。刺缺盆中内陷气泄，令人喘咳逆。刺手鱼腹，内陷为肿。"

《灵枢·逆顺肥瘦》："年质壮大，血气充盈，肤革坚固，因加以邪，刺此者，深而留之，此肥人也，广肩腋项，肉薄厚皮而黑色，唇临临然，其血黑以浊，其气涩以迟，其为人也，贪于取与，刺此者，深而留之，多益其数也……瘦人者，皮薄色少，肉廉廉然，薄唇轻言，其血清气滑，易脱于气，易损于血，刺此者，浅而疾之……刺壮士真骨，坚肉缓节，监监然，此人重则气涩血浊，刺此者，深而留之，多益其数，劲则气滑血清，刺此者，浅而疾之……婴儿者，其肉脆，血少气弱，刺此者，以毫针，浅刺而疾发针，日再可也。黄帝曰：临深决水奈何？岐伯曰：血清气滑，疾泻之，则气竭焉。黄帝曰：循掘决冲，奈何？岐伯曰：血浊气涩，疾泻之，则经可通也。"

（二十九）针刺时机

《素问·疟论》："有余者泻之，不足者补之，今热为有余，寒为不足，夫疟者之寒，汤火不能温也，及其热，冰水不能寒也，此皆有余不足之类，当此之时，良工不能止，必须其自衰乃刺之。""无刺熇熇之热，无刺浑浑之脉，无刺漉漉之汗，故为其病逆，未可治也。"

《灵枢·逆顺》："上工刺其未生者也，其次，刺其未盛者也，其次，刺其已衰者也。下工刺其方袭者也，与其形之盛者也，与其病之与脉相逆者也。故曰：方其盛也，勿敢毁伤，刺其已衰，事必大昌。故曰：上工治未病，不治已病，此之谓也。"

（三十）针刺禁忌

《素问·刺禁论》："黄帝问曰：愿闻禁数。岐伯对曰：脏有要害，不可不察，肝生于左，肺藏于右，心部于表，肾治于里，脾为之使，胃为之市。膈肓之上，中有父母；七节之傍，中有小心。从之有福，逆之有咎。刺中心一日死，其动为噫，刺中肝五日死，其动为语。刺中肾六日死，其动为嚏。刺中肺，三日死，其动为咳。刺中脾十日死，其动为吞。刺中胆一日半死，其动为呕。刺跗上中大脉，血出不止死。刺面中溜脉，不幸为盲。刺头中脑户，入脑立死。刺舌下中脉太过，血出不止，为喑。刺足下布络中脉，血不出为肿。刺郄中大脉，令人仆脱色。刺气街中脉，血不出为肿鼠仆。刺脊间，中髓为伛。刺乳上中乳房，为肿根蚀。刺缺盆中内陷气泄，令人喘咳逆。刺手鱼腹，内陷为肿。无刺大醉，令人气乱，无刺大怒，令人气逆，无刺大劳人，无刺新饱人，无刺大饥人，无刺大渴人，无刺大惊人。"

《灵枢·逆顺》："无刺熇熇之热，无刺漉漉之汗，无刺浑浑之脉，无刺病与脉相逆者。"

《素问·刺禁论》："刺阴股中大脉，血出不止，死。刺客主人内陷中脉，为内漏为聋，刺膝髌出液，为跛。刺臂太阴脉，出血多，立死。刺足少阴脉重虚出血，为舌难以言。刺膺中陷中肺，为喘逆仰息。刺肘中内陷气归之，为不屈伸。刺阴股下三寸内陷，令人遗尿。刺腋下胁间内陷，令人咳。刺少腹中膀胱尿出，令人少腹满。刺腨肠内陷，为肿。刺匡上陷骨中脉，为漏为盲。刺关节中液出，不得屈伸。"

《素问·诊要经终论》："凡刺胸腹者必避五脏，中心者环死，中脾者五日死，中肾者七日死，中肺者五日死，中鬲者皆为伤中，其病虽愈，不过一岁必死。"

《素问·四时刺逆从论》："刺五脏，中心一日死，其动为噫。中肝五日死，其动为语。中肺三日死，其动为咳。中肾六日死，其动为嚏欠。中脾十日死，其动为吞。刺伤人五脏必死，其动则依其脏之所变候，知其死也。"

《灵枢·终始》："凡刺之禁，新内勿刺，新刺勿内；已醉勿刺，已刺勿醉；新怒勿刺，已刺勿怒；新劳勿刺，已刺勿劳；已饱勿刺，已刺勿饱；已饥勿刺，已刺勿饥；已渴勿刺，已刺勿渴。大惊大恐，必定其气，乃刺之；乘车来者，卧而休之，如食顷，乃刺之；步行来者，坐而休之，如行十里顷，乃刺之。凡此十二禁者，其脉乱气散，逆其营卫，经气不次，因而刺之，则阳病入于阴，阴病出于阳，则邪气复生，粗工勿察，是谓伐身，形体淫泺，乃消脑髓，津液不化，脱其五味，是谓失气也。"

《灵枢·卫气》："能别阴阳十二经者，知病之所生；知候虚实之所在者，能得病之高下；知六腑之气街者，能知解结契绍于门户；能知虚实之坚软者，知补泻之所在；能知六经标本者，可以无惑于天下。"

《灵枢·五禁》："形肉已夺，是一夺也；大夺血之后，是二夺也；大汗出之后，是三夺也；大泄之后，是四夺也；新产及大血之后，是五夺也。此皆不可泻。""甲乙日自乘，无刺头，无发蒙于耳内。丙丁日自乘，无振埃于肩喉廉泉。戊己日自乘四季，无刺腹去爪泻水。庚辛日自乘，无刺关节于股膝。壬癸日自乘，无刺足胫。是谓五禁。"

《灵枢·热病》："热病不可刺者有九，一曰汗不出，大颧发赤，哕者死；二曰泄而腹满甚者死；三曰目不明，热不已者死；四曰老人婴儿，热而腹满者死；五曰汗不出，呕下血者死；六曰舌本烂，热不已者死；七曰咳而衄，汗不出，出不至足者死；八曰髓热者死，九曰热而痉者死，腰折瘛疭，齿噤齘也。凡此九者不可刺也。"

（三十一）针刺与脉象

《灵枢·邪气脏腑病形》："诸急者多寒，缓者多热，大者多气少血，小者血气皆少，滑者阳气盛，微有热，涩者多血少气，微有寒。是故刺急者，深内而久留之。刺缓者，浅内而疾发针，以去其热。刺大者微泻其气，无出其血。刺滑者，疾发针而浅内之，以泻其阳气而去其热。刺涩者，必中其脉，随其逆顺而久留之，必先按而循之，已发针，疾按其痏，无令其出血，以和其脉。诸小者，阴阳形气俱不足，勿取以针，而调以甘药也。"

（三十二）针灸之疗效

《灵枢·九针十二原》："今夫五脏之有疾也，譬犹刺也，犹污也，犹结也，犹闭也。刺虽久，犹可拔也，污虽久，犹可雪也，结虽久，犹可解也，闭虽久，犹可决也。或言久疾之不可取者，非其说也。夫善用针者，取其疾也，犹拔刺也，犹雪污也，犹解结也，犹决闭也。疾虽久，犹可毕也，言不可治者，未得其术也。"

（三十三）针刺之疗程

《灵枢·寿夭刚柔》："病九日者，三刺而已；病一月者，十刺而已。多少远近，以此衰之。""形先病而未入脏者，刺之半其日；脏先病而形乃应者，刺之倍其日。此外内难易之应也。"

（三十四）晕针与滞针

《灵枢·血络论》："脉气盛而血虚者，刺之则脱气，脱气则仆。"

《灵枢·经脉》："凡刺寒热者，皆多血络，必间日而一取之，血尽而止，乃调其虚实。其青而短者少气，甚者泻之则闷，闷甚则仆，不得言，闷则急坐之也。"

《灵枢·血络论》："针入而肉著何也？岐伯曰：热气因于针，则针热，热则肉著于针，故坚焉。"

（三十五）针灸与日时

《素问·八正神明论》："凡刺之法，必候日月星辰，四时八正之气，气定乃刺。是故天温日明，则人血津液而卫气浮，故血易泻，气易行；天寒日阴，则人血凝泣而卫气沉。月始生，则血气始精，卫气始行；月郭满，则血气实，肌肉坚；月郭空，则肌肉减，经络虚，卫气去，形独居。是以因天时而调血气也。是以天寒无刺，天温无疑。月生无泻，月满无补，月郭空无治，是谓得时而调之。因天之序，盛虚之时，移光定位，正立而待之。故曰月生而泻，是谓脏虚，月满而补，血气扬溢，络有留血，命曰重实；月廓空而治，是谓乱经，阴阳相错，真邪不别，沉以留止，外虚内乱，淫邪乃起。"

《灵枢·本输》："春取络脉诸荥大经分肉之间，甚者深取之，间者浅取之；夏取诸俞孙络肌肉皮肤之上；秋取诸合，余如春法；冬取诸井诸俞之分，欲深而留之。此四时之序，气之所处，病之所合，针之所宜。"

《灵枢·四时气》："春取经，血脉分肉之间，甚者深刺之，间者浅刺之。夏取盛经孙络，取分间，绝皮肤。秋取经俞，邪在府，取之合。冬取井荥，必深以留之。"

《灵枢·寒热病》："春取络脉，夏取分腠，秋取气口，冬取经腧。凡此四时，各以时为齐。络脉治皮肤，分腠治肌肉，气口治筋脉，经腧治骨髓、五脏。"

《素问·诊要经终论》："春刺散俞及与分理，血出而止，甚者传气，间者环也。夏刺络俞，见血而止，尽气闭环，痛病必下。秋刺皮肤，循理，上下同法，神变而止。冬刺俞窍于分理，甚者直下，间者散下。春夏秋冬，各有所刺，法其所在。春刺夏分，脉乱气微，入淫骨髓，病不能愈，令人不嗜食，又且少气。春刺秋分，筋挛逆气，环为咳嗽，病不愈，令人时惊，又且哭。春刺冬分，邪气著藏，令人胀，病不愈，又且欲言语。夏刺春分，病不愈，令人解堕。夏刺秋分，病不愈，令人心中欲无言，惕惕如人将捕之。夏刺冬分，病不愈，令人少气，时欲怒，秋刺春分，病不已，令人惕然，欲有所为，起而忘之。秋刺夏分，病不已，令人益嗜卧，又且善梦。秋刺冬分，病不已，令人洒洒时寒。冬刺春分，病不已，令人欲卧不能眠，眠而有见。冬刺夏分，病不愈，令人气上，发为诸痹。冬刺秋分，病不已，令人善渴。"

《素问·四时刺逆从论》："春气在经脉，夏气在孙络，长夏气在肌肉，秋气在皮肤，冬气在骨髓中……是故邪气者，常随四时之气血而入客也，至其变化不可为度，然必从其经气，辟除其邪，除其邪，则乱气不生。帝曰：逆四时而生乱气奈何？岐伯曰：春刺络脉，血气外溢，令人少气；春刺肌肉，血气环逆，令人上气；春刺筋骨，血气内著，令人腹胀。夏刺经脉，血气乃竭，令人解㑊；夏刺肌肉，血气内却，令人善恐；夏刺筋骨，血气上逆，令人善怒。秋刺经脉，血气上逆，令人善忘；秋刺络脉，气不外行，令人卧不欲动；秋刺筋骨，血气内散，令人寒栗。冬刺经脉，血气皆脱，令人目不明；冬刺络脉，内气外泄，留为大痹；冬刺肌肉，阳气竭绝，令人善忘。凡此四时刺者，大逆之病，不可不从也，反之则生乱气相淫病焉。"

《灵枢·师传》："春夏先治其标，后治其本；秋冬先治其本，后治其标。"

二、《难经》刺灸类编

（一）针刺补泻

《难经·六十九难》："经言虚者补之，实者泻之，不实不虚，以经取之，何谓也？然：虚者补其母，实者泻其子，当先补之，然后泻之，不虚不实，以经取之者，是正经自生病，不中他邪也，当自取其经，故言以经取之。"

《难经·七十难》："春夏刺浅，秋冬刺深者，何谓也？然：春夏者，阳气在上，人气亦在上，故当浅取之，秋冬者，阳气在下，人气亦在下，故当深取之。春夏各致一阴，秋冬各致一阳者，何谓也？然：春夏温，必致一阴者，初下针，沉之，至肾肝之部，得气，引持之阴也；秋冬寒，必致一阳者，初内针，浅而浮之，至心肺之部，得气，推内之阳也。是谓春夏必致一阴，秋冬必致一阳。"

《难经·七十一难》："经言刺营无伤卫，刺卫无伤营，何谓也？然：针阳者，卧针而刺之，刺阴者，先以左手摄按所针荥俞之处，气散乃内针，是谓刺营无伤卫，刺卫无伤营也。"

《难经·七十二难》："经言能知迎随之气，可令调之，调气之方，必在阴阳，何谓也？然：所谓迎随者，知营卫之流行，经脉之往来也，随其逆顺而取之，故曰迎随。调气之方，必在阴阳者，知其内外表里，随其阴阳而调之，故曰调气之方，必在阴阳。"

《难经·七十三难》："诸井者，肌肉浅薄，气少，不足使也，刺之奈何？然：诸井者，木也，荥者，火也。火者，木之子，当刺井者，以荥泻之。故经言补者不可以为泻，泻者不可以为补，此之谓也。"

《难经·七十四难》："经言春刺井，夏刺荥，季夏刺俞，秋刺经，冬刺合者，何谓也？然：春刺井者，邪在肝；夏刺荥者，邪在心；季夏刺输者，邪在脾；秋刺经者，邪在肺；冬刺合者，邪在肾。其肝、心、脾、肺、肾而系于春夏秋冬者，何也？然：五脏一病，辄有五色，假令肝病，色青者肝也，臊臭者肝也，喜酸者肝也，喜呼者肝也，喜泣者肝也，其病众多，不可尽言也。四时有数，而并系于春夏秋冬者也。针之要妙，在于秋毫者。"

《难经·七十六难》："何谓补泻？当补之时，何所取气？当泻之时，何所置气？然：当补之时，从卫取气，当泻之时，从营置气。其阳气不足，阴气有余，当先补其阳，而后泻其阴；阴气不足，阳气有余，当先补其阴，而后泻其阳，营卫通行，此其要也。"

《难经·七十八难》："针有补泻，何谓也？然：补泻之法，非必呼吸出内针也。知为针者，信其左；不知为针者，信其右。当刺之时，必先以左手压按所针荥俞之处，弹而努之，爪而下之，其气之来，如动脉之状，顺针而刺之，得气因推而内之，是谓补，动而伸之，是谓泻。不得气，乃与男外女内；不得气，是为十死不治也。"

《难经·七十九难》："经言迎而夺之，安得无虚？随而济之，安得无实？虚之与实，若得若失；实之与虚，若有若无。何谓也？然：迎而夺之者，泻其子也，随而济之者，补其母也。假令心病，泻手心主俞，是谓迎而夺之者也；补心主井，是谓随而济之者也。所谓实之与虚者，牢濡之意也，气来实牢者为得，濡虚者为失，故曰若得若失也。"

《难经·八十难》："经言有见如入，有见如出者，何谓也？然：所谓有见如入者，谓左手见气来至乃内针，针入，见气尽乃出针，是谓有见如入，有见如出也。"

（二）补泻妄施之害

《难经·十二难》："经言五脏脉已绝于内，用针者反实其外，五脏脉已绝于外，用针者反实其内。内外之绝，何以别之？然：五脏脉已绝于内者，肾肝气已绝于内也，而医反补其心肺；五脏脉已绝于外者，其心肺脉已绝于外也，而医反补其肾肝。阳绝补阴，阴绝补阳，是谓实实虚虚，损不足益有余。如此死者，医杀之耳。"

《难经·八十一难》："经言无实实虚虚，损不足而益有余，是寸口脉耶？将病自有虚实耶？其损益奈何？然：是病，非谓寸口脉也，谓病自有虚实也。假令肝实而肺虚，肝者木也，肺者金也，金木当更相平，当知金平木。假令肺实而肝虚，微少气，用针不补其肝，而反重实其肺，故曰实实虚虚，损不足而益有余，此者中工之所害也。"

针灸治疗篇

第十章 针灸治疗概论

一、针灸治疗原则

有关针灸的治疗原则，以往的教科书说得不够明确，有点像是中医内科疾病内服汤药的治疗原则。靳老认为，针灸治疗原则是每个针灸医师都必须遵循的原则，它与中医其他学科的治疗原则是不同的。例如，内科治疗热病用寒凉药，寒病用温热药，而针灸则不同，它是以经络学说为主导的。经络是运行气血的通道，机体发生病变与气血的盛衰有着密切关系，所以应根据经络气血盛衰来制定不同的治疗原则，并采取不同的针刺手法，以达到治疗疾病的目的。自古以来，传统针灸的治疗原则应该是"虚则补之，实则泻之，寒则留之，热则疾之，陷下则灸之，不盛不虚，以经取之"。也就是说气血虚弱、正气不足者，要用补的手法，邪气偏盛的要用泻的手法以泻邪气，热病多为外邪侵犯体表，病位在外，多用发汗解表之剂，如银翘、薄荷、桂枝之类，而针灸则用浅刺或浮刺的方法。临床上有的患者得了外感发热之类病症，针灸医生常在膀胱经上用梅花针点刺（也就是浮刺），或用毫针快速针刺，留针时间很短。中寒内盛、阳气不足的情况下，就应该留针，留到寒去温来为止。中气下陷之脱肛、子宫脱垂、胃下垂、肾下垂等病证，以温灸的方法提升阳气，如常见的灸百会治脱肛、子宫脱垂，灸中脘治胃下垂，灸肾俞治肾下垂等，这些在临床上均已收到很好的疗效，就说明了这一点。虚实不明显，就取病变的那条经脉，采用平补平泻的手法，或用导气同精法，以调和阴阳。如高血压初起的时候，不一定都是动脉硬化等器质性病变所致，有的人因情绪急躁、工作紧张、参加会考等，引起阴阳失调，就会出现血压偏高、头晕、失眠等这类不虚不实的病证，相当于西医学的神经官能症、神经衰弱等，邪不盛不能用泻法，正气未见虚衰，又不能用补法，那么就在表现出临床证候的那些经脉上用平补平泻的手法，以调和阴阳，就能收到治疗效果。

以上所说的就是针灸特有的治疗原则，这些都是原则性问题，临床上如果用错了，那就麻烦了，所以《黄帝内经》早就说过"补泻反则病益笃"。根据经络气血盛衰制定不同的治疗原则是针灸在治疗方法方面有别于中医其他学科的特色之一。

二、针灸分经辨证论治

为什么针灸要分经辨证论治呢？中医的辨证论治是以八纲（阴阳、表里、寒热、虚实）为主的，而针灸除了八纲之外，还应该分经辨证论治。因为经脉内属于脏腑，外络于肢节，针灸主要是作用在肢体的穴位上，穴位通过经络同脏腑密切联系，以调节脏腑气血功能，达到治疗疾病的目的。所以，必须要知道到底是哪条经脉发生病变，因此要"分经辨证"。例如，胃脘痛属胃经病变，那么就在胃经上取穴，胸胁痛、乳胀属肝胆经病变，就应在肝胆经上取穴，耳聋、听力下降属手足少阳经、足少阴肾经病变，当取上述经脉的穴位。靳老历来强调分经辨证施治，早在 20 世纪 60 年代，就研究和总结了这方面的内容。所以，在经脉辨证方面，一定要搞清楚每条经脉的证候。靳老经常要求学生在学习针灸的时候要善于总结、掌握这些经脉证候。如耳、鼻、咽喉等五官病症以及妇科病等均与哪些经脉有联系，又如四肢关节疼痛的疾病，要搞清楚风寒湿邪到底是侵犯了哪条经脉，不同部位的病变有不同的治疗方法，所以又要明了四肢经脉的分布情况，以利于分经辨证。在分经的基础上再辨证，如胃脘痛属胃经病变，然后分清虚实，在胃经上行补泻手法；如果胃脘痛属胃虚的，但情绪急躁，易怒，两胁胀痛，口苦，泛吐酸水等，又属肝气盛，肝木乘脾土，所以在选穴上，除用足三里补胃气外，常加用肝经的太冲等穴，行泻法，以疏肝理气。再如，耳鸣耳聋这类病变，除选听宫、听会、翳风等少阳经穴外，还应加用足少阴肾经的太溪穴及灸腰部的肾俞穴。针灸分经辨证论治是针灸在治疗方法方面有别于中医其他学科的另一大特色。

三、针灸配穴处方

1. 针灸的处方和配穴原则

针灸治疗以经络学说为基础，以按经取穴为主，并结合病因、体质、疾病属性而佐以对证取穴，使两者配合，组成处方。

配穴多少按病情需要而定，一般以 2~4 穴为宜（本书在论述诸病证时列举的穴位较多，并不是一个处方，而是供临证时选用的穴位）。处方中各穴的刺灸方法，如选针还是灸，采用补还是泻，什么穴补，什么穴泻，补泻先后，针灸先后，以及留针时间，都应根据病情选用。

2. 常用的配穴方法

目前常用的针灸配穴方法有 3 种，是以经络学说为依据的循经取穴方法，三种方法可单独选择一种使用，也可几种结合使用。

（1）远道取穴法：是指在距离病痛较远的部位取穴治疗。这种方法是传统的循经取穴法，根据十二经脉的标本、脏腑的属络，以及与五官的联系，而选用各经四肢肘膝以下的经穴为主进行治疗。这种方法是上病下取和下病上取的方法，有疏通经脉气血、调和脏腑阴阳的作用。远道取穴，历代医家积累了丰富的经验，如《四总穴歌》指出："肚腹三里留，腰背委中求，头项寻列缺，面口合谷收"，就是远道取穴的例子。远道取穴虽以肘膝以下经穴为主，但也有用头面躯干经穴作为远道取穴的，例如脱肛、阴挺灸百会穴，下肢痿痹针肾俞穴等，都属于远道取穴法。经脉的循行有左右交叉、左右对称以及表里相配的关系，所以远道取穴还可以用左病右取、右病左取、表里互用进行配穴治疗。

（2）近部取穴法：是指在病痛的局部和邻近部位取穴。这种方法也是传统的取穴法，即"以痛为输"和"经脉所过，主治所及"的取穴法。该法有祛除局部邪气、疏通患部经脉、消瘀止痛的作用。近部取穴多用于治疗器官、经脉、经筋、四肢关节等部位的病痛。如眼病取睛明穴，鼻病取迎香穴，头痛取太阳穴，膝关节痛取犊鼻、阳陵泉穴等。

（3）对证取穴法：近部取穴法和远道取穴法都是以患部腧穴位置的距离为依据的，而对证取穴法则是针对全身性的某些疾病和病因，结合腧穴的特异性进行取穴的方法。例如外感发热，可取大椎、合谷穴，因为大椎穴属督脉，为阳脉之海，合谷穴属阳明，阳主表，故泻之可清热解表。身体虚弱可取三阴交、足三里穴，因三阴交属脾经，足三里穴属胃经，脾胃为后天气血生化之源，补之有健脾益气、滋生血气的作用。对证取穴法多以特定穴为主。例如：肝肾不足，补肝俞、肾俞（背俞）；除痰泻丰隆（络脾经）；祛湿取阴陵泉（脾经合穴）等。特定穴的应用，详见本书腧穴学篇，这里不再重复。

3. 靳老常用的配穴方法

现在的教材将取穴方法定为局部取穴、远道取穴和随证取穴这 3 种，如胃脘痛，局部取中脘，远部取足三里，这种选穴方法的确比较省事，但是为何同样的病种，不同的医生有不同的治疗效果呢？这就与针灸传统理论知识掌握的程度有很大的关系，靳老非常强调针灸传统配穴方法的重要性。

（1）滋水养阴法：适用于肾阴不足之证（内科用六味地黄丸治之），取肾经的原穴太溪、合穴阴谷，用补法。

（2）泻南补北法：泻南方的火，补北方的水，适用于阴虚火旺引起的咽喉肿痛、舌红、舌尖痛等病证（内科用知柏八味丸治之），用少府、内关、神门以泻火（泻南），用太溪、阴谷以补水（补北）。

（3）抑木扶土法：适用于肝气郁结、肝胆火旺或肝木乘脾土引起的病证，常用肝经的太冲穴，用泻法，脾俞、胃俞、足三里、中脘用补法。

（4）从阴引阳法：腹为阴，背为阳，在腹部取穴治疗阳腑的病变，多选募穴，如胃痛针中脘，肠病针天枢，小便不利针中极、关元。

（5）从阳引阴法：在背部取穴以治疗五脏之疾病，如咳嗽、哮喘灸肺俞，肾虚腰痛、不孕不育灸肾俞，消化不良取脾俞，心悸取心俞。

（6）上病下取法：上部有病取下部穴，如胃痛取足三里，头痛针涌泉，智障儿童取足智针（头上有病足下取）。

（7）下病上取法：下部有病取上部穴位，如脱肛、子宫脱垂灸百会。

（8）左病右取、右病左取法：这相当于传统针灸的巨刺、缪刺法，如右侧偏瘫可针左侧的颞三针，也可选左侧正常肢体相应的穴位来治疗，这也就是用正常的经气引导病变的经气，又叫"生气导死气"。又如，右侧肢体疼痛可选左侧相应的穴位泻之。

（9）补母泻子法：是根据疾病的虚实性质，结合脏腑、经脉和五腧穴的五行属性，虚则补其母穴，实则泻其子穴。

四、靳三针的学术体系内涵

靳老在几十年漫长的针灸医学临床和科学研究中，勇于探索，创立了靳三针疗法，深得海内外针灸界和患者的赞誉，不但是岭南针灸学派的代表，更是一种成功的临床针灸模式。靳三针形成至今，从早期总结三针穴组到将之运用于临床，探求其有效性及科学性，积累了近30年的教学和临床经验。其后在靳门弟子继承发扬之下，已形成了一套遵循传统中医理念并独具特色的针灸术，其学术体系内涵包括组穴特色、配穴特色、手法特色及治神调神特色。

1. 靳三针的组穴特色

针灸治病不离局部、远部及随证选穴的原则，而选穴又不离主穴及配穴两类。事实上，所有的三针穴组均作为主穴而设，临证还需辨证配穴。

（1）根据腧穴局部作用组穴：对于局部症状比较突出的病证，以病灶的周围或其上、中、下三部选穴配方，着重在于突出局部的治疗作用，加强腧穴的近治作用。此类穴组有眼三针、鼻三针、面瘫针、面肌针、耳三针、突三针、颈三针、腰三针、坐骨针、肩三针、膝三针、踝三针等。例如鼻三针是由迎香、鼻通和印堂三穴所组成，每个穴的应用都有其理论依据。如果将鼻分成上、中、下三段，位处上段的印堂穴为督脉所过，它可以起到振奋阳气的作用（鼻部症状如打喷嚏，以及伴随的恶风、易感冒出汗等症状，多属肺气虚、阳气虚）。鼻通穴位于鼻的中段，为经外奇穴，顾名思义，它有通畅鼻窍的作用。在鼻下部的迎香穴位于鼻翼旁，善通鼻气，专治不闻香臭，是治疗鼻疾的常用要穴。

（2）根据脏腑经脉相关理论组穴：治疗脏腑病变，主要选用与该脏腑有关的特定穴。中医理论中所讲的脏腑是肉眼看不到的，它指的是我们人体功能的一个个功能团。比如说"心"，所指的不是心脏，而是神。经络系统中的每一条经脉都有相对应的脏腑与之相连属，并随着经脉在人体内的循行，可与多个脏腑发生联系，专治脏腑功能失调类疾病，如足少阴肾经"属肾，络膀胱，上贯肝，入肺中，络心"。靳三针中的胃三针、肠三针、乳三针、阴三针、阳三针、尿三针、胆三针等组穴就是根据脏腑经脉相关理论来组合的，又称之为内景三针。如胃三针由中脘、内关、足三里穴组成，中脘为胃之募穴，足三里为胃之合穴、下合穴，内关为八脉交会穴，专治"心、胸、胃"病证，因胃与脾相表里，脾胃为后天之本，脾胃乃人体气机升降之枢纽，通过调理脾胃对五脏六腑皆有治疗作用。又如肠三针由关元、天枢、上巨虚三个穴组成。从字面上看，肠三针是治疗肠道疾病的，而从中医学理论来看，它治疗的是中医所讲的"腑"所主的相关疾病。大肠主津，可传化糟粕，如果大肠功能失调，会导致皮肤干燥，此谓不润，如果要滋润肌表，就要调理大肠的功能，从而化生津液。同时大肠与肺相表里，大肠功能正常，自然呼吸顺畅，肺功能就好。小肠生血，分清泌浊，饮食的精华部分到了小肠，清的变成血液，浊的变成尿液。肠三针在任脉和胃经上，阴中之阴为任脉，阴中之阳系胃经，两经均具有生血的功能，所以肠三针可以用来美容，还可以治疗贫血。

（3）根据经脉循行结合穴位局部治疗作用组穴：人体经络系统呈树状分布，以十二经脉为主干，以奇经八脉为养分储蓄池，以大小络脉为枝叶，沟通内外，联系上下，网络周身。所有经脉各行其道，有特定的规律可循。在靳三针中，足智针就是根据经络循行规律结合穴位局部治疗作用而独创的。足智针由涌泉、泉中、泉中内穴组成。涌泉是足少阴肾经的井穴，为肾经经气始发之处，为肾经的"泉眼"。《灵枢·经脉》曰："肾足少阴之脉，起于小趾之下，斜走足心，出于然谷之下。"此处所言"足心"乃足掌心，与手厥阴心包经劳宫穴的定位相呼应，应在足底第二、三趾缝纹头端与足跟连线的中点，正好是足底凹陷最明显处，并将该处形象地命名为泉中穴。在泉中与然谷之间的经脉所过处，再取一个泉中内穴（位于泉中向内旁开0.8~1寸处，处在肾经上）。按照"头上有病足下取"这一传统说法，单独针刺涌泉疗效固然好，但显得力量单薄，若顺着肾经经气循行的方向，在其路径上增加泉中和泉中内两穴，与涌泉同用，具有明显的协同增效作用。顾名思义，足智针可用于治疗神志类病证，如中风后遗症、失眠、眩晕、抑郁、健忘、痴呆、多动、智障、自闭等。

（4）根据腧穴所在经脉协同主治作用组穴：十四经穴的主治既有其共同性，又各有其特殊性。根据这一原理，靳老创立了不少行之有效、适应证广泛的三穴处方，例如手三针与足三针。手三针由曲池、外关、合谷穴组成。合谷穴不仅能治疗手腕部病证，还能治疗颈部和头面部病证，是为主穴。由于头面部病证多因火热上扰，以热证、实证为主，而曲池、外关，一为手阳明大肠经合穴，一为手少阳三焦经穴，有清利头目、行气止痛等功效。《素问·血气形志》曰："夫人之常数，太阳常多血少气，少阳常少血多气，阳明常多气多血。"曲池、外关二穴配用，既可针对病位，又可针对病性，用之统泻手三阳经之火。

足三针由足三里、三阴交及太冲穴组成。足三里是足阳明胃经的合穴，因为足阳明胃经循行于腹部，性属阴，所以足三里要当成阴穴看。《素问·阴阳离合论》曰："阴阳根起于厉兑，名曰阴中之阳。"太冲为足厥阴肝经的原穴，肝主藏血，正所谓肝肾同源，所以太冲也是性属阴的腧穴。三阴交穴是足三阴经交汇之处，性极阴，脾经、肝经、肾经这三条阴经结在一起，专治阴血类病证。

（5）根据腧穴的特殊作用组穴：还有一种组穴方法是根据腧穴的特殊作用来组合，比如定神针、四神针、智三针、晕痛针、痫三针、手智针等。以定神针为例，定神针是一组治神要穴，由印堂和阳白组成。督脉为阳脉之海，内络于脑，印堂在督脉上，自古有"悬阳"之称，可知印堂乃阳气汇聚之处。《灵枢识》记载，印堂又名"下极"，与心相应，为观察心神强弱之要穴。阳白为足少阳胆经穴，位于两目瞳仁之上，而肝胆相表里，开窍于目，藏魂，此穴与眼神有密切关系。胆为中正之官，决断出焉，《素问·六节藏象论》曰："十一脏取决于胆也。"古人认为胆，担也，有力量、善担当之意。阳白顾名思义，也是阳气汇聚之处，少阳胆气足，则诸脏之气安定，不逆乱也。《灵枢·九针十二原》曰："方刺之时，必在悬阳，及与两卫，神属勿去，知病存亡。"此处两卫乃眼睛的代称。古人认为，印堂和双目是人的神气表露之处，因此定神针有定神的作用。

2. 靳三针配穴特色

在临床运用中，除以各三针穴组作为主穴外，还应根据脏腑及分经辨证施治的原则来随证配穴，多选用五输穴，才能起到应有的治疗效果。

（1）脏腑辨证配穴：如以鼻三针作为主穴治疗鼻疾，应根据不同的状况配以其他穴位或穴组。打喷嚏、鼻痒、流清涕明显者，可以补肺俞、太渊或灸背三针；如果是鼻流黄浊脓涕、眉棱骨痛、舌红苔黄，属阳明经有热，可以泻行间、曲池、尺泽穴或手三针。肺经有热泻尺泽，肺经虚补太渊，这是属于脏腑辨证的补母泻子的方法。又如治疗咳嗽，按脏腑辨证，病位在肺，按照补母泻子的方法行针灸治疗，再配合中药，如果疗效不好，通常与大肠腑有关。临床经验告诉我们，久咳之人治疗效果不佳，从与肺经相表里的大肠经着手，泻上巨虚、下巨虚、曲池穴，疏导大肠，肺气以降，则咳自止。

（2）分经辨证配穴：针灸除了整体观念、辨证施治以外，着重突出的是分经辨证。针灸治疗作用于经络，所以在治疗肢体躯干病证时，除了局部选用靳三针穴组外，还要懂得分经辨证。例如肩三针（位于肩前、肩中、肩后）作为主穴治疗肩周疼痛时，还要根据疼痛放射的部位来分经辨证，在远端选穴行导气同精法。肩前、肩中、肩后分别属于手阳明经、手少阳经、手太阳经所主区域，故肩前穴疼痛可选远端的合谷穴，肩中疼痛可选外关或中渚穴，肩后疼痛可选后溪穴，这充分体现了分经辨证配穴的特色。

3. 靳三针手法特色

在临床上经常可见到一些针灸医生将针扎进穴位后，要么就加电，时间到了就出针，要么干脆什么手法都不做。这样的医生治病的疗效就可想而知了。靳三针非常重要的一点就是非常重视针灸的手法。中药要有效，除了用药精当，还讲究炮制、煎煮及服食方法。针灸是一种"术"，要起"犹拔刺""犹雪污""犹解结"的良效，除了选穴恰当，施术手法尤为重要。靳三针属于传统针灸术，其针刺手法包括入针、行针和补泻三部分内容。

（1）入针手法

入针的关键在于两神合一，用意在针，缓慢入针，得气为度。

所谓"两神合一"，即医者之神与患者之神合于施针穴位上。针灸是由医者和患者共同完成的，即以医者的神调患者的神，两者都要专注。入针是针刺的第一步。首先应将针慢慢地靠近穴位，让患者知道针刺即将开始，针尖要在一瞬间快速通过皮肤以减少疼痛。刺过皮肤后，则应慢慢地往下压，医者不仅要留意针下的感觉，还要留意患者的表情、感觉的变化，入针深浅以"得气为度"。所谓"得气为度"，以"气"为先，"气"是双方之"气"，施术者用心观察患者的表情、动态变化等，方能感悟到。总之，只能意会，难以言传。

缓慢捻转进针法是靳三针的独特入针手法。该手法强调针尖要接触皮肤片刻，快速破皮后再缓慢入针。针刺前针尖接触皮肤可保证取穴准确，引起患者警觉，有助于医患之间两神合一；缓慢捻转可激发表层卫气，增强针感；快速破皮可减轻疼痛甚至使不痛；缓慢进针有助于探穴和得气，且不容易刺伤血管和神经，能保证操作安全。

（2）行针手法

针灸治病的手段在于行补泻手法，补泻的前提在于得气，所以，进针之后要力求得气。影响得气的因素有很多，例如针刺时机、患者体质、针刺深浅、穴位的准确度、患者的感觉等。如果入针后不得气，则应采取行针手法，使其得气。行针的目的是催气，催气乃为了得气。《灵枢·九针十二原》曰："刺之要，气至而有效。效之信，若风之吹云，明乎若见苍天。刺之道毕矣。"可见气至与否，是针刺有效的基础，若患者不能得气，就要用适当的行针手法来催气。

靳三针的行针手法往往采取捻转飞法，也就是传统的飞针手法。此法非常实用，而且容易掌握。飞法的操作：用拇指与食、中指相对捏持针柄，一捻一放，捻时食、中指内屈，放时食、中指外伸，搓动针柄，如此连做3次，整个手呈小鸟飞状。飞法能加强患者的针感，使其得气。

讲到飞法，就要谈及飞针引气。飞针引气就是用飞法使整条经脉上针感的传导加强，使气至病所。例如眼疾的治疗，扎眼三针以后，是不能在眼部行飞法的，而应该在远端穴位（如光明穴、太冲穴等跟肝胆经、肾经、眼睛相关的远端穴位）上行飞法。相应的远端穴位一有针感，患者的病所就有了反应。例如治疗面瘫，往往可以在对侧的合谷穴行飞法。又如治疗头痛，如果是阳明经头痛，可以在远端的内庭、解溪、足三里穴行飞法；如果是后项痛，可以在昆仑、委中穴行飞法；如果是颠顶痛，可以在太冲和涌泉穴行飞法；如果是膀胱经、少阳经头痛，可以在外关穴行飞法。

（3）补泻手法

在得气的基础上，行适当的补泻手法，才能实现传统针灸补虚泻实、调和阴阳的治病作用。靳三针常用的补泻手法为《灵枢经》里最传统的补法、泻法、导气同精法（导气法）。

靳三针的补泻手法采用《内经》补泻中最基本的提插补泻法，因为其他补泻方法（如迎随、捻转、开合、呼吸补泻法等）都是以提插补泻作为基础的。提插补泻要在得气的前提下，在五输穴上实施。例如治疗鼻炎，不在迎香穴上行补泻手法，而在合谷穴上实施；治疗眼疾，不能在睛明穴上行补泻手法，而应在太冲穴实施；治疗耳疾，不能在听宫穴上施提插手法，而应选择中渚穴。每条经脉都有五输穴，施行手法时应遵循"补其母穴，泻其子穴"的原则。当然，原穴、背俞穴、募穴和其他特定穴都可以行补泻手法，但最常用的还是五输穴。

补法应重按轻提，重按的意思是缓而紧——把针紧紧地捏住，慢慢地往下压；轻提的意思是快而松——针紧紧地往下压之后，一松，很快地就提上来了。重按轻提的手法是在毫厘之间的。重按的时候紧紧地按，按的时候哪怕不动，紧紧捏住针柄，也是重按，然后把手一松，很自然地提上来。泻法应轻按重提，针刺得气以后，针在深处，医者轻轻将针尖一点，然后紧紧捏住针柄往上提。导气同精法在《内经》中又称导气法。《灵枢·五乱》曰："徐入徐出，谓之导气，补泻无形，谓之同精。"操作要点是进针后用同等的力度持针，缓慢提插，既不补也不泻，以达到导气同精的目的。医者应察言观色，针随患者的呼吸徐入徐出。操作过程中，应用暗示法，让患者的呼吸与医者的呼吸产生共鸣。因为患者的气息是病气，是一种不健康不正常的气息，而医者是健康的人，用医者的气来引导患者，导向一个有规律的、健康的呼吸。

在靳三针里经常会用到灸法。灸法也有补泻，和提插补泻是一个道理。行补法灸时，应温和悬灸，然后慢慢地靠近穴位，轻轻地提起来。例如补关元、气海，医者一手持艾条，另一只手的手指轻轻地放在穴位附近以感受温度，将艾条慢慢靠近患者的关元和气海，此时患者会觉得越来越热，待其感觉到烫的时候，轻轻、迅速地将艾条提起来，然后再慢慢地靠近他的皮肤，如此反复。行泻法灸时，应将艾条迅速靠近患者皮肤，当患者感觉到很烫的时候，慢慢提起，引泄而出。例如治疗寒邪所致的腹泻，可以在天枢穴、关元穴、气海穴施灸法泻法，一边熏一边吹，当皮肤发烫的时候，慢慢提起。行导气同精法灸时，往往选择四神穴、百会穴、背俞穴进行，操作方法是慢慢地往下放，在温和灸达到一定温度的时候（称为"得气为度"），再慢慢地往上提，就像前面所讲的"徐入徐出"。

补泻的效应以患者的主观感受为主。"补"，是补的经脉之气，患者自我觉得"若有所得"；"泻"，是泻经脉之气，患者自我觉得"若有所失"；"补泻无形"，是患者自我觉得既没有"得"，也没有"失"，但整个人之"气"变得比治疗前顺畅。

4. 靳三针治神调神特色

（1）调神与治病："神"是人体生命活动的外在表现，《灵枢·小针解》曰："神者，正气也，神寓于气，气以化神，气盛则神旺，气衰则神病。"《素问·移精变气论》曰："得神者昌，失神者亡。"说明神是人体生命中的一个重要组成部分。《灵枢·九针十二原》提到："粗守形，上守神。"此处所说之"神"是气血之意，只有气血运行正常，一个人才能神气十足，神采奕奕。阴阳是人体生命活动的根本，《素问·阴阳应象大论》说："阴阳者，天地之道也，万物之纲纪，变化之父母，生杀之本始，神明之府也。""阳化气，阴成形。"《素问·六微旨大论》说："出入废，则神机化灭；升降息，则气立孤危。故非出入，则无以生长壮老已；非升降则无以生长化收藏。是以升降出入，无器不有。"说明阴阳是运动不息的，只有阴阳相互转化，互根互用，生命活动才能运转正常。"阴盛则阳病，阳盛则阴病，阳盛则热，阴盛则寒"（《素问·阴阳应象大论》），说明只有阴阳平衡，人体才会健康，延年益寿。调神即是调气血、调脏腑、调阴阳，所以是治疗疾病的根本。

人体五脏功能表现于外谓之"五脏皆有神"，《灵枢·本脏》说："五脏者，所以藏精、神、血、气、魂、魄者也。"《灵枢·本神》所说："凡刺之法，必先本与神，血、脉、营、气、精神，此五脏之所藏也。""肝藏血，血舍魂"，"心藏脉，脉舍神"，"脾藏营，营舍意"，"肺藏气，气舍魄"，"肾藏精，精舍志"。其中"魂""神""意""魄""志"是五脏之神的表现。形与神是相统一的整体，不可分离，如《灵枢·天年》："神气舍心，魂魄毕具，乃成为人。"又《素问·上古天真论》："形与神俱而尽终其天年"。如《素问·汤液醪醴》："形弊血尽……神不使也。"又《素问·逆调论》："人身与志不相有，曰死。"说明如果形神不统一、不相得，人就不复存在。正如《素问·生气通天论》所说："阴平阳秘，精神乃治；阴阳离决，精气乃绝。"

（2）调神之思路：针灸医生在施术前，通过望闻问切、四诊合参诊断疾病的同时，应判断患者神之状况。《灵枢·大惑论》曰："五脏六腑之精气，皆上注于目而为之精。""目者，心使也，心者，神之舍也。"这里强调的就是在观察患者之时，尤其要着重观察患者的眼睛，即望眼神。当人体发生病变时，人体思维意识就有所损伤，抑或抑郁，抑或焦虑，就其精神来看，是较常人差的。所以，这样的人需要在治疗其身体病痛的同时，予以调神，从形神上予以治疗比单纯从形体上予以治疗效果要好得多，这就应了《素问·上古天真论》"形与神俱，而尽终其天年"的理论。人的精神活动与脏腑功能有密切关系，《灵枢·本神》曰："怵惕思虑者则伤神。"《景岳全书·不寐》："劳倦思虑太过者，必致血液耗亡，神魂无主，所以不眠。"说明人体思虑太过，则会耗气伤血，也就是说会失神。五脏受邪，便会对五脏之神产生伤害，所以在调神之时，需辨明五脏之神而调之。

（3）调神之针法：中医讲整体观与辨证论治，这也是中医学的优势，调神并不是调局部，而是调患者整体之神，并且贯穿于整个治疗过程。《大医精诚》曰："凡大医治病，必当安神定志，无欲无求，先发大慈恻隐之心，誓愿普救含灵之苦。"所以要尊重患者，体贴患者，让患者对你有信心。只有患者对医者有了充分的信心，施术起来才会顺利，疗效也就相对较好。在施术的过程中，不要心不在焉、粗心大意、心浮气躁，不要乱扯滥谈、高谈阔论，而要聚精会神，庄重和蔼，细心耐烦，体贴周到，动作轻巧，要审查患者病情，观察病情变化，随时调整。忌边扎针边说话，忌上下同时乱扎，做到针到、眼到、神到。对患者的病情要心中有数，对针下的感觉要细心体会，正如《灵枢·九针十二原》所说："持针之道，坚者为宝，正指直刺，无针左右，神在秋毫，属意病者。"

进针前要认真摆好体位，关心、体贴患者，充分为患者考虑，注意保护患者隐私等，让患者身心充分放松，信赖医者。针刺过程中要宁神定志，心无旁骛，注意力集中于所刺穴位，手持针要稳、要紧，有"手如握虎"之感，针刺时要腰直、肘平、腕悬、指实，针尖接触皮肤时要轻、稳、准。进针时务必要做到针接触皮肤后的四步法，即"正、压、捻、虚"。"正"即针身要正，垂直于施术部位；"压"即针在与皮肤接触的瞬间，加以稍稍的压力；"捻"即在针尖接触皮肤和下压的同时捻动针柄；"虚"即执针柄的手指要指实力虚，强调手指紧握针柄，手指轻轻捻动。针刺深度以得气为度，然后辨别虚实，施行补泻手法。针毕，让患者安心静养，直到治疗结束。

在这个广用电针、神灯等现代科技所发明的针灸工具的时代，靳三针仍坚持用传统手法对患者进行治疗，实属少数。如今医患关系紧张的原因，医者的不负责任也可能占了一部分。靳三针之调神针法，体现出医者全心全意的工作态度，在治疗患者病痛的同时，也对患者精神、心理层面进行了调整。

第十一章　痛证的针灸治疗

疼痛是临床最常见的一个症状，广泛见于各科和各系统疾病，由于发生部位和疾病性质不同，疼痛有隐痛、钝痛、刺痛、灼痛等不同种类。药物治疗通常是针对病因治疗和对症处理。单治病因，不能迅速止痛，单纯止痛又不能根治。针灸治疗痛证是一种标本并治的方法，具有适应证广、止痛快、操作简便、无毒副作用等特点。

一、针灸镇痛与经络的关系

早在《内经》就有关于疼痛病因的论述，认为疼痛与外感寒热、情志内伤、气血虚弱、内脏压迫、经络筋脉损伤有关。如《素问·奇病论》说："帝曰：人有病头痛，以数岁不已。此安得之？名为何病？岐伯曰：当有所犯大寒，内至骨髓，髓者以脑为主，脑逆故令头痛，齿亦痛，病名曰厥逆。"《素问·皮部论》："寒多则筋挛骨痛。"《素问·痹论》："痛者寒气多也，有寒故痛也。"《素问·举痛论》："寒气客于经脉之中，与炅气相薄，则脉满，满则痛而不可按也"，"炅气稽留，臭气从上，则脉充大而血气乱，故痛甚不可按也"，"寒气客于脉中，则血泣脉急，故胁肋与少腹相引痛矣。寒气客于脉外则脉寒，脉寒则缩踡，缩踡则脉绌急，绌急则外引小络，故卒然而痛"，"寒气客于肠胃之间，膜原之下，血不得散，小络急引，故痛"，"帝曰：愿闻人之五脏卒痛，何气使然？岐伯对曰：经脉流行不止，环周不休，寒气入经而稽迟，泣而不行，客于脉外，则血少，客于脉中，则气不通，故卒然而痛。"指出无论躯干四肢或头面脏腑都可以因为受寒而发生疼痛，并指出因寒为阴邪，其性凝滞，血脉泣聚不通，血脉不通则痛。由于寒性收引，经络受邪则蜷缩绌急，牵引小络发生疼痛。《灵枢·周痹》说："风寒湿气客于外分肉之间，迫切而为沫，沫得寒则聚，聚则排分肉而分裂也，分裂则痛，痛则神归之，神归之则热，热则痛解。"它指出了疼痛传归于神（心脏）可通过神（心脑）的调节而镇痛。

至于热邪引起疼痛，《素问·腹中论》说："帝曰：病热而有所痛者，何也？岐伯曰：病热者，阳脉也，以三阳之动也"，"夫阳入于阴，故病在头与腹，乃膜胀而头痛也。"《素问·至真要大论》说："诸痛痒疮，皆属于心。"《素问·举痛论》说："热气留于小肠，肠中痛。"《素问·刺热》："热争则卒心痛。"《灵枢·热病》说："热痛挟脐急痛。"《素问·气交变大论》："岁金不及，炎火乃行……复则寒雨暴至……阴厥且格，阳反上行，头脑户痛。"指出热邪引起的疼痛多偏于头部和脏腑，以及疮痒等外科疾病，这主要由于热为阳邪，头为诸阳之会，热邪上炎，三阳脉动，故头痛，热邪留于内则胃肠痛、心痛，热在肌肤则痒疮疼痛。

此外气血虚弱、七情太过、脏腑移位都会发生疼痛。如《素问·方盛衰论》说："气上不下，头痛颠疾。"指出因情志太过，使气血上逆，可发为头痛。《素问·举痛论》说："寒气客于背俞之脉，则脉泣，脉泣则血虚，血虚则痛。"《灵枢·五癃津液别》说："髓液皆减而下，下过度则虚，虚故腰背痛而胫酸。"《灵枢·阴阳二十五人》："足太阳之下……血气皆少，则喜转筋，踵下痛。"指出气血虚弱，不足以濡养筋脉组织，可发生疼痛。又如《灵枢·本脏》说："肝小则脏安，无胁下之痛，肝大则逼胃迫咽……且胁下痛……肝端正则和利难伤，肝偏倾则胁下痛也"，"脾大则苦凑眇而痛，不能疾行，脾高则眇引季胁而痛"，"肾大则善病腰痛……肾偏倾，则苦腰尻痛也"，指出了脏腑病理性增大和移位压迫均可引起疼痛。

综上所述，疼痛的产生与脏腑经络的气血失调以及"神"的活动有关。经脉内连脏腑，外络肢节，具有运行气血、营养全身、使人体各部的功能得以保持协调和平衡的作用，因此针刺经脉上的腧穴，可通其经络，调其气血，治其神，从而达到镇痛的效果。

二、痛证的针灸治疗原则及取穴法

1. 治疗原则

针灸治疗痛证是用经络学说理论去指导临床，强调辨证施治。《灵枢·九针十二原》说："凡将用针，必先诊脉，视气之剧易，乃可以治也。"故治疗前先按望、闻、问、切四诊程序，将患者复杂的证候用八纲辨证的方法，区别为寒、热、虚、实、表、里、阴、阳八种类型，并根据疾病的属性，按针灸的治疗原则取穴和治疗。

《灵枢·经脉》在叙述各经的循行病候之后，都指出治疗原则为"盛则泻之，虚则补之，热则疾之，寒则留之，陷下则灸之，不盛不虚，以经取之"。《灵枢·九针十二原》又说："菀陈则除之"，这是针灸治疗十二经脉疾病的原则，亦是针灸治疗痛证的总则。

2. 取穴法

（1）循经取穴：经脉内属脏腑，外络肢节，故各经的循行分布有固定的部位和特有的病候。根据病痛出现的证候、疼痛部位所属的经脉取该经腧穴治疗属循经取穴。例如心胸痛取内关，是因为心胸为心肺所在之处，手三阴（心、肺、心包经）经脉均从胸走手，故取内关穴治心胸痛；内关又是八脉交会穴，与阴维脉相通，阴维脉维系全身之阴，阴维脉的病候是"苦心痛"，故内关穴除治心胸痛，同时还能治胃、胸膈、胁肋等部位的疼痛。又如腹痛取足三里穴，腹部内有胃肠等主理消化的腑，足三里是胃经合穴，又是胃腑的下合穴，与手阳明大肠经相接，下行于足胫，故取足三里穴有治疗肚腹部病痛的作用，同时合穴有"合治内腑"和治疗"饮食而得之病"的作用，根据"阳明行人身之前"，故足三里穴又能治体表前面组织的病痛，如前头、眼、耳、前胸、腹、下肢前面关节肌肉、筋腱的疼痛。又如腰痛取委中，背部膈下为腰部，内有肾、膀胱等脏腑，故"腰为肾之府"，取委中可治疗与肾有关的病痛；腰背部为膀胱经所布，沿下肢后面循行，故委中可治各种腰痛病。又如头面痛取合谷穴，合谷是手阳明大肠经的原穴，阳明经脉循行分布于上肢伸侧前面，上行分布在前面部，故头面前的疼痛取合谷穴治疗有效；头面部分布有眼、鼻、齿，手阳明经的别络又入耳，故合谷穴还可治疗五官疾病、面瘫和上肢疾病。

在循经取穴的原则下，可以根据脏腑经脉的阴阳表里、左右交叉、上下相贯、气血多少等，而有"表里取穴"（既取本经又取相表里经的穴位配合）、"左右取穴"（既取本经左侧穴位，又取其右侧穴位，或左侧病而取右侧经穴）、"上下取穴"（上下肢同时取穴），或根据阳明、太阴相表里，阳明经多气多血而采取"腰以上病痛以手太阴阳明为主，腰以下足太阴阳明为主"的治疗方法。

（2）局部取穴：即在疼痛局部及其邻近取穴。传统针灸学认为疼痛主要由经络气血阻闭不通所致，局部取穴可以疏泄局部邪气，疏通局部经气，从而达到镇痛消炎、活血散瘀的目的，这也就是《内经》"以痛为输"的方法。例如风湿痹痛的取穴，肩部取肩三针，肘部取曲池、天井、尺泽穴，腕部取阳溪、阳池、大陵、外关穴，腰胸胁部取天应、肾俞、大肠俞、命门穴，膝部取犊鼻、梁丘、血海、阳陵泉穴，踝部取商丘、丘墟、昆仑穴，牙痛取下关、颊车穴，眼痛取睛明、瞳子髎、攒竹、丝竹空穴，面痛取丝竹空、四白、下关、太阳、大迎穴，胃痛取中脘穴，胆痛取日月穴，脐痛取天枢、关元穴。

（3）随证取穴：亦称对症取穴，它与循经取穴、局部取穴有所不同，是针对某些全身性的病症，结合腧穴的特殊作用来取穴。"气会膻中"，如痛证兼有胸闷、气促，可配取膻中穴；"血会膈俞"，如兼血虚或慢性出血疾患，可配取膈俞穴；又如兼外感发热时，可配取大椎、曲池、合谷等穴以清热解表；阴虚发热、盗汗，可配取阴郄、复溜穴以滋阴清热而止汗等。这些都属随证取穴的范畴。

三、痛证的刺灸法

针灸治疗痛证，是把临床复杂的症状，辨证分为寒证、热证、虚证、实证、表证、里证、阴证、阳证等八种不同类型，采取不同的刺灸方法进行治疗。

实证：用针刺泻法，不灸，或点刺放血。

虚证：用针刺补法，多灸。

热证：用针刺泻法，速刺，不留针或少留针，或点刺放血，不灸。

寒证：用针刺补法，留针稍久，多灸。

表证：用浅刺。

里证：宜用深刺。

阴证：包括虚证、寒证、里证诸刺灸方法。

阳证：包括实证、热证、表证诸刺灸方法。

四、常见痛证的针灸治疗

头　痛

【概述】

头痛是临床上常见的自觉症状，可见于多种急、慢性疾病。中医将头痛分为外感和内伤两类，外感头痛因感受风、寒、湿等外邪之不同，临床上分为风寒头痛、风湿头痛、风袭经络三型，均以风邪为主；内伤头痛分为肝阳头痛、肾虚头痛、气血亏虚头痛、痰浊头痛和瘀血头痛五型。

头痛常见于西医学内、外、妇、神经、五官等各科疾病中。临床上遇到的头痛，多见于感染性发热性疾病、高血压、颅内疾病、神经官能症、偏头痛等。

【针灸治疗】

对于头痛的针灸治疗，靳老多以晕痛针为主，根据头痛的不同部位分经取穴，根据八纲辨证进行随证配穴。

前头痛：取阳明经头维、合谷穴。

侧头痛：取少阳经率谷、风池、中渚、外关穴。

后头痛：取太阳经天柱、后顶、后溪、昆仑穴。

颠顶痛：取督脉经与厥阴经百会、通天、太冲、涌泉、委中穴。

外感风寒：宜疏风散寒，加风池、风府、外关、列缺穴。

外感风热：宜疏散风热，加合谷、曲池穴。

外感风湿：宜祛风胜湿，加风池、合谷穴。

肝阳头痛：宜平肝潜阳，加风池、行间、太冲、太溪、涌泉穴。

肾虚头痛：宜养阴补肾，加肾俞、太溪、关元、气海穴。

气血亏虚：宜补养气血，加足三里、三阴交、关元、脾俞、胃俞穴。

痰浊头痛：宜化痰降逆，加丰隆、中脘、足三里穴。

瘀血头痛：宜活血化瘀，加血海、膈俞、太冲穴。

针法：一般用泻法，久病虚证用补法，虚实夹杂证用平补平泻手法，并配合灸法治疗。风袭经络可在阿是穴用刺络放血法。

【靳三针解说】

晕痛针由四神针、双太阳穴及印堂穴组成（四神针位于百会穴前、后、左、右各旁开 1.5 寸）。首先针四神针，四支针均向四周平刺，刺印堂穴时，向下沿皮平刺达鼻根部，以有酸胀感为度，有的甚至会引起流泪。关于太阳穴的针法，临床上必须要有一定的深度才有效，应采用直刺的方法，刺 0.8~1 寸深，针感以向眼内或目上放散为佳，如针下有硬物感，是到达颞骨，应将针提出 2 分，不要继续深入。

四神针组方意义： 本组穴位于四神聪外侧 0.5 寸。关于四神聪的位置，虽然许多医家均认为在百会穴前后左右各旁开 1 寸，但《银海精微》认为其应在百会前后左右各旁开 2.5 寸。靳老为严谨起见，特命名本组穴位为四神针，以示区别。按百会穴之前后各 1.5 寸，正当前顶穴和后顶穴之处，其左、右各 1.5 寸则均位于头部膀胱经左、右络却穴。根据"宁失其穴，勿失其经"的理论，较之四神聪，其在脑的投映区域更宽阔，因此，四神针的治疗效应更好，其理论依据也更充分，这在临床上也得到了反复的证实。四穴以百会为中心，意在加强百会的针灸效应。前顶，督脉经气所发，穴当头顶之上，百会之前；后顶，位于头顶之中，百会之后，又名交冲。《会元针灸学》解释说："又名交冲者，凶骨与颅骨相交，大脑小脑相交。"经云："后为太冲，与前三阳经气相交。背三阳循督脉而至，由是相交而会百会，故又名交冲。"关于络却，《针灸穴名解》说："足太阳之脉起于目内眦，上行至额抵顶，由本穴左之右，右之左，斜行交百会，即所谓上额交颠也。"可见，同前顶、后顶一样，左、右络却穴的经气均通于百会穴。

晕痛针组方意义： 印堂，位于前额部，经外奇穴之一，由于其正位于督脉上，故靳老认为本穴应归属于督脉。"督脉上至风府，入属于脑"，前额部又属阳明经分布的区域，故本穴有祛风止痛、安神镇静之功，常用于治疗各种眩晕。太阳穴位于颞侧，为少阳经分布的区域，故有清热祛风、解痉止痛的作用，用于治疗颞侧头痛。四神针有疏通经络、益智安神、解痉止痛的作用。四神针、印堂、太阳众穴并用，具有益气补血、开窍提神等功能，故可用于治疗各种头晕、头痛病证。

面 痛

【概述】

面痛又称三叉神经痛，是以面部三叉神经分布区内出现阵发性、短暂性剧烈疼痛为主症的疾病。受寒、感染、耳病，或肿瘤压迫、炎症、血管畸形等都可引起三叉神经痛，以中年人、妇女发病较多。

三叉神经痛仅局限于三叉神经分布区域内，好发于第二和第三支，所以疼痛以面颊上、下颌部为常见；痛多起自一侧，先由局部某一点受刺激而开始，寒冷、洗面、咀嚼等因素易引起突然发作，呈阵发性，短暂发作数秒或数分钟后缓解；每次发病可持续数小时或数天，在此期间常反复发作；疼痛甚则如刺、如烙，每日发作的次数多少不定，患者表情痛苦，面部有痉挛，流泪，食欲不振，病情持久，患者精神抑郁憔悴。原发性三叉神经痛一般无神经系统阳性体征，如伴有其他神经系统损害症状，或持续疼痛，就应该考虑可能由颅内疾患所致。

【针灸治疗】

循经取穴，以手足阳明经穴为主。靳老最常以叉三针为主治疗。

第一支：攒竹、阳白、鱼腰、丝竹空、合谷穴。

第二支：迎香、四白、太阳、合谷穴。

第三支：大迎、颊车、下关、合谷穴。

针法：针用泻法，不灸，电针对本病有较好的疗效。

【靳三针解说】

叉三针主要治疗三叉神经痛，它是由太阳穴、下关穴和阿是穴组成。因为三叉神经有三个分支，所以阿是穴要根据不同的情况来选。第一支痛可以选鱼腰穴和阳白穴，第二支痛以四白穴为主，第三支痛（下支痛）可以选大迎穴。这三个配穴都在三叉神经出面部的地方。太阳穴直刺0.8~1寸深，下关可刺1~1.2寸，嘱患者不要张口和讲话，以有麻胀感为佳。鱼腰穴和阳白穴互相透刺，鱼腰穴也可向丝竹空穴方向透刺，四白穴向下斜刺0.8~1寸深，大迎穴向口角方向平刺1~1.2寸，选仰卧位，一般需要留针，时间要达30分钟以上，每隔5分钟行捻转手法一次，用中度的刺激量，也可以用电针，选连续的密波，刺激量以患者能耐受为度，加电的时间稍长点，30~40 分钟。

胃脘痛

【概述】

胃脘痛又称胃痛，以胃脘部经常发生疼痛为主症。古代文献也将胃脘痛称为心痛、心下痛等，但它与真心痛不同。《灵枢·厥病》指出："真心痛，手足青至节，心痛甚，旦发夕死，夕发旦死。"从症状、体征及预后方面，与胃痛做了明确区别。

胃脘痛的病位在胃，与肝脾有密切关系。胃脘痛按病因分为寒邪犯胃、饮食停滞、肝胃郁热、阴虚胃痛、脾胃虚寒、瘀血停滞六型。

本证多见于西医学的急慢性胃炎，胃、十二指肠溃疡病，胃癌，胃神经官能症等。

【针灸治疗】

循经取穴，以足阳明胃经穴为主，佐以脾胃之俞募穴。靳老常以胃三针为主治疗。

寒邪犯胃：取足三里、中脘、脾俞、胃俞。针用补法，多灸。

饮食停滞：取中脘、足三里、建里。针用泻法，或加灸治。

肝气犯胃：取中脘、内关、足三里、期门、阳陵泉、太冲。针用泻法，不灸。

肝胃郁热：取中脘、内关、足三里、太冲、阳陵泉、内庭。针用泻法，不灸。

脾胃虚寒：取足三里、内关、脾俞、胃俞、中脘、关元。针用补法，多灸。

瘀血停滞：取足三里、内关、膈俞、血海、梁丘、公孙、三阴交。针用泻法，加灸。

【靳三针解说】

胃三针由中脘、内关、足三里这三个穴位组成。胃三针是按远近取穴加经验取穴来组方的，主要针对胃脘部疾病。中脘穴位处胃脘部，又是足阳明胃经的募穴，属局部取穴；足三里穴是足阳明胃经的合穴，是治疗胃腑疾病的要穴，属循经远道取穴；内关穴属八脉交会穴，通于阴维脉，并与之合于胃、心、胸，具有宽胸理气、止痛的作用。

患者通常应取仰卧位，解开裤带，使呼吸顺畅，并尽量放松。针中脘穴前，

最好先按压穴位少顷，该穴刚好在剑突与肚脐连线的中点，很容易选准穴位。待患者觉得穴下有酸胀感后，再以 1.5 寸针缓慢进针，可刺 1~1.2 寸深，以针下沉紧为好，多施以捻转补泻法。如行提插补泻，应根据患者身体肥瘦状态来定，腹壁肌肉、脂肪较厚者，可行提插补泻法。有时还可配合呼吸补泻来刺中脘穴，这样效果会更好些。针内关穴时，令患者双手放平，摸准穴位并按压之，使之有酸胀感，然后以 1 寸或 1.5 寸针直刺 0.8~1 寸，以局部有麻胀或放电样感觉为好，多施以捻转或刮针手法，也可以配合呼吸补泻。取足三里穴时要注意，书本上所说的膝下 3 寸是在屈膝状态下取的，但当患者双腿平放时，情况就不同了。正确的取穴方法在前面足三针中已经讲过，以 1.5 寸毫针缓慢刺入，以针感向下传导为佳，也可以用提插补泻手法。胃三针主要用来治疗各种原因引起的胃脘痛，有时可以加刺梁丘、公孙穴。

腹　痛

【概述】

腹痛是胃脘以下、耻骨以上部位发生疼痛的疾病，在临床上较为常见。腹内有许多脏腑，并为足三阴、足少阳、足阳明、冲、任、带等经脉循行之处，凡这些脏腑经脉受邪、内伤、本虚，均可产生腹痛。可根据寒、热、虚、实痛之不同分寒凝腹痛、寒湿腹痛、热结腹痛、湿热腹痛、脾阳不振腹痛、气滞腹痛、血瘀腹痛、食滞腹痛、虫积腹痛九型。

内科、外科以腹痛为主症的多种疾病，可参考本证辨证施治。

【针灸治疗】

循经取穴，以足阳明胃经穴为主，佐以胃肠之俞募穴。由于腹痛多与胃、肠、胆等腑有关，靳老常以胃三针、肠三针、胆三针为主治疗。肠三针、胆三针的解说见后面《常见脏腑病证的针灸治疗》部分。

寒凝腹痛：取中脘、神阙、关元、足三里穴。针用补法，久留，多灸。神阙不针，用隔盐灸；中脘穴用隔姜灸。

寒湿腹痛：取天枢、神阙、关元、上巨虚、阴陵泉、脾俞、胃俞、章门穴。针用泻法，加灸。

热结腹痛：取天枢、支沟、内庭、上巨虚、大肠俞穴。针用泻法，不灸。

湿热腹痛：取天枢、关元、上巨虚、足三里、大肠俞、阴陵泉穴。针用泻法，不灸。

脾阳不振腹痛：取章门、中脘、脾俞、胃俞、肾俞、神阙、足三里穴。针用补法，多灸。

气滞腹痛：取内关、中脘、足三里、太冲、阳陵泉穴。针用泻法，不灸。

血瘀腹痛：取膈俞、脾俞、足三里、三阴交、血海、合谷、腹部天应穴。针用泻法，不灸。

食滞腹痛：取中脘、建里、足三里、胃俞穴。针用泻法，少灸。

虫积腹痛：取大横、中脘、足三里、阳陵泉、百虫窝、四缝、日月、四白透迎香穴。

胁　痛

【概述】

胁痛是以一侧或两侧胁肋疼痛为主要表现的病症，是临床上常见的一种自觉症状。肝居胁下，胆附其上，其脉循于胁，故胁肋痛之病主要责于肝胆。临床上分为肝气郁结、瘀血停积、肝胆湿热、肝阴不足四型。

本证可见于西医的肝、胆囊、胸膜等急慢性疾病。

【针灸治疗】

循经取穴，以手足厥阴、少阳经为主，佐以背俞。靳老常以胆三针（期门、日月、阳陵泉）为主进行治疗。

肝气郁结：取期门、支沟、阳陵泉、太冲、内关穴。针用泻法，不灸，也可加皮肤针重扣患部后拔火罐，以加强祛瘀消肿止痛作用。

肝胆湿热：取阳陵泉、丘墟、支沟、内关、行间、期门、章门穴。针用泻法，不灸。

肝阴不足：取肝俞、期门、肾俞、足三里、三阴交、内关穴。针用补法，加灸肝俞、肾俞穴。

腰　痛

【概述】

腰痛是指以腰部疼痛为主要症状的一种病症，是临床常见证候之一，疼痛可出现在腰部的一侧或两侧。因腰为肾之府，腰痛与肾的关系最为密切。临床上根据病因分为寒湿腰痛、湿热腰痛、瘀血腰痛和肾虚腰痛四型。

西医学的肾脏疾病、风湿病、类风湿病、腰部肌肉骨髓的劳损及外伤等，以腰痛显著时，可参考本证辨证施治。

【针灸治疗】

循经取穴，以足太阳经为主，佐以辨证取穴。靳老常以腰三针为主治疗。

寒湿腰痛：取肾俞、大肠俞、委中、腰阳关穴。针用泻法，加命门、肾俞穴，以隔姜灸。

湿热腰痛：取肾俞、大肠俞、三焦俞、委中穴。针用泻法，可灸，或加梅花针腰部叩刺后拔火罐。

瘀血腰痛：取膈俞、脾俞、天应、委中、次髎穴。针用泻法，加梅花针腰部叩刺后拔火罐。

肾虚腰痛：取肾俞、志室、太溪、八髎、命门穴。肾阳虚针用补法，多灸；肾阴虚针用补法，不灸。

【靳三针解说】

腰三针由肾俞、大肠俞、委中三个穴位组成。采用常规针法，主要用来治疗腰椎的退行性病变，如骨质增生，以及腰肌劳损、风湿痛，因为其中有肾俞，遗精、阳痿、性功能低下等男科疾病也可以用它来治。

腰为肾之府，肾俞穴处于腰椎上段，即第2腰椎水平，大肠俞穴为足太阳膀胱经穴，挟腰脊而上，位处腰椎下段，肾俞、大肠俞左右共4穴，主治腰椎病变，属局部取穴法。"腰背委中求"，故选用委中穴，属循经远道取穴法。委中穴为治疗腰腿痛的要穴，从古时沿用至今。患者多取俯卧位，肾俞和大肠俞穴的取穴一定要准，针之前最好先以指压来探穴，以1.5寸针直刺1.2寸深左右，以腰部有酸、麻、胀感为好。委中穴的针感是最明显的，对于一些慢性腰痛，或伴见瘀血症状的，可以用双针同时刺委中穴，出针时如有出血，不必止血，应让其自然止血为好，这样可达到泻邪通络的作用。另外也可以在足太阳膀胱经上用拔罐、走罐、穴位注射、经络注血、TDP照射等辅助方法配合针刺腰三针施治，这些都需要根据不同的情况而选用。

痹　证

【概述】

痹证是指气血为病邪阻闭不通而引起的疾病。凡人体肌表经络经筋遭受风、寒、湿邪侵袭后，气血运行不畅，引起筋骨、肌肉、关节等处的酸痛麻木，伸屈不利和关节肿大等症统称痹证。根据病因的不同分为行痹、痛痹、着痹、热痹四型。

西医学的风湿热、风湿性关节炎、类风湿关节炎、纤维织炎、神经痛、痛风等，均属痹证范围。

【针灸治疗】

《内经》有"以痛为输，以知为数，燔针劫刺"的原则，以及治疗痹痛"腰以上者手太阴阳明主之，腰以下者足太阴阳明主之"的取穴法。局部穴位有通调患部经气、宣泄邪气、消肿止痛的作用，但必须在患部与循经取穴的基础上，结合行痹用祛风通络、痛痹用散寒止痛、着痹用除湿通络、热痹用清热通络的治疗方法，又根据久病损及肝肾气血，而配合补气血、滋肝肾才能提高疗效。

1. 患部取穴

肩部：肩三针（肩峰下凹陷中及肩关节前、后凹陷处）、肩髃、肩髎、臑俞穴。

肘部：曲池、天井、尺泽、外关穴。

腕部：阳池、外关、阳溪、合谷、腕骨穴。

颈部：天柱、百劳、大杼穴（即颈三针）。

背部：身柱、至阳、腰阳关。

髀部：环跳、居髎穴。

股部：秩边、承扶穴。

膝部：膝眼（包含内膝眼和犊鼻）、梁丘、血海（即膝三针），膝阳关，阴陵泉，阳陵泉。

踝部：昆仑、太溪、解溪（即踝三针），申脉，丘墟，商丘，照海。

2. 循经取穴

上肢痹痛：曲池、合谷、外关穴（即手三针）。

下肢痹痛：足三里、三阴交、太冲（即足三针），阳陵泉，委中。

腰背痹痛：委中穴。

3. 辨证取穴

行痹：风池、风府穴。

痛痹：肾俞、命门、关元穴。

着痹：足三里、阴陵泉、大肠俞穴。

热痹：大椎、风池穴。

气血不足：足三里、三阴交、脾俞、胃俞穴。

肝肾亏损：肾俞、肝俞穴。

壮筋骨：大杼（骨会）、阳陵泉（筋会）、绝骨（髓会）穴。

针法：初病患者一般采用泻法以祛除局部邪气，久病或体弱患者用补法以扶正祛邪。患部加灸可散寒止痛、温通经络，适用于寒证；梅花针点刺后，加拔火罐能除湿止痛，多用于着痹；电针有消炎镇痛作用；热痹只针不灸。

【靳三针解说】

肩三针：取肩三针，首先要取好第一针，第一针的定位是非常特别的。经过长期的临床和研究，靳老发现第一针刚好在肩峰下的凹陷中。过去按传统取肩髃的方法，要举臂才能找到。

靳老取这个穴，是不用举臂的，就在肩峰下的凹陷中。事实上，如患有肩关节疾病的患者，都很难外展或上举肩关节，所以肩三针对治疗肩关节疾病的患者是很方便的。在第一针的前、后方向各旁开约2寸处，也就是肩关节前、后凹陷处为第二针和第三针。所以这个肩三针刚好处在整个肩关节的范围。

针肩三针一定要用1.5寸或2寸针。先用手指在肩峰下探到凹陷处，通常按压它，患者会有明显的酸、麻、胀、痛感。向肩关节方向刺入，但不要刺入关节腔，以肩关节周围或向下有麻胀感为度。第二、第三针也是这样针刺。针后可以留针，或行捻转手法，也可以加电，或用神灯照射。也可在背三针上配合经络注血疗法或在局部用拔罐疗法。对肩周炎或肩关节其他疾患的疗效是很好的。

颈三针：颈三针在项背部，第一个穴就是天柱穴，第二个是百劳穴，第三个是大杼穴，主要用来治疗颈椎病。天柱穴在项部，属足太阳膀胱经穴。为什么要叫"天柱"呢？因为古人称颈椎骨为"柱骨"，头在上为天，故颈椎骨又称为"天柱骨"，天柱穴是颈椎段的大穴和代表穴，专治颈椎疾病。老人常见颈椎前倾，这是衰老的标志，治疗要振奋其阳气，天柱穴属足太阳经穴，可以起到这个作用，使颈项有力，挺直有神气。可以直刺1寸深，只要不向延髓方向刺，就不会有什么危险。百劳穴是经外奇穴，在第5、6颈椎段，后正中线旁开0.5寸处，位处颈椎旁，专治诸虚百损，可以直刺1寸深。大杼穴属膀胱经穴，位于颈椎的下段，"骨会大杼"，所以专治骨质的病变，针刺的时候一定要注意深度，最好往脊椎的方向斜刺，如直刺，最多不要超过1寸。这三个穴位分管颈椎的上、中、下三段，专门用来治疗颈椎病。

对于颈椎病引起的颈项疼痛及双肩臂麻木、疼痛，应视不同情况而加配穴位。如上肢外侧前缘疼痛，属手阳明经病变者，可加曲池穴；如上肢外侧正中疼痛，属手少阳经病变，可加用肩井、外关等穴；如果是上肢外侧后缘疼痛，属手太阳经病变，可以加后溪、天宗等穴。总之，应按中医经络理论来分经取穴。除针刺外，还可以用电针、温针、神灯、穴位注射、拔罐疗法、经络注血疗法来综合治疗。

膝三针：膝三针由膝眼（包含内膝眼及犊鼻）、血海、梁丘组成。膝三针一定要屈膝取穴，伸直是不行的，如果取仰卧位针治，可以在患者膝下垫上一个高枕，使患者双膝呈自然屈膝状。首先选内膝眼及犊鼻穴，另外是血海和梁丘穴。内膝眼及犊鼻穴要向内侧刺，可刺1~1.5寸深，但不要刺入关节腔内；血海、梁丘穴用1.5寸针直刺1.2寸深左右，以得气为度。膝三针主要是用来治疗膝关节疾病，如膝关节骨质增生、膝关节劳损、关节炎、扭伤等等。中医将膝关节疾病归属为痹证范畴，按病因的偏胜不同分为行痹、痛痹、着痹和热痹，往往配伍足三里、阳陵泉、阴陵泉等穴。对于行痹、痛痹、着痹，加以温针灸或嘱患者回家自灸；对于热痹，以针泻之而不灸；对于关节活动不利，可以用电针，选疏密波，也可考虑用经络注血疗法，在足三里、阳陵泉和血海穴处注射，隔天 1 次。

踝三针：踝三针由解溪、昆仑、太溪这三个穴位组成。针解溪穴前最好用指按压并探穴，探准凹陷处入针，可刺 0.8~1 寸深，针感以放射至踝关节左右或周围者为佳；昆仑和太溪穴在足跟腱与内外踝之间，往往两针相互透刺，针感就会很强，太溪穴的针感往往传到足底部，而昆仑穴的针感可以传到足趾端。踝三针主要用来治疗踝关节病变，如扭伤、关节骨质增生、劳损、小儿脑瘫的足跟不着地。有时候踝关节的肿痛，或者肿而不痛，针刺踝三针能起到利水消肿的作用，因为昆仑和太溪都与水有关，肾性水肿也可以使用。

手三针：手三针由曲池、外关、合谷三个穴位组成，主要用于治疗上肢运动障碍，譬如瘫痪，或者是感觉障碍，或者是上肢肌肉、关节的疾病。曲池和合谷是阳明经穴，《内经》说："腰以上病者，手太阴阳明主之。"靳老偏重选阳明经多一点，因为阳明经多气多血，阳明行气于三阳，上肢的活动应该与阳明经有关。外关是手少阳三焦的络穴，内通手厥阴经，与阳维脉相交会，"阳维维诸阳"，所以手三针治疗上肢活动障碍效果显著。一般行手法治疗，效果较好，也可以用电针治疗，根据不同情况选用不同的波型和刺激量。值得注意的是，针曲池穴时，一定要令患者曲肘，可刺 1~1.2 寸深；针外关穴时，一定要摆正腕关节的位置，即使呈自然体位，否则很难从两骨之间刺入，可刺入 1 寸左右，以得气为准。

足三针：足三针是由足三里、三阴交、太冲这三个穴位组成，三穴分别位处下肢的上、中、下三部，分属足阳明胃经、足太阴脾经和足厥阴肝经。足三里穴是多气多血的足阳明经合穴，具有补益、强壮和疏通下肢阳经经气之作用，是治疗下肢肌肉萎缩、运动功能障碍首选穴；三阴交穴是足太阴脾经脉气所发，足三阴经之交会穴，是治疗下肢阴经病变首选穴；太冲穴是足厥阴肝经之原穴和输穴，位居肝经冲要之位，是疏导下肢阴经经气要穴。三穴合用，主要用来治疗下肢的运动、感觉障碍，如下肢麻木、疼痛、无力，以及中风后遗症引起的肌张力增高或降低，肌肉萎缩，小儿脑瘫引起的下肢运动功能障碍等。

取足三里穴时要注意体位以及下肢的屈伸状况，屈膝时在犊鼻穴下用一夫法定 3 寸，胫骨前嵴外开 1 横指处即是；伸膝时用同侧虎口卡住髌骨上缘，食指下旁开胫骨前嵴外开 1 横指处便是。成人用 1.5 寸针，小儿用 1 寸针，直刺，入针后务必使得气，并令患者不要随意屈伸膝关节，以防引起疼痛或弯针。三阴交穴在内踝上 3 寸、胫骨内侧后缘，针前应先以指压来探穴，沿胫骨内侧后缘直刺，以有麻胀或放电样针感为佳。太冲穴要向涌泉穴方向透刺，这同后面要讲到的足智三针中涌泉穴要向太冲穴透刺一样，以使针感向足底放散为佳。

坐骨神经痛

【概述】

坐骨神经痛是指沿着坐骨神经分布的通路疼痛，与《内经》记载的周痹证"随脉以上，随脉以下，不能左右"相符合。本病分为原发性和继发性两种。原发性坐骨神经痛多由坐骨神经炎所引起，与感染、受寒、潮湿有关；继发性坐骨神经痛以继发于椎间盘脱出、肥大性脊椎炎、脊椎肿瘤、脊椎结核、椎间关节、骶髂关节和骨盆附近疾病为多见，亦有原因不明者。

临床有急性起病和慢性起病两型。常从腰部开始疼痛，以后转向坐骨神经分布区内，久坐、久站、躺卧、屈膝、弯腰等使疼痛加重，沿腰、臀、大腿后侧正中、膝、腘窝、腓骨小头、小腿后面中央、跟腱等处有明显压痛。若令患者仰卧、伸直膝关节，在患侧足跟部将其下肢抬起，约抬高至 40° 角时患者有剧烈疼痛，这就是坐骨神经痛的直腿抬高试验阳性征候，有助于本病的诊断。

原发性坐骨神经痛常因受寒或受湿引起，起病较急，沿坐骨神经放射痛和压痛明显，起病数日后加剧，经数周或数月后逐渐缓解。继发性坐骨神经痛一般有原发病可查，咳嗽、打喷嚏、排便可使疼痛加剧，腰椎旁有压痛或叩击痛，腰部活动受阻，活动时下肢有放射性疼痛。

【针灸治疗】

取足太阳膀胱经、足少阳胆经腧穴为主。靳老常以坐骨针为主治疗。

原发性坐骨神经痛：取大肠俞、肾俞、环跳、委中、阳陵泉、绝骨穴。针用泻法，加灸。加电针治疗，可提高疗效。

继发性坐骨神经痛：取环跳、秩边、承扶、殷门、委中、承山、阳陵泉、绝骨、腰 3~5 夹脊、肾俞、大肠俞穴。针用泻法，加灸。加电针治疗，可提高疗效。

【靳三针解说】

坐骨针：坐骨针是靳老根据长期的临床经验总结出来的专门治疗坐骨神经痛

的穴位，由坐骨点、委中和昆仑穴组成。

取坐骨点时应嘱患者取俯卧位，传统方法取环跳穴则是取侧卧位。坐骨点和环跳穴有所不同，靳老通过尸体解剖发现，人处于俯卧时，坐骨点下刚好就是坐骨神经，而环跳穴必须取侧卧位，并且要伸下腿、屈上腿才能取到，不利于针治。坐骨点在臀沟尽头水平，离后正中线旁开约3寸处，所以它不同于环跳穴。针治坐骨神经痛，必须刺中坐骨神经。靳老多让患者采用俯卧位，在平臀后臀沟尽头处以一夫法来定位，如果是女医生，由于手指稍小，可以加宽一点。以挟持进针法，用一块酒精棉球夹住针尖，垂直进针约2寸深，很容易刺中坐骨神经，一刺中坐骨神经，患者就会觉得整个脚像有一条线一样麻到足跟部，这样的疗效就会很好。昆仑穴用1寸针，直刺，以得气为佳。现在的教科书上所说的取环跳穴必须伸下肢、屈上肢，在骶骨裂孔与股骨大转子连线的中外1/3交界处，这种取穴方法与靳老的取穴方法异曲同工，但是靳老治疗坐骨神经痛，主要考虑疼痛是由上向下传的，而且要同时针肾俞、大肠俞，为了方便患者，所以选俯卧位。如果是侧卧位的话，肾俞、大肠俞针刺的效果就不理想。

另外，治疗坐骨神经痛如果想疗效好的话，一定要加电。选用连续的密波，强度以患者觉得舒服为度，不要太强。加电的时间可以长些，大约半个钟头，患者往往都会觉得很舒服。临床上应根据疼痛的不同部位，来加配其他穴位，也就是分经辨证取穴。如沿大腿后正中放射样痛，属足太阳膀胱经病变，应加用殷门、承扶、承山等穴；如沿大腿外侧放射样痛，属足少阳胆经病变，应加风市、阳陵泉等穴。

第十二章　脏腑病证的针灸治疗

一、概述

脏腑疾病包括外感时病和杂病两类。外感时病是指六淫邪气趁人体正气虚弱、卫外功能失固时侵袭机体，干扰人体正常的气血、脏腑、经络等功能，发生温病和伤寒等疾病。脏腑杂病是指因情志、劳伤、饮食、起居等因素，使脏腑生理功能异常而发生的疾病。经络"内连脏腑，外络肢节"，针灸有"行血气，营阴阳，濡筋骨，利关节"和"祛其邪"的作用，针灸治疗脏腑病证可以起到主治或辅助治疗的作用。

治疗脏腑疾病要掌握的脏腑、营卫气血、经络等辨证方法，是中医基本理论，这里不再重复。

药物治疗脏腑疾病是由于所采用的药物本身具有药物性能和气味，如辛凉解表药可疏解风热等，苦寒泻火药可清热解毒。虽然针灸没有辛凉苦寒等性味，却同样可以治疗感冒、痢疾、风湿、肠痈等病证，原因是针灸通过刺激经络腧穴，对脏腑组织起调整作用。

二、腧穴性能在脏腑疾病治疗中的应用

由于腧穴所属经脉的功能以及所处部位的解剖特点、机体对针灸刺激的反应各异，不同的腧穴能够起到不同的治疗作用。例如：大椎是督脉经穴，位于胸椎之上，属上焦经穴，督脉行于背，与手足三阳经交会，故有统督诸阳的作用，阳属表，外邪侵犯从表入里，故泻大椎穴可解表清热，灸大椎穴又可温散寒邪，针灸大椎穴有治表证作用。又如阴陵泉穴是脾经合穴，脾主运化，水液代谢需有脾脏的参与，故针灸阴陵泉穴可以健脾祛湿，利水消肿。再如命门穴是督脉经穴，位于14椎下，属下焦，故针用补法或灸治有温养下焦元气、补命门真火而治疗生殖系统疾病的作用，前人在这方面已积累了很多的实践经验。各腧穴性能详见"腧穴学部分"的内容。

三、不同针灸方法在治疗脏腑疾病中的选择

脏腑疾病范围广泛，针灸补泻方法可直接影响治疗效果，一般对体表经络、经筋、四肢关节疾病以及痛证，可选用刺痹法，即进针后施以提插捻转，以有酸麻胀痹感觉为度。对于脏腑疾病，由于脏腑的气血盛衰不同，可选用针补和针泻方法，以达到补虚泻实、调和阴阳气血、提高疗效的目的。灸法多用于虚寒性疾病，一般选用悬灸、温针灸、非化脓灸、隔姜灸，病情顽固如哮喘等，可选用瘢痕灸法，神经系统疾病可配合电针，以加强刺激。穴位注射疗法对脏腑疾病有一定疗效，也可配合治疗。

四、针灸治疗脏腑疾病的间隔时间和疗程

为了充分发挥针灸的后继作用，避免机体对物理刺激的适应，每次针灸都要有一定的间隔时间，而且间隔时间的长短因病情和治法而异。一般慢性病以 2~3 天针灸 1 次为宜，急重疾病根据病情需要可每天针灸 2~3 次。穴位注射则可 3 天 1 次，或每周 2~3 次，针挑和埋线疗法则每周 1 次即可。

疗程也是根据疾病轻重缓急而有长短之别。急性病或痛证，如感冒、泄泻、便秘、牙痛等，只需针 2~3 次即能够治愈的，不必强定疗程。对中风后遗症、小儿脑病等慢性疾病则应定出疗程，减少患者机体对刺激的反应，有利于疾病的康复，临床上这类疾病一般以针灸数月为 1 个疗程，每个疗程间休息半个月再继续针灸为宜。

五、常见脏腑病证的针灸治疗

咳　嗽

【概述】

咳嗽为肺脏常见病证，引起咳嗽的原因有二：其一，外因感风寒、风热、燥热之邪；其二，内因肺脏功能失调。故咳嗽可分外感和内伤两类。外感类又分为风寒咳嗽、风热咳嗽、燥热咳嗽；内伤类又分为痰湿犯肺、肝火烁金、虚劳咳嗽三型。咳嗽常见于上呼吸道感染、支气管炎、支气管扩张、肺炎、肺结核等疾病。

【针灸治疗】

以循经取穴为主。外感咳嗽以手太阴肺经、手阳明大肠经穴为主，内伤咳嗽属痰湿犯肺，以足太阴脾经穴为主；肝火烁肺加肝、胆经穴；虚劳咳嗽以手太阴肺、足少阴肾经穴为主，佐以肺脾之背俞穴，并要辨证配穴，以提高疗效。

风寒咳嗽：取肺俞、列缺、丰隆、合谷穴。针用泻法，加灸肺俞、丰隆穴。

风热咳嗽：取肺俞、尺泽、鱼际穴。针用泻法，不灸。

燥热咳嗽：取尺泽、肺俞、太溪、天突穴。针用泻法，不灸。

加减：恶寒发热加泻大椎、合谷穴；咽痛加少商、商阳穴点刺放血；咳嗽痰多加天突、丰隆穴；头痛加太阳、风池穴；咽干加少商穴放血；发热加泻鱼际、少府穴。

痰湿犯肺：取肺俞、脾俞、太渊、章门、丰隆穴。针用先泻后补或平补平泻法，针后加灸。

肝火烁肺：取肺俞、尺泽、鱼际、太冲、阳陵泉穴。针用泻法，不灸。

虚劳咳嗽（阴虚为主）：取肺俞、中府、膏肓、孔最、足三里穴。针用平补平泻法。

加减：咳血加中府、膈俞、太溪穴；咳嗽加太渊穴；盗汗加复溜、阴郄穴；失眠心烦加神门穴；阳虚加肾俞、关元穴。

哮　喘

【概述】

哮喘是一种常见的反复发作性疾患。小儿多因禀赋不足，脾湿生痰，反复感受时邪所致。成人多因久病咳嗽、肺肾虚弱、气逆痰阻所致。可并发于其他疾病，也可单独出现，以呼吸急促、喉中痰鸣，严重时张口抬肩、难以平息为主要症状。

哮和喘从症状上也有严格的区别，如《医学正传》所说："哮以声响言，喘以气息言。"喘以呼吸困难为主，哮以喉间有哮鸣音为主，喘未必兼哮，哮多兼气喘，临床上往往同时并发，病因病机也大致相同，故合并叙述。

本病分虚实两类，实证有风寒袭肺、风热犯肺、痰浊阻肺三型；虚证有肺虚、肾虚两型。西医的支气管哮喘、喘息性慢性支气管炎、阻塞性肺气肿等病属哮喘病范畴。

【针灸治疗】

循经取穴。以手太阴肺经为主，佐以肺、脾、肾之背俞，以补益肺气。

风寒袭肺：取风门、大椎、肺俞、太渊穴。针用泻法，并灸肺俞、风门、大椎穴。痰多加丰隆穴；喘甚加天突、定喘穴。

风热犯肺：取尺泽、肺俞、膻中、列缺、合谷穴。针用泻法，不灸。加减法同前。

痰浊阻肺：取肺俞、列缺、脾俞、胃俞、丰隆、中脘穴。针用泻法，加灸。

肺虚、肾虚：取肺俞、膏肓、气海、关元、肾俞、足三里、太渊、太溪穴。

针用补法，针灸并施，或单用灸法。

感　冒

【概述】

感冒，俗称伤风，是临床常见外感疾病之一，由于腠理不密，卫气不固，风邪乘虚而从口鼻或皮毛入侵，引起一系列肺经症状，以鼻塞、流涕、喷嚏、声重、头痛、恶风或发热为主症。临床上分为风寒感冒、风热感冒两型。该病不分男女老少，四时皆有，但以冬、春季节多见，一般经治疗后数天即愈。如病情较重引起广泛流行者又称"时行感冒"。西医学的上呼吸道感染属感冒范畴，流行性感冒属时行感冒范畴。

【针灸治疗】

循经取穴，以手太阴肺经、手阳明大肠经和足太阳膀胱经为主。

风寒感冒：取大椎、风池、列缺、合谷、肺俞、风门、外关穴。针用泻法，加灸大椎、肺俞、风门穴。

风热感冒：取曲池、合谷、大椎、风池、鱼际穴。针用泻法，不灸。

加减：鼻塞流涕加迎香穴；头痛加太阳、印堂穴；咳嗽痰多加天突、丰隆穴；咽痛加少商穴。

【靳三针解说】

对于以肺脏为主要受犯器官的呼吸系统疾病，如咳嗽、哮喘、感冒等，靳老常以背三针为主进行治疗。

背三针由大杼、风门、肺俞组成，双侧共六穴，又称为背六穴。针这些穴位的时候一定要注意针刺的深浅，尤其是肺俞穴，如果垂直刺，深度不能超过 7 分，如果直刺 1 寸，很容易发生气胸。临床上多用斜刺，斜刺可以稍针深一点，可向内斜刺 1 寸左右。大杼、风门、肺俞这三个穴位非常有特色，它与

交感神经节的肺丛有关，所以主要用来治疗呼吸系统疾病。除用以针刺外，对于一些肺气虚弱、卫外功能较差而时常感冒的患者，可以在背三针处采用直接灸、温和灸、天灸疗法或拔罐疗法；对于过敏性鼻炎、哮喘等肺系疾病，也可以在背三针行经络注血疗法或天灸疗法。

惊　悸

【概述】

惊悸是指患者自觉心中悸动不安，时作时止，善惊易恐，甚则不能自主的一

种症状，每因情志波动、乍受惊恐、劳累过度而发作。临床上分为心神不宁、心血不足、阴虚火旺、心阳不足、饮邪上犯、瘀血阻络、痰热上扰七型。

西医的自主神经功能紊乱、各种心脏病所引起的心律失常均可出现惊悸症状。

【针灸治疗】

循经取穴。以手少阴心经、手厥阴心包经为主，佐以心、肾、心包之背俞穴。

心神不宁：取神门、大陵、心俞、厥阴俞穴。针用补法，加灸。

心血不足：取足三里、三阴交、脾俞、膈俞、神门穴。针用补法，针后加灸。

阴虚火旺：取心俞、厥阴俞、内关、神门、足三里、关元、气海穴。针用补法，加灸。

饮邪上犯：取心俞、厥阴俞、神门、脾俞、三焦俞、气海俞、肾俞穴。针用补法，加灸。

瘀血阻络：取心俞、厥阴俞、膈俞、膻中、巨阙、郄门、神门穴。针用泻法或平补平泻法，亦可针后加灸。

痰热上扰：取神门、大陵、丰隆、尺泽、肺俞穴。针用泻法，不灸。

在上述取穴基础上，靳老常加用四神针、手智针。

呕吐

【概述】

呕吐是食物、酸水或痰涎从胃里不自主排出的一种常见症状，常并见于多种疾病的发展过程中。外感六淫、内伤七情、食积、痰饮、脾胃虚弱都可发生呕吐。临床上呕吐分为实证、虚证两类，实证有外邪犯胃、热邪内蕴、饮食停滞、痰饮内阻、肝气犯胃五型，虚证有脾胃虚寒、胃气虚弱、胃阴不足三型。

【针灸治疗】

循经取穴，以足阳明胃经为主，佐以胃、脾之俞募穴。

外邪犯胃：取合谷、内关、足三里、中脘穴。针用泻法，或加灸。

热邪内蕴：取合谷、金津、玉液、内关、中脘、内庭穴。针用泻法，不灸。

饮食停滞：取下脘、璇玑、内关、足三里穴。针用泻法，可加灸。

痰饮内阻：取丰隆、膻中、中脘、列缺、公孙穴。针用泻法，加灸。

肝气犯胃：取内关、中脘、足三里、阳陵泉、太冲穴。针用泻法，不灸。

脾胃虚弱：取中脘、脾俞、胃俞、章门、足三里穴。针用补法，多灸。

胃气虚弱：取中脘、足三里、巨阙、内关、胃俞穴。针用补法，多灸。

胃阴不足：取中脘、足三里、内关、阴陵泉穴。针用补法，不灸。

呃逆不止：取膈俞、内关、足三里、巨阙穴。针用平补平泻法，加灸。在膈俞穴加拔火罐，可提高疗效。

噎膈与反胃

【概述】

噎指吞咽之时，哽噎不顺；膈指胸膈阻塞，饮食不下；噎膈是指吞咽食物困难，甚至食物停积胸膈，不能入胃，随即吐出的疾患。噎虽可单独出现，而又为膈的前驱，故往往噎膈并称。本病多发于中年以上的患者，可见于西医的食管癌、胃癌、贲门痉挛、食管憩室、食管神经官能症、食管炎等病。

反胃，是食物入胃，隔1~2个小时后，或停留半天至一两天，始行吐出，甚则朝食暮吐，暮食朝吐，皆属未经消化的食物。本病与噎膈之食不深入、即食即吐不同。

临床上将这两种病分为痰气交阻、津亏热结、瘀血内结、气虚阳微四型。

【针灸治疗】

针灸治疗食管癌、胃癌出现的噎膈，仅可改善吞咽困难症状，不能根治，故可作为辅助治疗。对幽门梗阻、贲门痉挛、食管神经官能症有一定疗效，可在开胸膈、调胃气的取穴配方中，结合辨证施治，以提高疗效。

噎膈：取膈俞、巨阙、内关、胃俞、足三里、中脘、中魁穴。用平补平泻针法，不灸。中魁穴用直接灸法。痰气交阻者，宜顺气化痰，加丰隆、膻中、脾俞穴。瘀血内结，辅以破结行瘀，加三阴交、血海、脾俞、肝俞穴。津亏热结，宜滋养津液，加太溪、照海穴。气虚阳微，宜温补脾肾，加灸脾俞、肾俞、气海、关元、足三里穴。脾胃虚寒、真火衰微而致反胃者，可轮换取脾俞、胃俞、中脘、章门、关元、足三里、肾俞、命门、中魁穴。

反胃：取脾俞、肾俞、胃俞、章门、中脘、足三里穴。针用补法，多灸。

靳老治疗以胃腑为主要受犯脏腑之呕吐、呃逆、噎膈与反胃等疾病时，多以胃三针为主。

泄　泻

【概述】

泄泻又称腹泻，一年四季均可发生，但以夏秋季节为多见。症见大便次数增多，量多，稀薄，甚至泻下如水样。其主要病变在脾胃与大、小肠。按病情的长短、缓急，可分为急、慢性两类。急性泄泻多为实证，分为感受寒湿、湿热下迫、饮食所伤三型；慢性泄泻多为虚证，分为脾胃虚弱、肾阳虚、肝木乘脾三型。

西医中急慢性肠炎、胃肠神经功能紊乱等引起的腹泻，均可参考本证辨证施治。

【针灸治疗】

循经取穴，以足阳明胃经为主，佐以六腑下合穴、胃肠之俞募穴。

感受寒湿：取天枢、中脘、足三里、上巨虚、阴陵泉穴。针用泻法，加艾条灸或隔姜灸。

湿热下迫：取天枢、足三里、大肠俞、曲池穴。针用泻法，不灸。

饮食所伤：取中脘、天枢、足三里、内关穴。针用泻法或平补平泻法，不灸。

脾胃虚弱：取脾俞、胃俞、中脘、章门、足三里、阴陵泉、大肠俞、天枢穴。针用补法，多灸。

肾阳虚弱：取肾俞、命门、脾俞、关元、天枢、神阙、足三里穴。针用补法，多灸，或隔姜、隔盐、隔附子饼灸。

肝木乘脾：取天枢、足三里、太冲、内关穴。补天枢、足三里穴，泻太冲、内关穴。

痢　疾

【概述】

痢疾多发生于夏秋季节，以腹痛、里急后重、下痢赤白脓血为主症，其病位在肠。根据临床表现和致病因素的不同，痢疾大致可分为湿热痢、疫毒痢、寒湿痢、虚寒痢、休息痢五种。本证包括西医的细菌性痢疾、阿米巴痢疾以及一些结肠病变如非特异性溃疡性结肠炎、过敏性结肠炎等。

【针灸治疗】

循经取穴，以足阳明胃经为主，佐以六腑下合穴、胃肠之俞募穴。

湿热痢：取合谷、上巨虚、天枢、关元穴。针用泻法，不灸。里急后重加中膂俞、关元穴；热盛加曲池穴；呕吐加内关穴。

疫毒痢：取上巨虚、足三里、天枢、关元、曲池、合谷、大椎、阴陵泉穴。针用泻法，不灸。疫毒痢病情危重，应结合西医治疗！

寒湿痢：取气海、中脘、天枢、脾俞、大肠俞、上巨虚、足三里穴。针用泻法，加灸。

虚寒痢：取中脘、天枢、关元、气海、脾俞、肾俞、章门、三阴交、足三里穴。治则：温补脾肾，佐以固脱。针用补法，针后多灸。

休息痢：取脾俞、胃俞、关元、肾俞、大肠俞、天枢、足三里穴。天枢、大肠俞穴针用泻法，其余诸穴均用灸法。

便　秘

【概述】

大便经常秘结不通，排便间隔时间延长，或有便意但排便困难，称为便秘。便秘一般症见大便燥结，坚硬难下，经常三五日或七八日甚至更久才排一次大便，或大便次数正常，但粪质干燥，坚硬难排。临床上分实秘、虚秘两类。实秘有热秘、气秘型；虚秘有气虚、血虚、阳虚型。

【针灸治疗】

循经取穴，以大肠之俞、募穴，以及足阳明胃经穴为主，佐三焦经穴以通行大肠腑气。

热结便秘：取支沟、照海、天枢、大肠俞、上巨虚穴。针用泻法，不灸。

气滞便秘：取行间、阳陵泉、上巨虚、天枢、大肠俞穴。针用泻法，不灸。

气虚便秘：取脾俞、胃俞、中脘、足三里、天枢、气海穴。针用补法，加灸。

阳虚便秘：取神阙、气海、足三里、大肠俞、天枢、肾俞穴。针用补法，多灸。

【靳三针解说】

靳老在治疗肠腑受犯之泄泻、痢疾、便秘等疾病时，多以肠三针为主。

肠三针由天枢、关元、上巨虚这三个穴位组成，有时候靳老也以足三里穴代替上巨虚穴或两者同时使用。天枢穴是大肠经的募穴，关元穴是小肠经的募穴，上巨虚穴是大肠经的下合穴，这几个穴都与大小肠关系密切，是治疗肠道疾病的首选穴位。针灸时，患者多取仰卧位，解开裤带，将裤退至横骨穴水平，最好不要穿太紧的裤子，以免影响经气的运行和针感。天枢和关元穴可以选 1.5 寸的针，以舒张进针法缓慢入针，可刺入 1~1.2 寸深。如果属虚证、寒证，可以用神灯照射，也可以用温针灸或温和灸来灸这两个穴位。为了加强疗效，在门诊针治完后，可嘱咐患者回家后自己进行温和灸。上巨虚穴在足三里穴下 3 寸处，针前最好以指压来探寻最敏感的点，如果患有肠道疾病，在上巨虚穴往往可以找到明显的压痛点，以缓慢进针法准确针刺，针感会很强；对一些急性肠炎或痢疾，在针完后还常于上巨虚穴或足三里穴上进行穴位注射，可以选维生素 B_{12}、维生素 D_2 果糖酸钙注射液、人体胎盘组织液或盐酸消旋山莨菪碱注射液。

黄 疸

【概述】

黄疸多发生于儿童和青壮年，以目黄、身黄、小便黄为主症，可由外感和内伤引起，受病脏腑主要是脾、胃、肝、胆，临床上分为阳黄和阴黄两类。阳黄有湿热蕴蒸、热重于湿，湿热蕴蒸、湿重于热，热毒炽盛，胆道阻滞四型；阴黄有寒湿阻遏、脾虚血亏、瘀血停积三型。

本病与西医的病毒性肝炎、肝硬化、钩端螺旋体病、胆囊炎、溶血性黄疸所出现的黄疸含义相同，故上述疾病可参考本证治疗。

【针灸治疗】

循经取穴，以足少阳胆经、足厥阴肝经穴为主，佐以足阳明胃经、足太阴脾经穴。

湿热蕴蒸：取至阳、肝俞、胆俞、阳陵泉、太冲、阴陵泉、足三里穴。针用泻法，不灸。热重于湿加大椎、曲池、内庭穴；湿重于热加三阴交、阴陵泉穴；食欲不振加中脘、足三里穴；胸闷呕恶加内关、公孙穴；腹胀便秘加大肠俞、天枢穴。

热毒炽盛：取大椎、至阳、曲池、合谷、太冲、阳陵泉、肝俞、胆俞、脾俞、内关穴。针用泻法，不灸。神昏谵语加人中、十二井穴；出血加膈俞、血海、郄门、阴郄、三阴交穴；腹水加阴陵泉、中极穴。其余加减法同前。此型发病急骤，病情发展迅速，针灸只能起辅助治疗作用！

胆道阻滞：阳陵泉、太冲、胆俞、肝俞、日月、期门、腕骨、内关、胆囊穴。针用泻法，不灸。

寒湿阻遏：取脾俞、胆俞、至阳、中脘、足三里、三阴交、命门、气海穴。用平补平泻法，加灸。大便溏薄加天枢、关元穴；恶寒肢冷加温和灸命门、气海穴。

脾虚血亏：取脾俞、胃俞、肾俞、足三里、三阴交、中脘、关元穴。针用补法，多灸。

瘀血停积：取期门、肝俞、太冲、足三里、肝俞、膈俞、血海、三阴交穴。针用泻法，可灸。

【靳三针解说】

靳老在治疗以胆腑为主要受犯脏腑之黄疸、胆绞痛、胆结石等疾病上，多以胆三针为主。

胆三针的第一个穴位是期门穴，第二个是日月穴，第三个是胆经的合穴阳陵泉穴。胆三针主要治疗胆腑的疾病。既然是针对肝胆疾患，所以选取肝经募穴期门、胆经募穴日月及胆经合穴阳陵泉。阳陵泉是胆经的合穴和胆腑的下合穴，大量临床试验证明，肝胆疾病在阳陵泉穴处都有明显的反应点，所以选用它作为远道取穴点，针刺时患者可以取坐位或仰卧位。针期门和日月穴的时候要小心，期门穴和日月穴都应该选右侧，不应该选左侧，在肋间进针，于肋骨下缘向上斜刺，多用捻转手法，不要提插，留针 30 分钟以上，不要太深，太深会伤及肝胆。针阳陵泉穴前，应先按压一下穴位，产生酸胀感后再进针，可刺入 1~1.5寸深，该穴多使用泻法，也可以在阳陵泉穴或阳陵泉穴附近寻找压痛点进行穴位注射。

癃　闭

癃闭主要病变在膀胱，与肺、脾、肾、三焦关系密切，均由气化不利致小便不通。本病以排尿困难，甚则小便闭塞不通为主症。发病较缓，小便不利，点滴而短少者称癃；发病较急，小便不通，欲解不得解者称闭。临床上一般合称为癃闭，分为湿热蕴积、肺热壅盛、中气下陷、肝郁气滞、肾气不足、尿道阻塞六型。

西医中各种原因引起的尿潴留，以及因肾功能衰竭引起的无尿证可参考本证辨证施治。

【针灸治疗】

循经取穴，以肾和膀胱之俞募穴为主，佐以肺、脾、肾经穴。

湿热蕴积：取中极、膀胱俞、三阴交、阴陵泉穴。针用泻法，不灸。

肺热壅盛：取肺俞、尺泽、鱼际、中极、阴陵泉、三阴交穴。针用泻法，不灸。

中气下陷：取中脘、关元、足三里、三阴交、脾俞、胃俞穴。针用补法，加灸。

肝郁气滞：取中极、膀胱俞、三阴交、曲泉、太冲穴。针用泻法，不灸。

肾气不足：取肾俞、三焦俞、关元、气海、阴谷、委阳、三阴交穴。针用补法，加灸。

尿道阻塞：取中极、京门、肾俞、志室、三阴交、委中、曲泉穴。针用泻法，加灸。

淋 证

【概述】

淋证是以小便频数，短少点滴，出而不尽，尿道刺痛，小腹拘急，痛引腰腹为主要临床表现的一种疾病。根据症状特点，多分为石淋、膏淋、血淋、气淋、劳淋等。淋证初起，多由热转成，《金匮要略》认为"热在下焦"，《景岳全书》认为"淋之初病，则无不由乎热剧"，故本节多加热淋一型，与西医学的泌尿道感染相应。

本病相当于西医学的泌尿系感染、泌尿系结石、前列腺疾病、乳糜尿等病。

【针灸治疗】

循经取穴，以任脉、足少阴肾经为主，佐以肾、膀胱之俞募穴利水通淋之效更佳。

石淋：取中极、膀胱俞、阴陵泉、行间、委阳、然谷穴。针用泻法，可灸。或在肾俞、京门拔火罐，有利于止痛排石。

血淋：取中极、膀胱俞、行间、三阴交、血海、隐白、二白穴。针用泻法，不灸。血淋日久，体质虚弱，宜滋阴清热、补虚止血，加肾俞、脾俞、太溪、气海、关元穴，针用补法，不灸。

气淋：取中极、膀胱俞、肾俞、三阴交穴。肝郁气滞，加行间、曲泉穴，针用泻法，不灸，中气不足，加气海、中脘、足三里穴，针用补法，加灸。

膏淋：取中极、膀胱俞、肾俞、照海、三阴交穴。实证加行间穴，针用泻法，不灸；虚证加气海、关元穴，针用补法，加灸。

劳淋：取肾俞、脾俞、关元、三阴交穴。针用补法，加灸。

热淋：取中极、关元、膀胱俞、肾俞、三阴交、阴陵泉穴。针用泻法，不灸。

水 肿

【概述】

水肿是由于体内水液潴留，浸淫肌肤而引起的一种病症，以头面、眼睑、四肢、腹背甚至全身浮肿为主症。本病主要由肺、脾、肾三脏功能发生障碍，三焦决渎无权，膀胱气化不利所致。水肿分为阳水、阴水两大类。阳水有风水相搏、水湿浸淫、湿热壅盛三型；阴水有脾阳虚、肾阳虚两型。

西医的急慢性肾炎、充血性心力衰竭、肝硬化以及内分泌失调等疾病均可出现水肿。

【针灸治疗】

循经取穴，以肺、脾、肾经为主，佐以俞、募穴。

风水相搏：取肺俞、大杼、合谷、三焦俞、足三里、三阴交穴。针用泻法，不灸。风寒在表加灸大椎穴。

水湿浸淫：取脾俞、肾俞、水分、气海、关元、水道、足三里、三阴交穴。针用泻法，针后加灸。

湿热壅盛：取合谷、曲池、阴陵泉、足三里、三阴交、三焦俞穴。针用泻法，不灸。

脾阳虚：取脾俞、胃俞、中脘、关元、三阴交、足三里穴。针用补法，久留，多灸。

肾阳虚：取肾俞、三焦俞、关元、气海、复溜、阴陵泉穴。针用补法，多灸。

【靳三针解说】

靳老在治疗以小便异常为主要临床症状之癃闭、淋证、水肿等疾病上，多以尿三针为主。

尿三针由关元、中极、三阴交这三个穴位组成。中极属膀胱募穴，关元属小肠募穴，又是足三阴经与任脉的交会穴，按中医理论，尿液的生成与小肠的分清泌浊功能有密切的关系，所以选中极、关元穴治疗，以利于尿液的生成、贮藏与排泄。水液的代谢与调节有赖于肝、脾、肾三脏，故选足三阴经交会之三阴交穴，共同主持水液代谢，调控尿液，临床上尿三针主要是针对泌尿系疾病，尤其是用来治疗尿多、尿少、尿闭等膀胱疾病。

针刺时令患者取仰卧位，解松裤带，并将裤子退至横骨穴水平，针前最好令患者排空小便，以免刺伤膀胱。关元穴在脐下3寸，以1.5寸针慢慢入针，直刺0.8~1寸深，得气即可；中极穴针法同关元穴，不要用飞针，因飞针不可能每次都飞中穴位，影响疗效；三阴交的针法很讲究，不容易准确进针，靳老的经验是先摸准胫骨内侧后缘，靠近胫骨处入针，针感强烈。尿三针除针刺外，还可以用灸法或以神灯照射治疗。

遗　精

【概述】

遗精有梦遗与滑精之分，有梦而遗精的称为梦遗，不因梦感，甚至清醒时精液流出的称为滑精。临床上分为阴虚火旺、肾虚不固、湿热内蕴三型。

西医见于前列腺炎、神经官能症以及某些慢性疾病。

【针灸治疗】

循经取穴。以心经、肾经、任脉穴为主，佐脾胃经穴以生气血，心肾之背俞穴以滋精血。

阴虚火旺：取关元、志室、神门、内关、心俞穴。针用补法，不灸。

肾虚不固：取关元、气海、肾俞、心俞、太溪、足三里、三阴交穴。针用补法，加灸。

湿热内蕴：取关元、中极、足三里、三阴交、中封穴。针用泻法，不灸。

【靳三针解说】

靳老在治疗遗精、阳痿、早泄等男科病方面，多以阳三针、阴三针为主以治肾和调整阴阳。

阳三针主要用来治疗男性疾病，第一个是气海穴，气海穴主一身之阳气，第二个是关元穴，关元穴主持一身元气，男女都适用，还有一个是肾俞穴，三穴以补肾、固肾、补元气为主。男科的疾病有很多，如遗精、阳痿、早泄、不育症（精子少）、肾虚腰痛等。一般来说，多采用仰卧位，先针刺腹部的穴位，
然后再采用俯卧位来针刺腰部的穴位，但有时根据临床具体情况，也可采用坐位，暴露腰腹部，这样的话前后穴位可以同时针治。关元、气海穴的针法，前面已讲过。肾俞穴应直刺 1~1.2 寸深，针感强者可以放射至整个腰部，以徐疾补泻法补之，也可以用艾条灸之，或针刺的同时行温和灸或温针灸，也可以嘱患者回家自行灸之，可以增强疗效。

阴三针是专门治疗女性疾病的，由关元、归来、三阴交组成。女人以阴血为主，所以选用三阴交和归来穴，三阴交穴属足太阴脾经，归来穴属足阳明胃经，足阳明经多气多血，足太阴经主生阴精和阴血，靳老常把三阴交穴当作中药的当归来用；
关元穴主管人身的元气，说到妇科疾病，大多是内分泌有问题，所以用它来调整女性的内分泌，以治疗妇科疾病，如月经不调、经多、经少、闭经、不孕、痛经、带下等病证。

针灸时常选取仰卧位，令患者解松裤带，将裤子退至横骨穴水平位，可以在关元穴上行补泻手法，靳老常用徐疾补泻法，多用补法，也可用温针灸，一般是在针刺的同时，在针体周围行温和灸，也可以嘱患者回家自己行温和灸。归来穴可以直刺 0.8~1 寸深，也可以稍向内斜刺，针感可以达到小腹部，乃至外生殖器处，可以用捻转补泻手法或留针后捻针，也可以用温和灸或嘱患者回家自己艾灸。三阴交穴以缓慢进针法直刺 1~1.2 寸，可以行提插补泻法，也可以与归来穴作为联线，用电针治疗。

阴三针虽然主要治疗妇科疾病，但从这个"阴"字来说，也常用于有关阴气方面疾病的治疗，如阴冷、阴挺、阴痒、睾丸肿痛、阳痿、不孕、不育等，常配合阳三针来治疗。

由于阴阳是互根的，所以在选用阳三针或阴三针的时候，应交替选用，对男女科疾病，尤其是性功能方面的疾病，疗效是很好的。

第十三章 妇科疾病的针灸治疗

一、与妇女生理特点有关的经络

传染病和一般常见疾病的治疗是没有明显男女之别的，而成年妇女由于有月经来潮、孕胎、产褥、哺乳等特殊生理情况以及由此出现的病理现象，故临床上把妇女的经、带、胎、产疾病列为妇科疾病。

经络是人体重要组织，它有沟通内外、联络脏腑、运行气血、调节和平衡人体功能活动的作用，有些经脉与妇女的生理、病理密切相关。《素问·上古天真论》说女子："二七而天癸至，任脉通，太冲脉盛，月事以时下，故有子……七七任脉虚，太冲脉衰少，天癸竭，地道不通，故形坏而无子也。"《素问·评热病论》说："月事不来者，胞脉闭也，胞脉者，属心而络于胞中……今气上迫肺，心气不得下通，故月事不来也。"《灵枢·邪气脏腑病形》说："肾脉……微涩，为不月。"《素问·平人气象论》说："妇人手少阴脉动甚者，妊子也。"《素问·骨空论》说："任脉为病，男子内结七疝，女子带下瘕聚……督脉为病……其女子不孕。"《素问·奇病论》说："黄帝问曰：人有重身，九月而喑，此为何也？岐伯对曰：胞之络脉绝也。帝曰：何以言之？岐伯曰：胞络者，系于肾，少阴之脉贯肾，系舌本，故不能言。帝曰：治之奈何？岐伯曰：无治也，当十月复。"足见经络与女子的生理、病理有着极其密切的联系。《灵枢·经脉》又说："经脉者，所以能决死生，处百病，调虚实，不可不通。"针灸治疗妇科疾病之所以有疗效，是因为针灸有通经脉、调虚实的调节和平衡作用，它既没有药物治疗的副作用，也没有药物毒性对母体和胎儿的损害，所以是一个很有发展前途的疗法，特别是对阴阳失调、气血不和、脏腑功能紊乱而出现的月经不调、痛经、闭经、胎位不正、滞产等病证的治疗，效果尤佳。

参与妇女特殊生理的经脉，常常就是妇科病理所在的经络，同时也是治疗妇科病常用经穴所在的经脉。现分别介绍如下。

（1）冲脉、任脉、督脉、带脉是奇经八脉中与妇女关系最为密切的经脉。如《灵枢·逆顺肥瘦》说："夫冲脉者，五脏六腑之海也。"《灵枢·海论》说："冲脉者，为十二经之海。"唐代王冰解释说："冲为血海，任主胞胎。"妇女以血为本，故太冲脉盛，则月事以时下，冲脉衰少，则月经停潮，而冲、任、督三脉皆起于胞中，出于会阴的任脉为阴脉之总纲，有统任诸阴的作用，又与妊娠的生理有关。冲、任二脉协调，同司月经潮讯、胎儿孕育，故调冲、任两脉是妇科重要治法。

督脉行于背，总督人身之阳，《素问·骨空论》指出："女子入系廷孔……其络循阴器"，与任脉分主人身之阴阳，使阴阳平衡、气血调摄，保持月经生理正常。督脉亦与生育有关，如《素问·骨空论》说："督脉为病……女子不孕。"

冲、任、督三脉上下交流，皆受带脉环腰所束引。诸经在病理情况下均能发生妇女的生殖系统疾病，如任脉患病能发生疝痛、带下、瘕聚，带脉患病则发生带下等。

（2）脾经内属于脾，胃经内属胃。脾与胃相表里，是后天气血生化之源。妇女属阴体，以血为本，与其每月经潮耗费精血有关。《灵枢·五音五味》说："今妇人之生，有余于气，不足于血，以其数脱血也。"故理血实为治本，而血乃水谷之精，源于脾胃，如《素问·营卫生会》说："中焦亦并胃中，出上焦之后，此所受气者，泌糟粕，蒸津液，化其精微，上注于肺脉，乃化而为血。"脾既有生血的作用，又有统血、摄血的作用，如脾气虚，不能行其统摄之职，血不归经而月经不调、崩漏诸证相继而发。

（3）肝经内属于肝，肾经内属肾。均与妇女生殖诸疾有密切的关系。盖肝、肾位处下焦，肝藏血，肾藏精。肝喜条达，若七情太过，脏气乃伤。气为血之帅，血为气之母，气不调则血亦不调，诸气之伤于妇科者，以肝经为首，滞则气郁，盛则血逆妄行，虚则肝血不足。肝经起于大趾之端，其支脉上联目系，交会于任脉，其经绕阴器，主宗筋，与生殖息息相关。肾主藏精，职司二阴，与天癸甚为密切。肾气盛则天癸至，任脉通，太冲脉盛，月事以时而下，故能有子，肾气虚则天癸竭，任脉虚，太冲脉衰少，地道不通，月经停潮，形坏而无子。脏腑经脉皆赖肾之元阴元阳以滋生。脾之运化，必得肾阳以温养，肝之阴血，必借肾阴的滋养才能营其正常功能，故有"各脏之阴，取资于肾阴，各脏之阳，均赖肾阳的温养"之说。若房事不节，生育劳倦太过，精血亏损，冲任不足，又为妇科诸疾重要成因之一，故针灸治疗妇科病，必须掌握经络与妇科病的关系。

二、妇科疾病常用腧穴

气海：为元气之海。主治真气不足、肾元虚冷等证。

关元：为小肠募穴，任脉、足三阴之会。有补肾元、暖胞宫的作用。

中极：为膀胱募穴，任脉、足三阴之会。有助气化、调胞宫的作用。

会阴：为冲、任、督脉气所会。有理冲任、调月经作用。

命门：为督脉经穴，有壮命门真火、温煦下元的作用。

带脉：为带脉经穴。主治月经不调、赤白带下、闭经腹痛等证。

太溪：为肾经输穴，有滋养益精的作用。主治月经不调、肾阴不足等证。

至阴：为肾经井穴。主治胎位不正、难产、胞衣不下等证。

大敦：为肝经井穴。主治崩漏闭经、阴挺等证。

肾俞：为肾脏气血输注于背部之俞穴。有壮肾益精、固本培元的作用，主治妇女虚损等疾病。

肝俞：为肝脏气血输注于背部之俞穴。有滋养肝血的作用。

脾俞：为脾脏气血输注于背部之俞穴。有调理脾胃运化、补益脾气的作用。

隐白：为脾经之井穴。有补脾摄血的作用。

三阴交：为足三阴经之会。有活血散瘀、调经止痛、健脾化湿的作用。

血海：脾经腧穴。有活血散瘀、调和气血的作用。

足三里：胃之下合穴。有调理脾胃、生化气血、强壮身体的作用。

乳根：胃经胸段腧穴，为生乳之根，主治乳痛、乳汁不足等证。

归来：主治月经不调、带下、阴挺等证。

八髎：在骶后孔中。主治月经不调、痛经、带下、阴挺等证，尤以次髎穴为佳。

子宫穴：经外奇穴。主治月经不调、阴挺、不孕等证。

三、常见妇科病证的针灸治疗

月经不调

【概述】

月经不调包括月经先期、后期、先后无定期、过多、过少等疾病。若月经先期、后期是偶然一次，而无其他症状，则不属月经不调范畴。

月经先期分血热、气虚型，月经后期分血寒、血虚、气滞型，经行先后无定期分肝郁、肾虚型，月经过多分血热、气虚型，月经过少分血虚、肾虚、血滞型。

【针灸治疗】

循经取穴，以任、冲脉和足三阴经穴为主，佐以肝、肾、脾之背俞穴。

血热先期：取气海、三阴交、血海、太冲、太溪穴。针用泻法，不灸。

气虚先期：取关元、气海、三阴交、归来、足三里、太溪穴。针用补法，多灸。

血寒后期：取气海、关元、三阴交、归来穴。针用泻法，加灸。

血虚后期：取足三里、三阴交、脾俞、气海、次髎穴。针用补法，多灸。

气滞后期：取关元、中极、三阴交、太冲、合谷穴。针用泻法，不灸。针合谷用补法。

肝郁经乱：取气海、三阴交、太冲、合谷、肝俞穴。针用泻法，不灸。

肾虚经乱：取肾俞、交信、脾俞、足三里、气海、关元、三阴交穴。针用补法，多灸。

血热经多：取关元、三阴交、隐白、血海、大敦穴。针用泻法，不灸。

气虚经多：取关元、气海、隐白、脾俞、足三里、三阴交穴。针用补法，多灸。隐白穴用直接灸法。

血虚经少：取足三里、三阴交、关元、脾俞穴。针用补法，多灸。

肾虚经少：取肾俞、命门、关元、太溪、三阴交穴。针用补法，多灸。

血滞经少：取气海、三阴交、太冲、血海、膈俞、脾俞穴。针用泻法，不灸。

痛　经

【概述】

妇女行经期间或行经前后，小腹疼痛者称为痛经。主要由于气血运行不畅所致，临床上分为气滞血瘀、寒湿凝滞、气血虚弱三型。

【针灸治疗】

循经取穴，以任脉、足太阴脾经为主，佐肝经疏肝理气，胃经以生血气。

气滞血瘀：取三阴交、关元、气海、太冲、合谷、归来、脾俞、次髎穴。针用泻法，不灸。

寒湿凝滞：取关元、三阴交、肾俞、命门、足三里穴。针用泻法，加灸。

气血虚弱：取命门、肾俞、脾俞、关元、足三里、三阴交、大赫、归来穴。针用补法，多灸。

闭　经

【概述】

发育正常的女子，年龄在12~14岁时便有月经来潮。若年龄逾18岁尚未来月经或月经周期建立后，又停止3个月以上者，称为闭经。妊娠期、哺乳期、绝经期以后的停经均为生理现象，不属闭经范畴。

闭经可分为虚、实两类。虚者为血枯经闭，分肝肾不足、气血虚弱两型；实者为血滞经闭，分气滞血瘀、湿痰阻滞两型。

【针灸治疗】

循经取穴，以任脉、背俞穴为主。佐脾胃经以化生血气，肝肾经以滋养精血。

肝肾不足：取关元、气海、肾俞、肝俞、三阴交、太溪、太冲穴。针用补法，加灸。

气血虚弱：取脾俞、胃俞、气海、足三里、三阴交、膈俞、血海、次髎穴。针用补法，灸脾俞、肾俞、次髎穴。

气滞血瘀：取中极、合谷、三阴交、血海、膈俞、行间、归来穴。针用泻法，可灸。

痰湿阻滞：取气海、关元、三阴交、阴陵泉、丰隆、合谷穴。针用泻法，可灸。

崩　漏

【概述】

崩漏是指妇女不规则的阴道出血。一般来势急骤，出血量多者称崩，或称崩中；来势较缓，出血量少或淋漓不净者称漏，或称漏下。崩与漏均因冲任损伤、经血不能固摄所致。两者可互相转化，血崩日久，气血大衰，可转变成漏；久漏不止，病势日进，亦能转变成崩。临床上分血热、血瘀、脾虚、肾虚、虚脱五型。

【针灸治疗】

循经取穴，以任脉、足太阴脾经为主，佐脾、肾之背俞穴，以调理冲任，摄血培元。

血热崩漏：取大敦、隐白、血海、水泉、三阴交穴。针用泻法，不灸。

血瘀崩漏：取关元、三阴交、大敦、血海、膈俞穴。针用泻法，不灸。

脾虚崩漏：取隐白、三阴交、关元、脾俞、足三里穴。隐白用直接灸，其余针用补法，多灸。

肾虚崩漏：取关元、阴交、三阴交、隐白穴。针用补法，隐白直接灸。肾阳虚加命门、肾俞穴；肾阴虚加太溪、内关穴。

崩漏虚脱：取隐白、气海、百会、神阙、足三里、三阴交穴。针用补法，多灸。神阙穴用隔盐灸。

带下病

【概述】

正常妇女阴道有少量白色无臭的分泌物,以滑润阴道黏膜,称为白带。如果白带过多或色质异常,或伴有局部瘙痒、灼热疼痛、小腹胀痛等症状,则称为带下病。带下病为女性生殖系统的常见病证之一。根据带的色泽和症状,分为白带、黄带、赤带、青带、黑带五色带,临床上以前三者最为多见,分为脾虚、肾虚、湿热湿毒三型。

【针灸治疗】

循经取穴。以带脉、任脉、足太阴脾经为主,佐肾经以补精血,肝经以清湿热。

脾虚带下:取带脉、中极、三阴交、足三里、阴陵泉穴。针用补法,多灸。

肾虚带下:取肾俞、气海、关元、带脉、三阴交穴。针用补法,加灸。肾阳虚加灸命门、八髎穴;肾阴虚加刺太溪穴,不灸。

湿热湿毒:取关元、中极、带脉、三阴交、阴陵泉、行间穴。针用泻法,不灸。

【靳三针解说】

对于妇科疾病,靳老最常以阴三针为主进行治疗。相关解说见第十二章"遗精"项下。

滞 产

【概述】

自子宫有规律收缩至宫口全开为第一产程,在此期间,如果宫缩乏力,可导致产程延长,若产程超过 30 小时者称为滞产。滞产多见于初产妇精神过度紧张,或临盆过早,致胞浆早破、下血过多;或产妇平素身体虚弱,气血不足,宫缩无力而发生滞产。如因子宫畸形、骨盆狭窄、子宫肌瘤、瘢痕等引起的滞产,应作其他处理,不属针灸的适应证。

【针灸治疗】

循经取穴,以足太阴经穴为主,佐手阳明经穴以行气调血。

取三阴交、合谷、至阴穴。合谷穴用补法,三阴交、至阴穴用泻法。

胎位不正

【概述】

胎位不正是指妊娠 30 周后，胎儿在子宫体内的位置不正常。胎位不正是引起难产的重要因素之一，其中以臀位为常见。横位造成难产者，对母婴危害最大。

胎位不正常见于经产妇或腹壁松弛的孕妇，产妇本身无自觉症状，多于产前检查发现。针灸矫正胎位疗效颇佳。但如果因子宫畸形、骨盆狭窄等引起的胎位不正应作其他处理。若妊娠 30 周以前发现，因至妊娠后期多可自行转为头位，故不需处理。

【针灸治疗】

独取至阴穴。艾条温和灸 30 分钟，灸时裤带要放松，每天一次，至胎位正常为度。也可针刺或针后加灸。

乳少与回乳

【概述】

产妇在哺乳期间，乳汁量少，不足供养乳儿者，称为乳少。乳汁的多少与气血旺盛与否有关。脾胃素虚，气血生化之源不足，或分娩失血过多，气随血耗，致气血两虚，则乳少；或哺乳期间，因情志失调，肝郁气结，经脉运行阻滞，则乳汁不行而成乳少。临床上分为气血虚弱、肝郁气滞两型。

【针灸治疗】

乳少：循经取穴，以足阳明胃经、手太阳小肠经穴为主，佐以肝脾之俞募穴。靳老常以乳三针为主治疗。

气血虚弱：取乳根、膻中、少泽、足三里、脾俞穴。针用补法，乳根、膻中、脾俞穴加灸。

肝郁气滞：取乳根、膻中、少泽、期门、肝俞、合谷穴。针用泻法，不灸。

回乳：由于某种原因致产后不予哺乳，或断乳期乳汁过多，乳房胀甚，必须回乳者，取足临泣、光明穴。针用泻法，加悬灸。每穴灸 10 分钟，每天 1 次，连续 3~5 天。

【靳三针解说】

乳三针顾名思义主要是针对乳房的问题，适用于乳腺增生、乳汁不足、乳腺的良性肿块。乳三针的第一个穴位是乳根穴，第二个穴位是膻中穴，这个穴位同气有关系，还有一个是肩井

穴，属胆经穴，这几个穴位都与肝胆、情绪相关。针乳三针重要的就是进针，乳根穴必须在肋间进针，沿肋骨下刺入，千万不要直刺，针得准的话，针感会向肋间放射；膻中穴一般刺 5~6 分就够了，入针后针尖向下斜刺；肩井穴应该向肩后斜刺 5~8 分，可以事先用手捏抓一下肩井穴，对其深度心中有数，不要针刺太深，以防形成气胸。

第十四章　五官病证的针灸治疗

五官科疾病，包括眼、耳、鼻、咽喉、口腔等器官的疾病。五官的作用，古今认识是大致相同的，即眼主视觉，耳主听觉，鼻主嗅觉。但对支配这些器官的中枢，中西医的见解则不尽相同。西医认为五官功能的支配主要在脑，而中医却认为除了脑之外，还与脏腑经络的关系甚为密切。如《灵枢·五阅五使》说："鼻者肺之官也，目者肝之官也，口唇者脾之官也，舌者心之官也，耳者肾之官也。"针灸治疗时，必须把五官与脏腑、经络、脑等的关系作全面分析，才能提高针灸的疗效。

一、脏腑与五官的关系

五官为脏腑之外窍，受脏腑精气的濡养，所以五官必须在脏腑功能正常的条件下才能充分发挥作用。《灵枢·脉度》指出："肺气通于鼻，肺和则鼻能知香臭矣；心气通于舌，心和则舌能知五味矣；肝气通于目，肝和则目能辨五色矣；脾气通于口，脾和则口能知五谷矣；肾气通于耳，肾和则耳能闻五音矣。五脏不和，则七窍不通。"《素问·金匮真言论》说："脾开窍于口，藏精于脾"，"肝开窍于目，藏精于肝"，"心开窍于耳，藏精于心"，"肺开窍于鼻，藏精于肺"。《素问·五脏生成》说："肝受血而能视。"以上说明五官为五脏的外窍，五官的生理功能受其所属脏气的濡养，五脏精气盛衰直接影响五官功能。相反，通过五官的外候，又可反映脏腑的虚实。因此《素问·五脏别论》说："五气入鼻，藏于心肺，心肺有病，而鼻为之不利也。"由此可见，中医对五官的认识并不单纯从五官与脑的联系去考虑，而认为五脏与五官有着十分密切的联系，并且认为五官与脏腑的联系是以经脉为其物质依据的，即五脏通过各自经脉与其外窍的五官联系，从而起到调节五官的生理、病理等作用。

二、五官与经络的关系

经络是运行气血、输送养料的通道。人体的五官与内脏组织的联系必须依靠经络去进行。从分布于头面五官的经脉来看，更足以说明五官与经络关系甚为密切。如《灵枢·邪气脏腑病形》指出："十二经脉，三百六十五络，其血气皆上于面而走空窍，其精阳气上走于目而为睛，其别气走于耳而为听，其宗气上出于鼻而为臭，其浊气出于胃，走唇舌而为味"，指出了五官能接受声、光、味的刺激，是因为经络分布于五官诸窍。《灵枢·经脉》《灵枢·经筋》《灵枢·经别》《灵枢·脉度》《素问·骨空》和《灵枢·五音五味》都详细地记叙了经络分布于五官的具体部位，如表 14-1 所示。

表 14-1　经络分布于五官的具体部位

眼	耳	鼻	口舌唇齿	咽喉
手太阳小肠经：至目锐眦，支者至目内眦	手太阳小肠经：却入耳中	手阳明大肠经：上挟鼻孔	手阳明大肠经：入下齿中，还出挟口	手太阳小肠经：循咽
手少阳三焦经：至目锐眦	手少阳三焦经：从耳后入耳中，出走耳前	手太阳小肠经：其支者抵鼻	足阳明胃经：入上齿中，还出挟口环唇	手少阴心经：其支者，上挟咽
手少阴心经：系目系	足太阳膀胱经：其支者，至耳上角	足阳明胃经：起于鼻之交頞中，旁约太阳之脉，下循鼻外	冲脉：络唇口	足少阴肾经：循喉咙
督脉：上系两目之下中央	足阳明胃经：循颊车，上耳前	足太阳经筋：结于鼻	任脉：上颐……络唇	足厥阴肝经：循喉咙之后
足少阳胆经：起于目锐眦	足少阳胆经：下耳后，其支者，从耳后入耳中，出走耳前	足阳明经筋：下结于鼻	足太阴脾经：连舌本，散舌下	任脉：至咽喉
足少阳经别：系目系，合少阳于外眦	手阳明别络：其别者入耳	督脉：循额至鼻柱	足少阴肾经：挟舌本	手太阴经别：循喉咙
足阳明经别：还系目系	足少阳经筋：循耳后	—	足厥阴肝经：环唇内	手阳明经别：上循喉咙
手少阴心经别：合目内眦	足阳明经筋：从颊结于耳前	—	足太阴经别：贯舌中	手少阴经别：上走喉咙
蹻脉：属目内眦	手太阳经筋：结于耳后完骨，其支者入耳中，直者出耳上	—	足少阴经别：直者，系舌本	足少阳经别：上挟咽
手少阴别络：属目系	手心主经别：出耳后	—	手少阳经筋：当曲颊入系舌本	足阳明别络：下络喉嗌

眼	耳	鼻	口舌唇齿	咽喉
足太阳经筋：其支者为目上纲	—	—	足太阳经筋：别入结于舌本	冲脉：会于咽喉
足阳明经筋：阳明为目下纲	—	—	足阳明经筋：上挟口	足太阴经别：上结于咽
足少阳经筋：结于目眦为外维	—	—	手少阴别络：系舌本	手心主经别：出循喉咙
手太阳经筋：上属目外眦	—	—	手阳明别络：上曲颊偏齿	—
手少阳经筋：循耳前，属目外眦	—	—	手太阳经筋：其支者，上曲牙	—
—	—	—	手少阳经筋：其支者，上曲牙	—
—	—	—	足阳明经别：循咽出于口	—

三、五官与脑的关系

《内经》认为，五官位于头面，最接近脑，与脑关系甚为密切。它与脑的联系方式，可分为直接属于脑和通过经脉间接与脑联系两种。其直接连于脑者，如《灵枢·大惑论》说："五脏六腑之精气皆上注于目而为之精，精之窠为眼，骨之精为瞳子，筋之精为黑眼，血之精为络，其窠气之精为白眼，肌肉之精为约束，裹撷筋骨血气之精而与脉并为系，上属于脑。"又说："眼系以入于脑"，指出眼球后之束状组织直接连于脑，并受脑的支配。《素问·气厥论》说："胆移热于脑则辛頞鼻渊，鼻渊者浊涕不止也。"《素问·解精微论》说："泣涕者脑也，脑者阴也，髓者骨之充也，故脑渗为涕"，指出鼻与脑连接，鼻的功能亦受脑支配。在经络系统中，有些经脉与脑相连并属于脑的一部分，例如督脉"起于下极之俞，并于脊里，上至风府，入属于脑"，足太阳经脉"循巅入络脑"。《灵枢·寒热病》说："足太阳有通项入于脑者，正属目本，名曰眼系"，同时，通过经络的五相连贯，使五官间接与脑联系。又如督脉上属于脑，手足三阳经又与督脉在大椎部交会，故各阳经可间接与脑发生联系。五官与脑联系后，从而加强二者在生理病理功能的相互影响，如《灵枢·大惑论》说："故邪中于项，因逢其身之虚，其入深，则随眼系以入于脑，入于脑则脑转，脑转则引目系急，目系急则目眩以转矣。"《灵枢·海论》指出："脑为髓之海"，"髓海不足，则脑转耳鸣，胫酸眩冒，目无所见，懈怠安卧。"《灵枢·口问》说："上气不足，脑为之不满，耳为之苦鸣，头为之苦倾，目为之眩。"可见，中医对五官与脑的关系，是早有详细的认识的，中医强调整体观念，认为脏腑经络与五官关系更为密切，为针灸治疗五官疾病的分经辨证、取穴配方提供了不可缺少的理论依据。

四、治疗五官疾病的要穴

1. 五官局部邻近要穴

五官局部邻近经穴能够宣泄患部邪气，疏通邻近气血，起到祛邪扶正、通络祛瘀止痛的作用。

（1）眼的局部邻近要穴：睛明、丝竹空、瞳子髎、攒竹、鱼腰、承泣、球后、廉泉、风池、翳明、角孙、耳尖、太阳穴。

（2）耳的局部邻近要穴：听宫、听会、耳门、翳风、天牖穴。

（3）鼻的局部邻近要穴：迎香、素髎、印堂、攒竹、禾髎、上星穴。

（4）口、舌、咽喉的局部邻近要穴：地仓、颊车、下关、天突、金津、玉液、廉泉、哑门、风池、天柱穴。

2. 五官循经远隔要穴

五官疾患的循经远隔要穴，是上病下取法之一种，有调节本经气血以调和经气的作用。本法可结合左病右取、右病左取和表里经穴互取等法进行。

（1）眼的循经远隔要穴：合谷、养老、光明穴。

（2）耳的循经远隔要穴：外关、中渚、后溪穴。

（3）鼻的循经远隔要穴：合谷、列缺穴。

（4）咽喉、舌的循经远隔要穴：少商、商阳、太溪、合谷、侠溪穴。

3. 五官疾病所用的脏腑背俞穴

背俞穴是脏腑气血输注于背部之处的特殊穴，主要用以调节脏腑虚实，治疗慢性五官疾病。

一般眼部疾病取肝俞穴；鼻部疾病取膈俞穴；耳部疾病取肾俞穴；咽喉部疾病取肺俞穴。

4. 五官疾病的取穴原则

以循经取穴和背俞取穴为主配合局部邻近取穴。每次取 2~3 穴为宜。

五、常见五官病证的针灸治疗

目赤肿痛

【概述】

目赤肿痛常见于急性结膜炎、流行性角膜炎，中医称为"风热眼""火眼""天行赤眼"。临床上分为外感风热和肝胆火盛两型。

【针灸治疗】

循经取穴，以手阳明经、足太阳经穴为主，佐以眼周围经外奇穴，以疏泄眼部风热邪气。

外感风热：取睛明、合谷、太阳、耳尖、上星、少商穴。针用泻法，不灸。睛明穴浅刺2分，耳尖、少商穴点刺放血。

肝胆火盛：取睛明、瞳子髎、行间、侠溪、风池、合谷穴。针用泻法，不灸。

针　眼

【概述】

针眼属西医的睑腺炎，是眼睑睫毛毛囊、皮脂腺或睑板腺的一种急性化脓性炎症。临床见眼睑痒痛，红肿硬结，睑缘水肿，继则红肿加剧，3~4天后，患部睫毛根部、睑结膜上见黄白脓点，溃破后脓液排出而愈。本病如果治疗不彻底，有余邪蕴伏，可经常复发。

【针灸治疗】

循经取穴，以三阳经眼区穴位为主，佐以足阳明胃经穴。取睛明、瞳子髎、攒竹、四白、合谷、耳尖穴。针用泻法，不灸。耳尖穴用点刺放血法。

在患眼对侧或同侧背部肩胛骨内缘，或胸7~12椎两旁，找到暗红色或红色点（或充血点）3~5个，局部消毒后，用三棱针刺破，用手指（消毒后）在挑破部位挤压出血，以干棉球擦去再挤，至挤不出血为度，可以起到清热、解毒、止痛、消肿的作用。

雀　目

【概述】

本病又称夜盲症，多因肝肾阴亏，精血不足，不能上奉于目所致。西医认为本病由维生素A缺乏所引起，是角膜软化症的早期症状。患者在夜间光线暗弱时视物模糊不清，甚则入夜后失明，但日间视力恢复如常，无其他不适症状。由于本病症状和雀鸟之黑夜不能视物相似，故中医名之为"雀目"。

【针灸治疗】

循经取穴，以三阳经眼区穴位为主，佐以背俞穴。

取睛明、瞳子髎、肝俞、肾俞、光明、养老、太冲穴，针用补法。肝俞、肾俞穴加灸。睛明穴可沿眼球旁边针5分，不宜强力捻捣，进针后避免眼球过多转动。

电光性眼炎

【概述】

本病多见于电焊工作者，常因未戴防护镜进行烧焊操作，或被强烈紫外线照射，使结膜和角膜上皮受损害而致。症见电焊工作或被强烈紫外线照射后，突发目眩、目暗，但迅即恢复，数小时后逐渐出现畏光、灼热刺痛、泪如泉涌、眼部皮肤潮红、结膜充血、角膜有弥漫性点状上皮剥脱，视力多无影响。

【针灸治疗】

以眼区穴位为主，佐以循经远道取穴。取睛明、瞳子髎、合谷、风池穴。针用泻法，不灸。

青光眼

【概述】

具有病理性高眼压合并视觉功能障碍者称为青光眼。临床特征是眼压持续或间接地增高，视野缺损，视乳头凹陷和萎缩及视力下降，常有程度不等的头痛、眼球胀痛、恶心呕吐、虹视及视蒙等。

本病属中医"绿风内障"和"青风内障"的范畴。发病急、病情重的属于"绿风内障"，而发病轻、病情缓的则属于"青风内障"。临床上急性发作期以肝阳上亢、脾湿痰火型多见，慢性期以肝郁气滞、阴虚肝热型为多见。

【针灸治疗】

1.急性发作期

（1）肝阳上亢：发病急剧，头痛如劈，眼球胀痛欲脱，连及眼眶，视力急降，抱轮红赤或白睛混赤浮肿，黑睛呈雾状混浊，瞳神散大，瞳内呈淡绿色，眼球变硬，甚至胀硬如石，并伴有恶心呕吐，舌红苔黄，脉弦数。

取手足少阳、足厥阴经穴为主，选睛明、攒竹、瞳子髎、阳白、太阳、风池、翳明、印堂、合谷、内关、足三里、光明、行间穴。针用泻法。

（2）脾湿痰火：起病急剧，头痛目痛诸症与肝阳上亢者同，伴身热面赤，眩晕、胸闷，恶心，口苦，舌红苔黄腻，脉弦滑数。

取手足阳明、足太阴经、任脉穴为主，选承泣、合谷、四白、睛明、攒竹、瞳子髎、阴陵泉、中脘、足三里、丰隆穴。针用泻法。

2. 慢性期

（1）肝郁气滞：发病缓慢，发作时头目胀痛，视物模糊，胸胁满闷，食少神疲，心烦口苦，舌红苔黄，脉弦细。

取俞穴、募穴及足厥阴、少阳经穴为主，选睛明、攒竹、瞳子髎、肝俞、期门、行间、关冲穴。针用平补平泻法。

（2）阴虚肝热：发病缓慢，头眩眼胀，瞳孔略有散大，视物昏蒙，虚烦不眠，潮热盗汗，口燥咽干，舌绛少苔，脉细数。

取手足少阳、背俞穴为主，选睛明、攒竹、肝俞、肾俞、养老、承泣、行间穴。针用平补平泻法。

【靳三针解说】

在眼疾的治疗方面，靳老最善于用独创的眼三针治疗眼底病（即内眼病）。

传统针灸里没有眼三针，眼三针是靳老根据多年的针灸临床经验总结出来的。针眼三针首先是要选择质量好的（最好是新的）1.5寸毫针。眼 I 针就在睛明穴上 2 分，要取仰卧位，令患者眼睑闭合，并用食指轻轻揉压一下穴位，了解眼球与眼眶之间的情况，做到指下明了，如果太靠近眼球，或太靠近眼眶，都不容易入针，或容易引起疼痛，或容易引起出血。针的时候向眼底内缓慢地斜刺，用力要轻。进针过程中针下应当很松弛，不应该有阻力，如有阻力，可能是针到了眼眶壁或眼球。成人可针 1.2~1.5 寸深。眼 II 针在下眼眶上缘，正对瞳孔，大约在承泣穴的位置，这个穴位要刺入眼眶内。针前先要用食指探穴，在眼球和眼眶之间缓慢地进针，可刺入 1.2~1.5 寸。眼 III 针在上眼眶的下缘，正对瞳孔，首先向眶下直刺 3~4 分，然后将针尾向上提，针尖向眼球后眼眶内斜刺，可针 1.2~1.5 寸。针刺眼三针的时候，一定要使患者放松，患者不要紧闭眼睑，不要眨眼，更不能乱动或哭闹。进针过程中，如遇有阻力太大或如有硬物挡道或患者有刺痛感的话，不要勉强进针，应将针体慢慢退出少许或出针，调整方向再进针；如果在治疗过程中发现有出血倾向，或患者有凝血功能障碍，或患者过度紧张或不合作，应放弃针刺，以免发生意外。

针完以后，千万不要提插转捻，只能刮针。具体方法是以食指和中指紧贴针柄前，无名指紧贴针柄后，用大拇指上下轻轻刮动针柄。这主要是要保证患者眼球免受损伤，安全第一。

出针时要令患者放松，并按进针的方向和角度慢慢地退出，不要快速出针，否则很容易引起出血。有些患者在针刺时或出针时都没有发现出血现象，但不久就会出现血肿，这是没有及时发现和压迫止血的缘故，所以出针后必须用干棉球压迫针孔，一般压迫5分钟再放手，必要时压迫时间要长一些，主要是防止眼内出血。

不熟练的医生有时候针后会出血。如果见到这种情况也不用担心，因为出血后虽然会影响美观，但是血肿还是会吸收的，只要压迫及时、得当，是不会引起大量出血的。出血也是一种刺激，是一种良性刺激，它会慢慢吸收，吸收过程也是一个治疗过程，因此遇到这种情况时，医生自己应保持镇定，做好止血的工作，并要向患者说明和解释，使患者放心。压迫止血和冰敷在早期可以使用，千万不要热敷，因为热敷后血管扩张就会加重出血，出血24小时后可以用热敷的方法，以利于血肿的吸收。

眼三针主要用来治疗视神经萎缩、视网膜炎、黄斑色素变性等内眼疾病。靳老认为外眼病都是由于感受六淫之邪，所以中药方都是以桑菊、银翘等疏风散热类药来治疗。视神经萎缩等眼底病其病在内，病位较深，所以一定要深刺才会有效，相当于"杞菊地黄丸"之类，针药一理也。

我们经过20多年的临床实践体会到，眼底病的康复需要较长的时间，所以针刺治疗眼底病，疗程一般都在2个月以上，应事先向患者说明，嘱其耐心地坚持治疗才能收到满意的疗效。

眼三针上不要加电！眼部的肌肉和组织非常细腻和娇嫩，如果电针一抽动，会伤害眼部的肌肉和组织，或发生意外。

风池可以作为配穴，向鼻尖方向深刺1.2寸左右，以针感达眼部或向眼部放射为好。靳老常加用手腕上的养老穴和下肢的光明穴，取养老穴时应嘱患者将手心向胸，并以食指先探准穴位。另外，后面要讲的脑三针对内眼病有独到的治疗效果，一般都用它配合眼三针来治疗眼底病。

耳鸣、耳聋

【概述】

耳鸣、耳聋是一种听觉功能异常的病症，以患者自觉耳内鸣响和听力减弱或听觉丧失为主症。初病、暴病一般多为实证，久病、体弱多为虚证。

【针灸治疗】

循经取穴，以手足少阳经穴为主，佐肾俞以固肾益精。

实证：取听会、翳风、中渚、合谷、风池、太冲、侠溪、外关穴。针用泻法，不灸。

虚证：取听宫、肾俞、合谷、听会、耳门、翳风、太溪、百会、气海穴。针用补法。听宫、听会穴宜深刺 1~1.2 寸，肾俞、百会加灸。聋哑症加廉泉、哑门、通里。

靳老在治疗耳鸣、耳聋这类疾病时，最善于运用耳三针进行治疗。

【靳三针解说】

耳三针第一个穴是听宫，第二个穴是听会，第三个是完骨。治疗时可以采用坐位或仰卧位。针刺治疗的关键是针刺深浅。耳鸣、耳聋和听力下降等疾病多由内因致病，无论是药物性还是中毒性的，都属内因，使听神经损伤，病位较深，所以需要深刺以达病位，才能取效。听宫穴和听会穴都必须张口取穴！
选 1.5 寸毫针慢慢进针，可以针 1.2 寸深。入针后令患者合上口，针是不会弯曲的。完骨穴在耳后乳突的后下方凹陷处，针前应先用手指按压并探穴，用 1.5 寸毫针向耳内方向慢慢地深刺，进针 1.2 寸左右。小儿的耳三针一般针 1 寸左右。耳聋的患儿，多在 2 岁左右被发现后才来治疗，耳聋有先天和后天之分，通过病史和五官科检查定性才能确定针刺的疗效。耳三针治疗神经性耳聋的疗效较好，我们治疗了大量的脑瘫或大脑发育不全伴有听觉异常的患儿，收到了非常满意的疗效。

耳周有许多穴位，都可以用来治疗耳部疾患，为什么选中听宫、听会、完骨这三个穴位来组成耳三针呢？以前治疗耳聋、耳鸣，人们都喜欢用耳门、听宫、听会、翳风等穴位，临床实践中发现，听宫和听会都须张口取穴，均位于耳前，两穴深刺均可达内耳，当然，耳门穴也有这样的作用。但局部已有两穴，靳老按"针灸不过数处"的原则，不必选用太多，所以只在耳前选用了听宫、听会两穴；耳后有翳风和完骨穴，翳风虽然对耳病有治疗作用，但靳老认为主要是治疗面神经疾病，是治疗面瘫的主穴，也是面三针的主穴之一。完骨穴属足少阳胆经过耳后之穴，足少阳经"从耳后入耳中，出走耳前"，另外它又是足少阳、太阳之交会穴，足太阳经"从颠至颞颥部（即耳上角），从头顶入里络于脑"，说明完骨穴对耳部疾病的治疗有着极重要的作用。临床上我们发现，从完骨穴向内耳方向入针，可直达病所，针感特别强，疗效也特别好，所以靳老选用听宫、听会和完骨这三个穴组成了耳三针。

说到配穴，靳老多数用中渚、外关、合谷、四神针、颞三针和脑三针，主要用它们来加强对脑部的影响。耳聋患者，虽然与听神经有关，但病本在脑，所以就选四神针、颞三针和脑三针来加强对脑部的刺激。总的来说，耳三针针刺时一是要注意深度，二是要注意位置准确，还有一个就是要注意刺激量，靳老往往用刮针法。使用穴位注射时，一般可选用完骨穴，听宫和听会穴一般都不用穴位注射法。

鼻渊

【概述】

鼻渊是以鼻流腥臭脓涕、鼻塞或嗅觉丧失为主症的一类疾病。临床上分肺经热盛、胆经郁热、脾经湿热三型。

【针灸治疗】

循经取穴，以手阳明、手足太阳、足少阳经穴为主，佐以随证取穴。

肺经热盛：取列缺、迎香、攒竹、印堂、合谷穴。针用泻法，不灸。

肝经郁热：取风池、头临泣、迎香、印堂、合谷、太冲穴。针用泻法，不灸。

脾经湿热：取合谷、迎香、巨髎、内庭、足三里、印堂穴。针用泻法，不灸。

鼻衄

【概述】

鼻衄是以鼻孔出血为主症的一类疾病。量少者为鼻衄，量多者为鼻洪。临床上分肺热壅盛、胃热炽盛、肝火上逆、肝肾阴虚四型。

【针灸治疗】

循经取穴，以手阳明、督脉经穴为主。取迎香、合谷、上星穴。针用泻法，不灸。肺热壅盛者，宜清肺养阴，加泻尺泽、鱼际、少商穴；胃热炽盛者，宜清泄胃热，加泻内庭穴；肝火上逆者，宜清肝泻火，加泻行间、侠溪、风池穴；肝肾阴虚者，宜滋肝肾阴，加补太溪、太冲穴。

过敏性鼻炎

【概述】

过敏性鼻炎以发作性鼻流清稀涕且量多、鼻痒、喷嚏频频为主症。本病多因肺气虚弱，卫阳不固，风寒乘虚而入，寒邪凝滞鼻窍，津液内停所致。中医称之为"鼻鼽"。

【针灸治疗】

循经取穴，以手阳明大肠经为主，取迎香、肺俞、大椎、合谷穴。针用补法，肺俞、大椎穴针后加灸。

【靳三针解说】

靳老在治疗鼻渊、鼻鼽、鼻衄这类疾病时，最善于运用鼻三针为主进行治疗。

鼻三针，顾名思义就是用来治疗有关鼻部疾病的。它是由迎香、上迎香（也就是鼻通穴）及印堂这三个穴组成的。迎香、上迎香和印堂这三个穴位恰好分别位于鼻子的上、中、下三部，并分布于鼻腔周围。迎香穴为手阳明大肠经穴，位处鼻翼旁，肺与大肠相表里，鼻为肺之外窍。古人云："肺气通于鼻，肺和则鼻能知香臭矣。"所以鼻部疾病首选迎香穴。鼻通位于鼻中段，顾名思义，具有通鼻窍的作用，平时鼻塞之时，以双食指按揉该穴即可见效。印堂位于鼻根部，虽为经外奇穴，但位处督脉之上，督脉恰好经过鼻梁的正中，所以亦为治鼻疾之要穴。靳老就以这三个穴位组成了鼻三针。

如果是过敏性鼻炎，鼻根部的穴位以印堂穴为主；如果是慢性鼻炎，多属阳明经有热，应将印堂穴改为攒竹穴。攒竹穴是阳明经与太阳经（经气）交接的部位，慢性鼻炎多与阳明经病变有关，并且常可在该穴上出现明显的压痛点，或自觉该穴有酸、胀或痛的感觉。

由于针刺鼻三针刺激性较强，为了防止晕针，多选用仰卧位，这样患者比较放松，施术者也方便针刺。当然，坐位亦可以。

靳老在临床上有时加用四神针，四神针的左右二穴事实上就在通天穴的范围，"鼻通于天气"。针刺的时候四神针左右两针均向通天穴方向透刺，以达到"通天气"的目的。

另外，合谷穴为手阳明大肠经原穴，上挟鼻孔，与足阳明胃经相交连，起于鼻，交额中，有振奋阳气和清热之作用，多用泻的手法。

针刺方向是很重要的，如果是过敏性鼻炎，针刺迎香的时候往往采用横向刺，选1寸或1.5寸针，针尖向鼻翼刺，针5~8分深；针刺鼻通穴时，应先用食指按压一下穴位以探准穴，如不探准穴位，针的深度和角度就不好掌握，或很容易刺中鼻骨，引起出血或疼痛，应向下斜刺，针5~8分深；印堂穴要从上垂直向下平刺达鼻根部。这三个穴位针感都特别强，多数患者会因刺激而流泪，这属正常现象，而且疗效会很好。关于入针的方向，过敏性鼻炎或感冒初期打喷嚏流鼻涕，病变部位在鼻翼，两侧鼻前庭是主要受犯部位，所以两个迎香穴均须向鼻翼刺，看起来好像两个针是对刺一样；如果是慢性鼻炎或鼻窦炎，或感冒、打喷嚏经过几日，开始流黄脓鼻涕，说明病邪已经深入，迎香穴就需要向上沿鼻唇沟斜刺。

针完后进行捻转泻法，也可以用电针，同侧的迎香穴与鼻通穴为一组，选连续中等密波，强度以患者鼻翼有轻微跳动而又能耐受为度，留针或电针时间都应在 30 分钟左右，留针时每隔 5 分钟就应捻转一次。电针时中间可以转换波型的密度，约 10 分钟转换一次。出针后可以用维生素 B_{12} 250μg 加维生素 D_2 果糖酸钙注射液 1ml 混合，于迎香穴注射。靳老喜欢在背六穴部位，先用拔罐疗法，然后再用经络自血疗法，隔日 1 次，一般 3 次就可以见效。

咽喉肿痛

【概述】

咽喉肿痛又称"喉风""喉痹""嗌痹"，以咽喉部红肿疼痛、吞咽不适为主症。临床上分实热证和阴虚证。本证的症状与西医的急慢性咽喉炎、急慢性扁桃体炎相同。

【针灸治疗】

循经取穴，以手太阴肺经、足少阴肾经穴为主，佐手三阳经井穴以清热泻火。

实热证：取少商、商阳、合谷、天柱、鱼际、关冲、少泽穴。针用泻法，不灸。少商、商阳穴点刺放血。吞咽困难者，加用三棱针于金津、玉液穴点刺放血。

阴虚证：取太溪、照海、鱼际、天突穴。针用补法，不灸。鱼际穴用泻法。

牙 痛

【概述】

牙痛是牙齿疾病常见症状之一，与胃经郁火、肾阴不足有关。与牙齿有关的主要经脉有手、足阳明经。临床上分实热证和阴虚火旺两型。牙痛常见于西医的急性牙髓炎、牙周炎、牙根炎、三叉神经痛、龋齿等病。

【针灸治疗】

以手足阳明经穴为主，佐以随证取穴。

实热证：取合谷、内庭、下关、颊车穴。针用泻法，不灸。风火牙痛加风池穴。

阴虚火旺：取颊车、下关、太溪、太冲穴。太溪穴针用补法，其他穴针用泻法。

第十五章　外科病证的针灸治疗

一、外科病证针灸治疗的范围

外科疾病常因邪毒感染、腐肉溃脓、跌扑闪挫、瘀血凝滞或禀赋素弱、受邪过敏所致。针灸治疗有通调经络、消肿止痛、活血去瘀、调和气血的作用，通过调节脏腑功能，提高机体免疫力，以达到治愈疾病的目的。例如单纯性阑尾炎针灸后，有效率可达85%~95%，但是针灸要获得疗效，必须依赖于机体的自身调节，若邪毒太盛，创伤过重，则需配合药物或手术治疗才能提高疗效。又如阑尾炎穿孔引起的急性腹膜炎，针灸只能起到对症治疗或辅助治疗的作用。因此针灸治疗外科疾病，必须准确诊断、掌握针灸适应证。

二、外科病证针灸治疗的选穴

针灸治疗外科疾病，除了按照常规的配穴方法外，还应根据病因病机，结合每个腧穴的特性选穴，才能获效。如治疗肠痈，循经取穴可选足三里、上巨虚、阑尾等；治疗胆囊炎，循经取穴可选阳陵泉、胆囊等；止痛可按《内经》"腰以上者手太阴阳明主之"，而选曲池、合谷、尺泽、列缺，根据"腰以下者，足太阴阳明主之"，而选足三里、上巨虚、三阴交、阴陵泉等；活血去瘀，可以选用理血经穴，如血海、膈俞、肝俞、脾俞等，配曲池、足三里以行气活血；祛邪解毒，可选取有提高免疫作用的经穴，如肠痈、乳痈取足三里以清热凉血，胆囊炎取阳陵泉、胆囊等以利肝胆湿热。

根据外科病证的特点，当发病初期，邪毒正盛，红肿热痛者，均宜用泻法，或刺激稍强，以祛邪为主。皮肤疹癣，可先用皮肤针叩刺，然后加灸。痈疽疮疡，可酌情选用灸治，如隔蒜灸、硫黄灸等。

三、常见外科病证的针灸治疗

丹　毒

【概述】

丹毒是一种急性接触性传染性皮肤病。因发病时皮肤突然发红，色如涂丹染脂，故称丹毒。根据发病部位的不同，又有不同的名称。发于头面者，称抱头火丹；发于躯干者，称内发丹毒；发于腿者，称腿游风、流火；新生儿丹毒称赤游丹。名称虽多，但治法是相同的。

《圣济总录》指出："热毒之气，暴发于皮肤间，不得外泄，则蓄热为丹毒。"生于头面者多偏于风热或热毒，生于下肢者多偏于湿热，生于胁下腰胯者多兼肝火。

临床表现：初起时全身不适，恶寒发热，继则患处皮肤出现红斑，焮热肿胀，色如涂丹，压之褪色，放手后即复原状，局部灼热疼痛，按之更甚，红斑边缘清楚而稍突起，很快向四周蔓延，同时中央部分由鲜红转暗红或棕黄色，经数天后脱屑而愈，周围部分也随之逐渐复原。有时发生水疱，破烂流水，疼痛作痒，亦有烦渴，身热便秘，溲赤。或见高热烦躁，神昏谵语，恶心呕吐，时有痉厥，为毒邪内攻之证。

【针灸治疗】

循经取穴，以手足阳明经为主，佐足太阳经、督脉，以清热泻火。

取合谷、曲池、足三里、解溪、血海、委中、大椎。针用泻法，不灸。红肿部用三棱针散刺，或用皮肤针叩刺，放出血液。必要时，针刺后加拔火罐，每日1~2次。

瘾　疹

【概述】

瘾疹又称风疹、风疹块、赤白游风、风丹等，西医称为荨麻疹，属于常见的过敏性疾病之一。急性荨麻疹短期内多痊愈，慢性荨麻疹可经久难愈。其特点是皮肤突然出现风团剧痒，游走不定，时起时消，消退后不留痕迹。临床上分风热、风寒、肠胃湿热、气血两虚、冲任不调五型。

【针灸治疗】

循经取穴，以手阳明大肠经、足太阴脾经穴为主，佐足太阳膀胱经的血郄、委中和血会膈俞，以清血分热。

取曲池、合谷、血海、膈俞、委中穴。针用泻法，曲池、血海穴针后加灸。风热者，宜疏风散热，加天井穴，针用泻法，不灸；风寒者，宜疏风散寒，加大椎穴，用泻法，加灸；胃肠湿热者，宜清热利湿，加阴陵泉穴，针用泻法，不灸；气血两虚者，宜补益气血，加足三里、脾俞，用补法，多灸；冲任不调者，宜调摄冲任，加三阴交穴，平补平泻，多灸。

疔 疮

【概述】

疔疮是一种急性化脓性疾病，其特征是疮形如粟，坚硬根深，状如钉子，故名疔疮。疔疮随处可见，但多发于颜面和手足。发于颜面，容易患疔疮走黄，危及生命；发于手足，损伤筋骨，妨碍功能。根据其发病部位和形状不同而名称有异，如生于人中的叫人中疔，生于口角的叫锁口疔。总之，疾病名称虽异，但辨证施治基本相同。

临床表现：初起时皮肤上有粟粒状脓头，色或黄或紫，痒或麻，以后渐渐红肿热痛，顶尖根深坚硬，继则肿势增大，疼痛加剧，脓头破溃，轻者无全身症状，重者可伴畏寒畏热，或发热口渴，便秘溲赤，苔黄，脉数。如见高热烦躁、眩晕、呕吐、神志昏聩为疔毒内攻脏腑之象，称为疔疮走黄，病情凶险。

【针灸治疗】

循经取穴。以督脉经穴为主，佐三阳经，以泄阳热火邪。

取身柱、灵台、合谷、阳陵泉、委中。针用泻法，不灸。或三棱针点刺放血。沿疔疮所在经脉选穴配合，可加强疗效。例如面部疔疮加商阳、曲池；生于食指，加曲池、迎香；生于面额两侧，加阳陵泉、足窍阴；生于足小趾，加阳陵泉、听会；生于手小指，加外关、天井；红丝疔疮者，可沿着丝的止点，每隔1寸用三棱针点刺至起点，以泻其邪而出其血；高热不退加大椎、曲池；神志昏迷加人中、十宣。寻找背脊柱两旁丘疹，用针挑治疗，每日1次。

疔疮初、中期，红肿硬结，患部切勿挤压、针挑、针刺、拔罐，不宜手术切开，防止跌扑、碰伤患部，以免引起毒邪扩散。如已成脓，可作外科处理。疔疮走黄，宜中西医结合救治。

乳 痈

【概述】

乳痈即西医学所称的急性乳腺炎，是一种常见的化脓性感染性疾病。多见于哺乳期妇女，尤见于初产妇。好发于产后3~4周，发生于妊娠期者较为少见。

临床表现：初起乳房肿胀触痛，或皮肤微红，或有肿块，乳汁排出不畅，恶寒，发热，此时尚未成脓，以后乳房肿块增大，硬结明显，皮肤焮红，高热不退，乳部持续搏动性疼痛，此时脓已酿成，乳房肿块破溃出脓后，一般肿痛消减，逐渐愈合。若溃脓后引流不畅，脓液波及其他乳络形成囊乳痈。如破溃穿入乳管，脓液经乳管排出，或从疮口排出，则成乳漏，愈合缓慢。

【针灸治疗】

循经取穴，以阳明、厥阴经为主，佐以少阳经穴，以疏泄肝胆经郁结。

取乳三针、足三里、期门、内关穴。针用泻法，不灸，每日1~2次。乳汁壅滞胀痛，加少泽穴；发热头痛，加合谷、曲池、风池穴。初起时可用大蒜捣烂，平铺于患处，用艾条温和灸15~20分钟，每天1~2次。

瘰 疬

【概述】

本病因其结核累累如贯珠状，故名瘰疬，俗称疬子颈、老鼠疮，即西医的颈部淋巴结核。好发于儿童和青年人。

临床表现：瘰疬多生于耳后及颈项间，也有生于腋下。初期形如小豆粒，一个或数个不等，皮色不变，按之坚实，推之能动，不热不痛；中期渐大如梅李核，有一枚或三五枚融合成串，推之不动，如成脓时，则皮色暗红，略有微热，轻微波动感；后期成脓，自行溃破，脓水清稀夹有败絮样物质。急性期多有恶寒发热、头痛、皮色微红、自觉胀痛等症。慢性成脓时，可有轻微发热，溃破后，日久不愈，肝肾亏损，气血虚弱，可有潮热、盗汗、食欲不振、精神疲乏等虚象。

【针灸治疗】

循经分部取穴为主，佐以随证取穴，有疏通经气、除痰散结的作用。

项部瘰疬取翳风、天井、足临泣穴；颈部瘰疬取臂臑、手三里、大迎穴；腋下瘰疬取肩井、少海、阳辅、支沟穴。针用泻法，加灸，或瘰疬局部用隔蒜灸，配合百劳、天井、肘尖穴直接灸可提高疗效。瘰疬未溃破者，可用火针在核正中刺入，每核1针，隔2~3天1次。

瘿 气

【概述】

瘿气即甲状腺肿大。本病发于颈部，漫肿结块，皮色不变，缠绵难消，或伴有心悸、手颤、多汗等症。多见于青壮年女性，尤以怀孕期及哺乳期妇女多见。

本病包括西医的单纯性甲状腺肿、甲状腺功能亢进等。

临床表现：初起时颈部呈慢性肿大，逐渐肿势增大，边缘不清，皮色如常，并不疼痛，甚则颈脖显著增大，按之皮宽而软，肿胀过大而呈下垂，觉局部沉重。有的兼见胸膈气闷，心悸气促，手指颤动，面赤多汗，眼球突出，急躁易怒，脉弦滑。

【针灸治疗】

循经取穴。以手阳明大肠经、手少阳三焦经穴为主，佐以随证配穴，以提高疗效。

取突三针（扶突、水突、天突）、天鼎、合谷、足三里、臑会穴，用平补平泻针法，一般不灸。肝气郁结，宜疏肝理气，加太冲、风池穴；阴虚火盛，宜滋水济火，加太溪、内关穴；痰多宜除痰散结，加丰隆穴；汗多宜调和营卫，加复溜、阴郄穴；心悸宜养心安神，加神门、安眠穴；突眼宜通调局部经络，加攒竹、四白穴。

在甲状腺局部挑针治疗有一定疗效。每次每侧挑 1~2 个点，每周 1~2 次。

【靳三针解说】

在颈部有几个以"突"字命名的穴位，它们均有着特殊的意义和作用，靳老就是根据这些来定位的。第一个穴位就是水突穴，另一个是天突穴，还有一个是扶突穴。突三针主要用来治疗甲状腺肿大、甲状腺功能亢进、甲状腺囊肿或者甲状腺良性肿瘤，这就是"以突治突""奇病奇治"的代表。针刺多用毫针，选用 1 寸针，水突穴和扶突穴均向甲状腺方向沿皮平刺，不要针得太深，以免损伤甲状腺体；天突穴沿胸骨上缘边向下斜刺约 0.8 寸，要注意防止气胸。一般以留针为主，加以捻转和刮针。

第十六章　四肢病证的针灸治疗

痿　证

【概述】

痿证是指肢体筋脉弛缓、软弱无力、不能随意运动、肌肉萎缩的一种病症。临床上以下肢痿软较多见，故有"痿躄"之称。临床分为肺热伤津、湿热浸淫、脾胃虚弱、肝肾亏虚四型。

痿证可见于西医学中的多发性神经炎、急性脊髓炎、进行性肌萎缩、重症肌无力、周期性麻痹、肌营养不良症、癔症性瘫痪、小儿麻痹后遗症等病。

【针灸治疗】

针灸治疗痿证，《内经》有"治痿独取阳明"的取穴原则，因为阳明经能"行气于三阳"，足阳明经内属于胃，为生之本，是后天气血生化之源。胃与脾相表里，脾主四肢肌肉，故针灸治疗痿证以手足阳明经为主，但也必须结合病因病机辨证施治才能提高疗效。靳老常以痿三针来治疗。

循经取穴：上肢痿取曲池、尺泽、合谷穴；下肢痿取足三里、三阴交、太溪穴。

辨证取穴：肺热伤津加大椎、鱼际、肺俞、外关穴；湿热浸淫加阴陵泉、商丘、委中、大肠俞、环跳穴；脾胃虚弱加脾俞、胃俞穴；肝肾阴亏加肝俞、肾俞、太冲穴。

随证取穴：筋骨虚弱选大杼（骨会）、阳陵泉（筋会）、绝骨穴（髓会）；足内翻选照海（泻）、申脉穴（补）；足外翻选照海（补）、申脉穴（泻）；垂足选解溪、条口穴；腕下垂选外关、阳池穴。

针用补法，多灸，亦可配合梅花针、电针、穴位注射、按摩、功能锻炼、药物等治疗。

【靳三针解说】

痿三针有上肢痿三针和下肢痿三针之分，上肢痿选用曲池、合谷和尺泽穴，也就是选手阳明大肠经和手太阴肺经经穴；下肢痿选用足三里、三阴交、太溪穴。无论哪种痿证，都必须遵循"治痿独取阳明"的原则。"独取阳明"就选上肢的曲池、合谷穴和下肢的足三里穴,这些都是阳明经最主要的穴位。《素问·痿论》说:"阳明虚则宗筋纵,带脉不引,故足痿不用也",认为痿证是由于气血不足造成的。为什么上肢选用尺泽呢,因为痿证早期的症状有轻微的发热、咳嗽,"肺热叶焦"就会成为痿躄,就完全不能行走了,所以选用尺泽穴。另外,下肢为什么选用太溪穴呢?这是因为太溪穴是肾经的原穴,痿证与人体的原气有密切关系,"脐下肾间动气者,人之生命也,十二经之根本也",既然肾的原气如此重要,所以就选用它,主要用来治疗小儿麻痹、肌肉萎缩。针刺可按常规针法,手法以补法为主。

脚 气

【概述】

脚气是以两脚酸软无力、步履艰难为主症的疾病。脚气可因感受水湿雨雾之气,或坐卧湿地,湿邪侵入皮肉筋脉而致;或因饮食失调,脾胃受损,不能健运,致湿热壅于下焦,走注足胫而致日渐肿满。

临床表现:初起只觉两脚软无力,行动不便或有浮肿,或纵缓、牵急。病渐深入,则见唇指麻木,上气喘急,呕吐,昏瞆,病情危急。临床上分为以下3型。

(1)湿脚气:两脚无力,膝盖酸软,足胫肿胀,腰脚重着,行动不便,小便少。寒湿偏重则麻痹酸重,形寒肢冷,舌淡脉沉迟,若兼湿热,则两脚不冷,口渴尿黄,苔黄腻,脉濡缓。

(2)干脚气:两脚不肿,渐觉干枯,皮肤甲错,顽麻酸重,行动不便,食减体瘦,大便秘结,小便黄短,时时干呕,舌淡红,脉弦数。

(3)脚气冲心:不论干、湿脚气,如病证久延,突然出现气逆喘急,呕吐不食,心悸,烦满,甚则神志昏乱,面色晦暗,鼻煽唇紫,即为危候,应中西医结合治疗。

【针灸治疗】

循经取穴,以足阳明胃经、足太阴脾经穴为主。取足三针,佐以足少阳经、八会穴壮筋骨。

湿脚气:取阳陵泉、悬钟、足三里、三阴交、阴陵泉、委中、丰隆穴。健脾祛湿,舒筋骨。针用泻法,加灸,或温针灸、隔姜灸。

干脚气:取足三里、三阴交、脾俞、胃俞、阳陵泉、悬钟、太冲、阴陵泉穴。针用补法,多灸。

脚气冲心:取巨阙、关元、内关、三阴交、阳陵泉、足三里穴。针用补法,多灸。

第十七章　脑病的针灸治疗

眩　晕

【概述】

眩即眼花，晕即头晕，两者常同时并见，故统称为眩晕。轻者闭目即止，重者如坐车船，旋转不定，不能站立，或伴有恶心、呕吐、汗出，甚则昏倒等症状。本证包括西医学的内耳性眩晕、脑动脉硬化、高血压、贫血、神经衰弱以及某些脑部疾患等。

临床上分为肝阳上亢（眩晕，头痛且胀，胁肋胀痛，面红目赤，急躁易怒，失眠多梦，或心悸健忘，腰膝酸软，口苦，舌红苔薄黄，脉弦细数）、气血不足（头晕眼花，动则加剧，面色苍白或萎黄，唇甲淡白，心悸失眠，倦怠无力，少气懒言，饮食不振，舌淡嫩，脉细弱）、肾精亏损（眩晕健忘，腰膝酸软，遗精耳鸣，失眠多梦。偏于阳虚，则肢冷乏力，舌质淡，脉沉细；偏于阴虚，则五心烦热，盗汗，舌红，脉弦细）、痰浊中阻（眩晕头重，恶心欲吐，胸脘痞闷，口黏不渴，或口干不渴，少食多寐，肢体麻木，舌苔白腻，脉濡滑）四型。

【针灸治疗】

靳老主要以晕痛针（见"头痛"部分的内容）为主，并结合辨证来加减配穴治疗。

肝阳上亢者，加太冲、行间、足三里、印堂、风池、侠溪、太溪、肾俞、内关穴，太溪、肾俞穴针用补法，其他各穴均用泻法，不灸；气血不足者，加足三里、三阴交、肾俞、脾俞、内关、百会穴，针用补法，多灸；肾精亏损者，加关元、肾俞、太溪、足三里穴，针用补法；肾阳虚者，加灸命门、百会、气海穴；痰湿中阻者，加中脘、丰隆、内关、足三里、解溪穴，针用泻法，加灸。另外，在百会穴上施以温和灸、直接灸或隔姜灸，往往会收到非常满意的效果。

不寐与健忘

【概述】

不寐一般称为失眠，是指以入寐困难或时寐时醒，或醒后不能再寐，或整夜不能入寐为特征的病症。健忘是由于脑海髓弱以致记忆减退、遇事易忘的一种病症。

不寐多见于西医学的神经官能症、更年期综合征等；健忘多见于西医学的老年痴呆。

临床上可分为虚证、实证两种。虚证有阴虚火旺（失眠多梦，头晕耳鸣，心悸，健忘，腰酸梦遗，口干咽燥，五心烦热，舌红少津，脉细数）、心脾两虚（失眠易醒，心悸健忘，头晕目眩，面色无华，肢倦神疲，饮食减少，舌淡苔薄，脉细弱）、心胆气虚（失眠多梦，易惊醒，胆怯心悸，遇事善惊，气短倦怠，舌质淡，脉弦细）；实证有肝气郁结（失眠多梦，急躁易怒，胁肋灼痛，不思饮食，咽干口苦，便秘尿赤，或头痛目赤，舌红苔黄，脉弦数）、痰热内扰（失眠，胸脘满闷，痰多恶心，嗳气吞酸，心烦口苦，头晕，目眩，苔腻而黄，脉滑数）。

【针灸治疗】

对于不寐的治疗，靳老常以四神针为主，并结合辨证进行加减配穴。

阴虚火旺者，取神门、太溪、心俞、肾俞穴，其中神门、心俞穴，针用泻法，太溪、肾俞穴针用补法，不灸；心脾两虚者，取神门、三阴交、心俞、厥阴俞、脾俞穴，针用补法，加灸；心胆气虚者，取神门、内关、心俞、胆俞、丘墟穴，针用补法，加灸；肝气郁结者，取太冲、行间、内关、神门穴，针用泻法，不灸；痰热内扰者，取足三里、胃俞、丰隆、内关、神门穴，针用泻法，不灸。

对于健忘的治疗，靳老常以老呆针为主，加用肾俞、心俞、脾俞、百会、印堂、足三里、神门穴，针用补法，或平补平泻法，针后可加灸。

癫 狂

【概述】

癫、狂都是精神失常的疾病。癫证以沉默痴呆、语无伦次、静而多笑为特征；狂证则以喧扰不宁、狂言妄语、躁动打骂、动而多怒为特征。两者在病理变化上可互相转化，在症状上不能截然分开，故癫狂并称。其病因主要为情志所伤，引起气郁痰火，阴阳失调，病变与肝、胆、心、脾等经有关。本证多见于青壮年。

癫狂证包括西医学的精神分裂症、反应性精神病、脑器质性疾病所引起的精神障碍等。

癫证有痰气郁结（精神抑郁，表情淡漠，神志痴呆，语无伦次，或喃喃自语，哭笑无常，舌苔腻，脉弦滑）、心脾两虚（精神恍惚，沉默寡言，心悸易惊，倦怠无力，少食不眠，舌质淡，脉细）两型；狂证有痰火上扰（起病急骤，狂乱无知，奔走詈骂，不避亲疏，打人骂人，毁物伤人，不食不眠，舌质红，苔黄腻，脉弦大滑数）、火盛伤阴（狂病日久，形体消瘦，烦躁多言，时而妄动，唤之能止，面赤颧红，唇燥口干，小便短黄，舌红少苔，脉细数）两型。

【针灸治疗】

循经取穴，以心、肾、督三经之穴为主，佐以心、肾、肝、脾之背俞穴。

癫证的治疗：痰气郁结者，取肝俞、脾俞、心俞、神门、内关、丰隆、太冲穴，针用泻法，不灸；心脾两虚者，取足三里、三阴交、大陵、神门、脾俞、胃俞、心俞、厥阴俞穴，针用补法，加灸。

狂证的治疗：痰火上扰者，取内关、丰隆、大椎、人中、风府、太冲、十三鬼穴（少商、人中、隐白、大陵、申脉、风府、颊车、承浆、劳宫、上星、曲池、会阴、舌下中缝），针用泻法，不灸；火盛伤阴者，取人中、百会、大椎、风府、神门、大陵、少府、劳宫、涌泉、三阴交穴，针用泻法，或平补平泻法，不宜灸。

痫 证

【概述】

痫证是一种发作性神志异常的疾病，又名"癫痫"或"羊痫风"。其特征为发作性突然卧倒，昏不知人，口吐涎沫，两目上视，四肢抽搐，或口中作猪羊叫声，醒后如常。

本病包括西医学的原发性癫痫和继发性癫痫。

临床上分肝风痰浊（发作前先有眩晕，头昏，胸闷乏力。发作时突然不省人事，扑倒在地，牙关紧闭，两目上视，四肢抽搐，口吐涎沫，或有叫声，或仅有短暂神志失常，而无抽搐的小发作。舌苔薄腻，脉多弦滑）、肝火痰热（发作症状同前，烦躁易怒，心烦失眠，咽干口燥，舌红苔少，脉细数）、脾胃虚弱（痫证日久，神疲肢倦，眩晕气短，纳呆胸闷，面色无华，形体消瘦，大便溏薄，舌质淡，脉濡弱）三型。

【针灸治疗】

靳老常以痫三针为主，有时加用四神针穴，并结合辨证进行加减配穴。

肝风痰浊者，取丰隆、人中、内关、太冲、中冲穴，针用泻法，不宜灸；肝火痰热者，取大椎、行间、少府、劳宫、人中、鸠尾、巨阙、间使、丰隆穴，针用泻法，不灸；肝肾阴虚者，取肝俞、心俞、肾俞、大椎、鸠尾、申脉、照海穴，针用补法，不灸；脾胃虚弱者，取脾俞、胃俞、心俞、厥阴俞、丰隆、足三里、大椎、内关穴，针用补法，加灸。

癫痫日发针申脉穴，夜发针照海穴；也可用埋线法，药线选用羊肠线，以地西泮溶液浸泡 30 分钟以上，在鸠尾、臂臑、腰奇、背俞等穴交替埋线。

【靳三针解说】

传统上治疗癫痫病有很多穴位，如鸠尾穴、臂臑穴、腰奇穴，靳老主要是根据经络学说来选穴的。痫三针的第一个穴位是内关穴，内关属心包经穴，心包代心受邪，癫痫病与心神有关，心神不能安定，针内关穴可达宁心安神的目的；另外两个穴位是申脉和照海穴，按针灸经络学说来讲，申脉、照海穴都属跷脉，跷脉主矫健、敏捷，癫痫发作，就失矫捷，所以针灸取跷脉，有癫痫"日发申脉，夜发照海"之说，现在无论是日发和夜发靳老都选用它。

在针刺方面，内关穴于两筋之间直刺，照海和申脉穴分别在内外踝下缘凹陷处取穴，向足底方向斜刺 1 寸左右。

面　瘫

【概述】

面瘫又名面神经麻痹、口眼歪斜。其病多由络脉空虚，风寒侵袭，气血阻滞所致，阳明经筋为目下纲，太阳经筋为目上纲，当筋脉失养，纵缓不收，则口目为僻，发为此病。

本病多发于一侧，起病突然，常于睡醒时发现一侧面部板滞不适、麻木、瘫痪，不能作蹙额、皱眉、露齿、鼓腮等动作，患侧额部皱纹消失，眼裂扩大，眼睑不能闭合，患侧鼻唇沟变浅或消失，口角偏向健侧，噘唇时患侧无力，故不能吹笛，漱口时，水由患侧喷出，咀嚼时，食物常积存于患侧。起病时常伴有头痛，耳后、耳下疼痛，或见舌前 2/3 味觉消失或减弱。

【针灸治疗】

以手足阳明经穴为主，佐以手足少阳经穴。靳老常以面瘫针为主进行治疗。患侧针用补法，健侧针用泻法，或加灸，或温针灸，配合电针及维生素 B_{12} 穴位注射。患部按摩和热敷可提高疗效。

【靳三针解说】

面瘫针主要用来治疗面神经麻痹。面神经出面部的地方是翳风穴，故把它作为第一针；由于面瘫患者典型的症状是口角歪斜，所以将地仓穴、颊车穴作为第二、第三针，地仓透颊车。针刺翳风穴前，应先用食指在耳根后按压以探穴。一般情况下，面瘫患者在这个穴位上都会出现明显的压痛点，所以力度不必太大。选 1.5 寸毫针，直刺，针刺的深度以患者出现明显的酸、麻、胀感为度，手法不要过重，过重的话反而会加重对面神经的损伤。针地仓穴和颊车穴时要注意方向和角度，两针相对透刺，检测地仓穴方向的方法是看针柄是否与嘴线呈一线。两穴均用平刺，可以加电针，根据病程的长短选用不同的波型。

除了这几个穴位外，临床上应根据具体情况进行配穴。眼睑闭合不全，加阳白、四白和太阳穴，阳白、四白穴均向下斜刺，太阳穴直刺；口角歪斜加迎香、禾髎穴，迎香穴沿鼻唇沟斜刺，禾髎穴向患侧平刺。这些穴位均以得气为度。

临床上有时选用人中穴，因为它是手足阳明和督脉的交会穴。一般都是向上平刺 0.5~0.8 寸，刺激量会很大，但疗效会很好。另外，根据经脉的循行，"面口合谷收"，可选用合谷穴。由于手阳明大肠经（在面部）是左右交叉的，如果是左侧面瘫，就选右合谷，右侧面瘫，就选左合谷，针用补法。

如何在合谷穴上进行补泻呢？一般采用"补患泻健"的原则。由于瘫痪侧的经脉虚弱，就应该补对侧的合谷穴，另外一个合谷穴则采用泻法，手法上有两种，一种是按经脉循行的方向，采用顺逆补泻法，即"迎而夺之为之泻，随而济之为之补"，另一种是采取提插补泻的方法。

在针刺的同时，可辅以艾灸，行温和灸，也可嘱患者回家后以热毛巾热敷患侧，注意不要过热，以免烫伤面部皮肤。热敷时可用手按推面部，要向枕后推，不要向前推。同时，要避风寒，忌生冷食物。如果每天针治一次，约 2 周时间就应该可以痊愈。对于发病时间较长，或经久不愈的患者，可以采用电针，选疏密波，治疗 15 分钟左右；对发病超过 3 个月，或有倒错现象的患者，在针治患侧的同时，还应考虑针治健侧。总之，以面瘫针为主治疗面瘫，只要及时得当地治疗，患者又能积极地配合，很多很快就可以治愈。

中　风

【概述】

中风是以猝然昏扑，不省人事，伴有口眼歪斜，语言不利，半身不遂，或未经昏扑，而仅以口眼歪斜、语言不利、半身不遂为主症的一种疾病。因本病起病急骤，症见多端，变化迅速，与自然界的风性善行数变的特征相似，故名之中风。其病主要由于心、肝、肾三脏的阴阳失调，气血逆乱所致，故应以内风为主。临床上常将无神志改变而病较轻的称为中经络，有神志不清而病重的称为中脏腑。中风的发生，或因正气不足，经络空虚，风邪入侵，气血痹阻；或因痰浊素盛，外感风邪，外风引动痰湿流窜经络，引起口渴偏枯；或因精血不足，肝肾阴虚，肝失所养，肝阳偏亢，加之情志过极，或劳倦过度，或嗜酒房劳，而阴亏于下，肝阳鸱张，阳化风动，气血上冲；或因饮食不节，劳倦内伤，肝气郁结，致脾失健运，聚湿生痰，痰郁化热，热盛生风，肝风挟痰上扰；也可因肝火内热，炼液为痰，致肝风挟杂痰火；或因五志过极，心火暴盛，或暴怒伤肝，肝阳暴动，引动心火，风火相煽，气血并走于上；或因饮酒过度，气血失常，郁结于上；或因暴怒刺激，气血逆乱，升动上扰；或因年老体衰，病后体虚，阴阳失调，虚风内动。以上均致蒙闭清空，流窜经络而成中风。

中风包括西医学中的脑出血、脑血栓形成、脑梗死、蛛网膜下腔出血、脑血管痉挛、病毒性脑炎，以及面神经麻痹（见"面瘫"的内容）等病。

中风可分为中经络和中脏腑两型。

中经络

经脉空虚，风邪入中：突然口眼歪斜，语言不利，口角流涎，或半身不遂，或恶寒发热、头痛等，脉浮弦或弦细。

肝肾阴虚，风阳上扰：平素头晕头痛，耳鸣目眩，腰酸腿软，突然发生口眼歪斜，舌强语謇，半身不遂，舌红苔黄，脉弦细而数或弦滑。

中脏腑

闭证：突然昏扑，不省人事，牙关紧闭，口噤不开，两手握拳，面赤气粗，喉中痰鸣，大小便闭，肢体强痉。闭证又分阳闭和阴闭。阳闭除上症之外兼见身热，烦躁，面赤气粗，口臭，苔黄腻，脉弦滑数。阴闭除上症之外兼见面色苍白或晦暗，身寒肢冷，口吐痰涎，舌苔白腻，脉弦沉滑。

脱证：突然昏倒，不省人事，目合张口，鼻鼾息微，手撒肢冷，汗多不止，二便自遗，肢体软瘫，舌痿，脉微欲绝。

【针灸治疗】

对于中风后遗症，靳老常以颞三针、四神针为主，配合手三针、足三针、肩三针、舌三针、腰三针、膝三针、踝三针等进行治疗。

【靳三针解说】

中风闭证选闭三针（十宣、人中、涌泉）；中风脱证选脱三针（百会、神阙、人中）；中风后遗症以颞三针为主（耳尖直上入发际2寸为第一针，由第一针水平向前、后各旁开1寸，为第二、第三针）；肢体瘫痪选手三针（曲池、外关、足三里）、足三针（足三里、三阴交、太冲）；语言不利选舌三针（上廉泉穴为第一针、上廉泉穴左右旁开0.8寸为第二、第三针）；失忆选智三针（神庭、双本神穴）。

闭三针组方意义： 人中穴为督脉脉气所发，督脉于手足阳明经交会于此，同时也是任督二脉相交、阴阳相通之处。其位居口鼻之间，中医认为，鼻气通于天，口气通于地，人中穴位于其中间，故有交通阴阳之功。督脉上至风府，入属于脑，故人中穴能治疗脑病，有醒脑开窍之效。临床上对于濒死病证，取人中穴往往可以起到"起死回生"、回阳救逆的作用。涌泉穴为足少阴肾经穴，位于足心。按少阴经居人身之最底，本穴又为全身孔穴之最下，承至阴之静。由阳经至于阴经，而作涌泉之动，犹人情之物极必反。本经承足太阳之阳，合于本经之阴，循上而下。少阴根于涌泉，犹天一生水，由地下涌出，故其次穴曰"然谷"。如伤寒病之回阳，以足心转热为断。本穴多治疗脑源性疾病，用以引热下行。《素问·缪刺》曰："邪客于手足少阴、太阴、足阳明之络，此五络皆会于耳中，上络左耳。五络俱竭，令人身脉皆动，而形无知也，其状若尸，或曰尸厥……后刺足心（足心即指涌泉穴）。"十宣穴位于手指末端，为阴阳经交结之处，故十宣穴有宣泄邪气、交通阴阳、回阳救逆、醒脑开窍之功。

脱三针组方意义： 百会为五脏六腑精神气血会聚之处，针灸此穴能激发元神，振奋阳气。神阙为人神所在，先天元气所藏之处，艾灸本穴可回阳固脱、救逆。人中位居口鼻之间，鼻气通于天，属阳，口气通于地，属阴，人中位居其间，能交通阴阳，起死回生，醒脑开窍。三穴合用，能益气固脱，开窍醒神。

颞三针组方意义： 颞三针位于头颞部，其中第一针通过率谷穴及角孙穴，前者为足太阳、少阳之会，后者为手足少阳之会；第二针通过手足少阳、阳明之会的悬厘穴及足太阳少阳之会的曲鬓穴；第三针位于天冲穴附近，该穴为足太阳、少阳之交会穴。本组穴为靳老专为中风偏瘫而设。考《普济方》载："忽中风，言语謇塞，半身不遂……穴百会，耳前发际……神效……"，耳尖直上入发际的颞部，正是手足少阳经所分布的区域，可见，耳周发际的穴位是治疗中风的首选穴位。且本组穴位正当足少阳胆经分布的区域，肝与胆相表里，而中风一证，多与肝风内动或情志失调有关。取颞三针穴，可疏通肝胆经络之气血，平肝息风潜阳，清泻胆，鼓舞少阳升发之机，有利于中风后瘫痪肢体的恢复。从解剖学上看，与其他头骨相比，颞骨最薄，骨缝最密集。我们通过研究发现，接近骨缝处的头穴，其针灸效应最佳。我们认为，头部腧穴针灸效应的产生，多与骨缝的传导有关，且此处的神经、血管极为丰富，对针灸等刺激较为敏感。因此，通过针刺颞三针，能激发对侧患肢经络之气，有利于瘫痪的康复。

舌三针组方意义：廉泉穴位于舌根部，又名舌本，任脉脉气所发，阴维脉交会于此。本穴上部有喉结，内当舌体根部之下，故针刺本穴治疗舌体运动、感觉障碍，或与舌有关及其舌体本身的疾病，如语言表达障碍、吞咽困难等等。《素问·刺疟论》曰："舌下两脉者，廉泉穴也。"《医经理解》说："廉泉，舌根下之左右两廉出泉脉也，又曰足少阴舌下各一，则廉泉非一穴也。"由此，沿用至今的廉泉穴，其两侧也应归属于其组成部分之一，且其通于肾经，肾藏精，精生髓，脑为髓之海，因此三穴齐用，可苏厥开窍，通脑醒神，益肾生精，补髓健脑，利咽生精。临床上可用于急症之口噤不开及各种原因引起的语言障碍。

智三针组方意义：首先，神庭、双本神穴均位于前额，为与神有关的穴位。《淮南子·精神训》有"神者，智之渊也"的论述，可见智力本身就是神的重要组成部分，来源于神。其次，三穴均位于前头部，头为精明之府，诸阳之神气借上合于头，故有"脑为元神之府"之称。脑的主要功能是主宰神智、思维、记忆和情感等。神庭为督脉脉气所发，足太阳与督脉的交会穴（一说足太阳阳明与督脉的交会穴），督脉及足太阳膀胱经均入络于脑。庭，宫廷、庭堂之意，神，即脑神，神庭，即指此为脑内元神所藏之处。《黄庭内景经》也说："故神庭者，脑神之宅，保身之堂也。"因此，本穴主要用于治疗与神志有关的病变。本神，足少阳胆经脉气所发，足少阳与阳维脉交会之处。《内经》说："胆升气，则十一脏皆升"，"胆为中正之官，主决断，五脏皆分主神志，故为神之本。"本穴位于前发际神庭穴旁，内为脑神之所居，又本穴附近的穴位为头临泣、目窗、正营、承光，均治目疾及惊痫等各种与神明有关的病证，而本穴能统治以上诸证，因此本穴是诸神穴之本，故名本神。再次，本组三穴位于大脑颞叶表面的头皮层，而大脑颞叶又是情感智力所在，因此主治情感、智力障碍等疾病。

儿童自闭症（儿童脑病）

【概述】

靳老研究针灸治疗脑病已有数十年，实践证明针灸对脑神经的作用很大，能直接影响脑神经。我们在靳老的带领下用靳三针疗法治疗了大量的脑病，发明了一些新的穴位组合来治疗各种与脑有关的疾病，如颞三针治疗脑血管意外后遗症，老呆针治疗老年性痴呆，眼三针治疗视神经萎缩，耳三针治疗神经性耳聋，智三针治疗儿童精神发育迟滞等，均获得很好的疗效，而且在治疗后很少复发。并且《智三针为主治疗儿童精神发育迟滞的临床与实验研究》于1998年获得国家中医药管理局"中医药科技进步奖"。之后，我们又在治疗和研究智障儿童的基础上，对自闭症患儿进行脑影像学的研究，通过单光子发射计算机断层扫描（SPECT）检测自闭症儿童脑血流灌注情况，发现在22例中有17例的SPECT异常，阳性率高达79.7%，而且自闭症儿童的大脑左侧额叶、颞叶、顶叶血流灌注障碍，影响全脑的发育。针对这个发现，创立了自闭八项治疗小儿自闭症。

【治疗】

1. 针灸治疗

自闭八项包括四神针、智三针、脑三针、颞三针、颠颞三针、启闭针、手智针、足智针。

手法和疗程：留针30~40分钟，用平补平泻捻转手法，每5~8分钟捻针1次，留针期间最少捻4~5次。每天1次，每周6次，星期天休息，120次为1个疗程，必要时休息1~2个月再进行第2个疗程的治疗。

语言发育迟缓者加舌三针、风府透哑门；双眼不正、注意力不集中者加定神针；好动自伤或有癫痫者加痫三针；上肢活动能力差者加手三针；下肢活动能力差者加足三针。

2. 穴位注射

药物：脑活素、脑多肽、胞二磷胆碱、维生素 B_{12}、维生素 D_2 果糖酸钙注射液、胎盘组织注射液。

方法：每天1次，每种药连续用20天，轮换使用。癫痫发作患者禁用脑活素、脑多肽。

穴位注射的选穴：可取背俞穴如心俞、肾俞、肝俞、脾俞以及曲池、足三里等。每次1穴，左右共2针，轮流选用。

3. 口服中成药

真人益智宝：1~3岁每次2粒，每日2次；3~5岁每次3粒，每日2次；5岁以上每次4粒，每日2次。

【靳三针解说】

1. 四神针

四神针位于百会穴前、后、左、右各旁开1.5寸。首先取百会穴，两耳尖直上，与前后正中线交会于头顶并从前发际正中点向后 5 寸处即是百会穴，以百会穴为中心，向前、后、左、右各旁开 1.5 寸取穴。前后两穴相当于督脉的前顶穴和后顶穴，左右两穴相当于足太阳膀胱经的通天穴和络却穴之间，略靠近络却穴处。1.5 寸的长短取决于患者手掌"一夫"的宽度，以一夫宽度的一半来定 1.5 寸即可。

2. 智三针

智三针由神庭穴和本神穴组成，其中神庭穴位于前发际正中直上 0.5 寸，本神穴在神庭穴旁开 3 寸，相当于神庭与头维穴之间外 1/3 与内 2/3 交界处。主治智力低下、自闭症、多动症、脑瘫等与神智有关的疾病。

因为整个头部的穴位都可以治疗头痛、头晕、神志不清这些疾病，但是用"神"和"脑"字来命名的只有六个穴位，在前头只有一个神庭穴和两个本神穴，靳老取这三个穴位组成智三针。

针刺时，取 1 寸毫针，一般都是由前向后方平刺 0.8 寸，要注意避开头皮显露的静脉。出针时一定要按压一会，这样可以防止皮下血肿。如果皮下出血没有及时止住的话，很容易出现血肿块，引起疼痛。小儿患者时常可以见到这种情况，家长一定很惊慌，甚至不停地帮患儿揉、摸，这样反而会加重出血，使血肿块增大。正确的方法应该以消毒棉球准确按压出血点 1~2 分钟，即可解决问题。另外，在针刺过程中出现刺痛，或见小儿哭闹不止，极有可能是刺中了血管，应及时调整针刺的方向，以免出现出血或血肿。

3. 脑三针

脑三针位于后头部属小脑的范围，针灸传统腧穴中带"脑"字的穴位就只有三个，第一个就是脑户穴，两旁的脑空穴就是第二、第三穴，三穴组合为脑三针。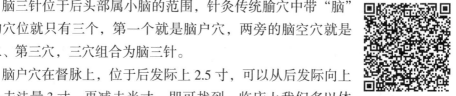

脑户穴在督脉上，位于后发际上 2.5 寸，可以从后发际向上以一夫法量 3 寸，再减去半寸，即可找到。临床上我们多以体表标志法来找，在后头正中摸到枕外隆突，其中有一凹陷处，就是脑户穴了。在脑户穴左右旁开 2.5 寸，也是用一夫法减去半寸处，就可以找到脑空穴了。

脑三针主要用来治疗小脑部疾病引起的运动失调、脑瘫、智障或眼病患者。三针均向下沿皮平刺，可刺 0.8~1.2 寸深。

4. 颞上三针

颞上三针位于左侧颞三针上 1 寸处，主治儿童自闭症。我们通过对有关自闭症研究的文献进行分析及运用脑影像学技术（SPECT）发现自闭症患者大脑皮质代谢呈弥漫性减弱，患者的颞叶、额叶和顶叶局部血流灌注减低，且以左半球更为突出，患者存在左侧半球特别是与语言相关的皮质区功能障碍。基于这一结果，并结合我们多年来治疗自闭症的临床经验，制定了颞上三针。

颞上三针的针法可参照颞三针。

5. 启闭针

启闭针由人中、听宫、隐白三穴组成，主治小儿自闭症。隐白、听宫、人中属于孙思邈的"十三鬼穴"，中医认为自闭症多与心、神、脑有关，而"十三鬼穴"又是专治这类病证的有效穴和经验穴。此三穴可以增加患儿上、中、下三部对疼痛、声音的敏感性，刺激相应大脑皮层，促进其血液循环与代谢，改善脑细胞的营养供应，从而促进自闭症患儿脑神经元的发育与成熟。

取 1 寸毫针，人中穴向上斜刺，听宫穴张口取穴（往往在针刺时小孩因哭叫而张口），直刺 0.5~0.8 寸，隐白穴直刺 0.5~0.8 寸。

6. 手智三针

手智三针又称手智针，由劳宫、神门、内关这三个穴位组成，主要用来治疗智障儿童多动症，或者治疗失眠、癫痫。心藏神，而心包代心受邪，所以选用心包经的劳宫、内关穴，心经的原穴神门，主要用于调心神。

手智针的取穴和针刺一定要准确，握拳时无名指下即是劳宫穴，可以直刺 1 寸左右；神门穴用 1 寸针直刺 0.5 寸左右，一定要针稳、针牢；针内关穴时一定要摆正手腕，使之处于一种自然体位，方能从两筋之间刺中穴位。

7. 足智针

足智针由涌泉、泉中和泉中内穴组成。在中医针灸经络学说方面有"上病下取""头上有病足下针"这种说法。既然是"上病下取"，智力低下或者语言障碍的患者，病变部位都在头部，所以取足部涌泉穴来治疗（涌泉属于肾经的井穴），完全符合"上病下取"这个原则。

肾主人体的元阴元阳，与发育有关。涌泉穴针感非常强，为了进一步加强它的针感，选取足趾关节与足跟连线中点，刚好在涌泉的下面，也就是通常所说的"足心"，靳老把它叫作泉中穴，也就是涌泉下面的意思。还有一支针叫泉中内，从泉中旁开 8 分 ~1 寸，目的是加强刺激量。泉中内是根据肾经"斜走足心"的循行路径来取的。

足智针在临床上主要用来治疗自闭症。自闭症患儿完全不说话，非常孤僻，除头部针刺外，多在足底选用足智针。另外，哑不能言等病也常选用足智针，针刺时先取涌泉穴，以1寸针，向足背方向直刺，可刺0.5~0.8寸深，泉中和泉中内穴一般都直刺。

8.定神针

定神针位于前额部。第一个穴是印堂上5分，第二、第三穴是双侧阳白上5分。前额两侧为足少阳胆经分布之区域，正中又为督脉所行，阳白穴是胆经的穴位，位于两目之上，从局部作用原理来说，具有治疗眼疾的作用，并且与眼神有密切关系。印堂穴属督脉，督脉为诸阳之海，内连于脑，故神志不宁、注意力不集中、两目无神或斜视等症均可选用该穴治疗。从临床实践中发现，这三个穴位均较浅，针感特强，如果直刺进针，往往可以刺中穴位而获得预期的针感，但只能点刺而不能留针，刺激的时间也就较短，按照"宁失其穴，不失其经"的原则，从这三个穴上0.5寸处沿皮向阳白穴和印堂穴方向透刺，既不离经，也不失效，针刺也有一定的深度，针感比单纯针刺阳白、印堂还要好。因为注意力不集中都与眼神有关，自闭症、智障儿童、多动症患儿在治疗以前不会看着你，你问他问题，他虽然回答你，但眼睛东张西望，答非所问，通过针刺定神针治疗，大多都能安心学习，你跟他说话时，他都能望着你并能针对性地回答问题。临床实践中我们发现，使用定神针后，原来双目无神或东张西望的症状都得到明显改善。

首先针第一针，向印堂穴方向沿皮平刺达鼻根部，然后再针第二、第三针，第二、第三针可达眉上，三针均向下平刺。由于额前表皮的血管很丰富，所以要注意针第二、第三针时很容易引起皮下出血，行针或出针时出现这种情况，要及时用压迫止血法妥当地处理。

【靳老对治疗儿童脑病的几点看法】

儿童脑病包括先天性的脑发育不良如自闭症、多动症、智障和后天性疾病如脑外伤、脑瘫、神经精神病、传染病（如脑膜炎、脑炎）等。

针灸能通经活络，对改善脑功能有明显疗效。脑为清明之府。阴阳者，全身之维，任、督脉通阴阳，督脉入络脑，任脉又通于督脉，故任、督二脉在治疗脑病中有重要意义。治疗的相同之处在于以头部取穴为主。头部取穴方面，靳老不大主张每天选用运动区、感觉区等来治疗，因为这种呈线状的取穴方法易使患者产生耐受性。靳老主要结合脑的神经功能分布定位、经络学说和临床经验来取穴，以区域取穴为主。例如颞三针取穴为耳尖直上2寸及前后各1寸，针刺的刺激范围一样，但位置可有差别，这样可避免耐受性的产生。又如，开发智力用的智三针，即神庭和双侧本神穴，从脑神经功能在大脑皮层的分布定位来说，此处为额叶，从经络学说来讲，虽全头穴位都能治头晕、头痛、神志意识障碍，但用"神"和"脑"命名的只有本神、神庭、脑户、脑空（四神聪为经外奇穴）。在智障儿童的治疗中一定用智障四项（即四神针、颞三针、脑三针、智三针），其中前部的智三针主攻智力，顶部的四神针主攻神志，两侧的颞三针相应于大脑中央前后回区，主攻肢体运动和感觉，脑后的脑三针相应于小脑，主攻平衡。经大量的研究发现，使用智障四项治疗后，患儿的脑血流量和脑内代谢水平均有明显改善，故其为治疗脑病的主要常规取穴。对智障儿童来说，为使小儿和家长有一个适应过程，一开始仅用四神针、智三针，第二、三天后应把智障四项全部用上。

各种小儿脑病治疗的不同之处在于辨证配穴。不会说话者配舌三针和足智针。舌三针能刺激舌根，使舌灵活；足智针包括涌泉、泉中、泉中内，是依据"上病下取"和"头上有病足下取"的原则，古时用涌泉治哑证，就是通过强刺激促其发声；听力下降、反应迟钝者取听宫、人中、完骨穴等等。

自闭症的特点并不是患儿不会说话，而是他们不同别人说话，独处时自语，不合群，SPECT扫描显示左脑血流障碍、供血不足、脑氧供和营养不足、发育迟缓、脑功能障碍等，其取穴应以中西医结合的方法，以智障四项为主，加颞上三针改善大脑患部的血流量，常规取手智针、足智针、舌三针、手三针、足三针，加照海、申脉穴，这两穴分属阴跷、阳跷脉，阴阳跷脉主反应灵敏、行动矫健，两经聚于睛明。我们针刺舌三针，意在刺激舌肌（在舌头上针消毒困难，易引感染，疗效有待研究，故不主张使用，金津、玉液穴只宜一次放血，不宜多次反复针刺）。手法以左右捻转为主，可用电针。每次针刺后配合穴位注射，选穴主要取肾俞、脾俞，选药主要有脑活素（促脑细胞生长，但要注意有癫痫者禁用）、胞二磷胆碱（营养脑神经）、维生素 B_{12}、维生素 D_2 果糖酸钙注射液、人体胎盘组织液等。每种注射液用 20 支后应该换另一种，多种药物轮流使用。

多动症患儿的智力相对正常，但注意力不集中，答非所问，学习成绩差，好玩好动，与人交谈时能回答，但眼不看对方，治疗以智障四项为主。此病多为阴虚阳盛，多用养心安神之穴位，如定神针（阳白、印堂、太阳穴）；属心火过旺者取手智针（劳宫、神门、内关穴）；上肢活动障碍可取手三针（合谷、曲池、外关穴），三穴皆为手三阳经穴，通阳气；申脉、照海穴也常用，使其身体矫健。一般不行手法，留针时间较长。多动症患儿本身为兴奋状态，所以不用脑活素穴位注射，而选用胞二磷胆碱、脑多肽、维生素 B_{12}、维生素 D_2 果糖酸钙注射液（钙本身有镇静作用）等。多取背部穴位，如肾俞、肝俞、脾俞穴等。另外，在特殊教育中，多动症患儿易染上不好的习惯，所以我们还是主张单个进行家庭教育。

精神发育迟滞的儿童留针20分钟至半小时，最多40分钟，其中共行4次针。留针时间太长反而不好，因为我们不图一次就能把病治愈，时间长的话小儿也接受不了。当然，这个因人因病而异。连续针刺治疗，每周休息1天，120次为1个疗程。当然，不一定要满120次，这样说只是为了能有足够的时间给孩子治疗。最好的治疗时期是在三四岁开始，如果没有及时治疗，或在七八岁才治疗就迟了。另外家庭治疗也很重要，以鼓励为主，学习方面不要要求过高，要慢慢来，有耐心。饮食方面要注意戒食煎炸烧烤食物，尤其是薯条、烧鹅等类，这些东西会使免疫力下降。治疗过程中还需注意预防小儿患感冒发烧或腹泻，否则会影响治疗。

小儿脑瘫是脑性瘫痪，因为脑部受损害而发育不好，以中央前回的运动区损害为多，多由出生时窒息或脐带绕颈造成脑缺血缺氧而成。其表现以瘫痪为主，有具体的损害部位，取穴也要用智障四项，失语加舌三针，其中颞三针是最主要的。

另外还需要加用四肢部位的穴位。脑部受损，指挥不灵，故四肢运动障碍，四肢缺少运动，肌肉萎缩，反过来又影响脑部，形成恶性循环。可取手三针、肩三针、足三针、股三针等刺激局部神经肌腱，以代替其本身的运动。上肢取手三针，合谷、曲池穴属阳明经，阳明行于三阳，外关属少阳，少阳主人身之侧；内侧取内关穴主治阴侧经脉病变，内关穴行于两筋之间，主内收，使阴阳相配，不失偏颇；下肢取足三针，足三里为阳明经穴，阳明行于三阳，三阴交为太阴经穴，太阴行于三阴，三阴交为三条阴经之交会穴。有足内翻、足外翻者用申脉、照海穴（属阴阳跷脉）；股部肌肉有障碍（如抬腿障碍）者可取血海、梁丘、伏兔穴，意在刺激股四头肌的股直肌，取风市穴主刺激股外侧肌；腰部无力者用腰三针（肾俞、大肠俞、委中穴），还可取坐骨针（坐骨点、大肠俞、昆仑穴）。

脑瘫分硬瘫和软瘫，针刺时间长短上有所不同。硬瘫捻转角度大，时间长；软瘫捻转角度小，时间短。至于进针深浅，则根据个人体形而异。穴位注射方面，无抽搐者用脑活素，抽搐者用胞二磷胆碱、脑多肽、维生素B_{12}、维生素D_2果糖酸钙注射液、胎盘注射液等。内关穴不宜行穴位注射或加电。我们主张配合推拿按摩，最好让其母亲学会一定的手法来帮患儿按摩（推拿医生的力度大，小儿并不适合）。治疗时机也是越早越好，每个疗程120次。

关于针刺的方法，入针宜"正指直刺，无针左右，神在秋毫，用意在针"，这样才易得气。我们不赞成用飞针法，靳老曾试过用红药水点出合谷穴后请人来飞针，但飞针不能保证每次都能刺中穴位。皮肤的不同部位有不同的神经感受器，如某处为痛觉感受器，某处为痒觉感受器，有的地方没有感受器等，偏离1mm就已经偏离了原来的感受器，虽然说"宁失其穴，勿失其经"，飞针也有一定的疗效，可是若取不中穴位，疗效就要打折扣。中医经络的循行有很多与神经分布相似的地方，例如心包经出两筋之间，直入掌中，与正中神经的循行相似，针感的传导也和正中神经的走行相同，但正中神经并没有说明哪一段治什么病，而中医经络腧穴就具体地说明了每条经上哪个穴位治疗什么病，如针大陵、内关穴后心胸舒适，睡眠改善，胃脘痛缓解，这就是中医的精华所在。靳老主张慢入针，消毒后把针放在穴位上（严格讲，古人应先用指甲把穴位定好，置针于交叉形指甲压痕的中心），缓慢进针。

头部穴位多用平刺或斜刺，用 1 寸针，入针 6~7 分，不宜过深，尤其是小儿好动，易造成弯针或断针，断针多在针身与针柄之间断，故进针时宜剩 3 分在皮外；舌三针在下颌骨后和廉泉之间取穴，正中旁开 0.6~0.8 寸（不足 1 寸），垂直向上进针，要避开颈总动脉；手智三针宜浅刺，内关穴一定要留针，但不宜太深，尤其是小儿。

关于针刺的刺激量：大力，刺激强，留针时间长能抑制神经，达到泻法的作用；力小，刺激轻，留针时间短，能起到补法的作用。传统中医学对补泻有严谨的要求（时间、力度），另行叙述。比如蚊子叮咬时我们觉得皮肤痒，是神经兴奋传导的作用，神经有兴奋阈，达到一定刺激量后就可传导，刺激加大，可达阈上刺激，再继续加大即为超限刺激，此时神经反而不传导。蚊子叮咬后毒素刺激神经达兴奋阈，神经传导给中枢产生痒感，此时用手继续抓叮咬处一段时间后反而不痒，其原因就是达到了超限刺激，使神经不再传导冲动所致；又如，当接到来信说亲人重病入院，人们会十分紧张，此时神经兴奋，但若信中说亲人突然去世，人们会晕倒，这是神经抑制，这种抑制是保护性抑制，不再接受新的刺激，以免再受伤害。

成人得气有酸麻胀痛感，但小儿不懂表达这些感觉，如何判断小儿的得气呢？古代对得气的描述是入针后有吸着感。《内经》说："气未至也，如处幽堂；气之至也，如鱼吞钩。"现代对得气的酸麻胀痛的描述是日本人根据神经纤维感觉在《新针灸学》里提出来的。靳老还是主张用医生针下的感觉衡量得气。但小儿易哭闹，对针下感觉不好分辨，最好能让小儿安静（进针时小儿哭闹是正常的，不哭反而不正常，此点应向家长解释清楚），不应为了让孩子不哭而在进针前给孩子吃安定类的药物，或在进针后吃糖果，吃药会影响脑功能，吃糖果易呛入气管。

第十八章　各种病证的穴位贴药、洗浸疗法

一、天灸疗法治疗肺系疾病

天灸疗法是中医传统穴位贴药的治疗方法之一。"天"是指天然、自然的意思，"灸"是指用热性的药物在穴位上起到烧灼的作用。"天灸"就是不需要用火灼烧而又能达到灸法治病作用的一种方法。早在 1964~1965 年间，靳老连续两年在三伏天用天灸疗法治疗哮喘，取得了非常满意的疗效。可以说靳老是在广东最早用天灸疗法治疗哮喘的人，特别是 1984 年，靳老在《广州卫生报》详细介绍天灸疗法后，每年三伏天，广州市以及全省各地很多医院都效仿靳老的方法开展以天灸治疗过敏性鼻炎、哮喘、慢性支气管炎等肺系疾病的医疗活动。

1. 天灸治疗的选穴

背三针（又称背六穴，即左右大杼、风门、肺俞 6 穴）、膏肓、百劳、天突、膻中穴，每次取 6 穴。配穴选脾俞、肾俞、定喘穴（主穴如有皮损，可用配穴）。

2. 天灸所用的药物

白芥子、细辛、甘遂、延胡索、麝香等。药物在制作过程中要注意各种药的比例，要掌握各种药物的配制方法。白芥子是天灸的君药，具有利气除痰、通经络作用，要占 50%，细辛要占 20%，甘遂、延胡索应各占 15%，麝香少许。制作时，白芥子必须生磨存性，绝对不能炒、煲、焙，因为炒、焙、煲都会把白芥子的有效成分破坏，影响疗效；甘遂是具有除痰逐饮作用的药物，在方中起佐助作用；麝香是一种辛温无毒的药物，它具有通窍、搜风逐邪、辟秽作用，在方中作为使药。麝香是一种贵重药材，它不溶于水，只溶于醛和乙醚，但这些溶剂对皮肤有不良的作用，所以麝香不用溶解，只要把麝香粉末放在药膏的表面作药心就可以达到治疗目的。将以上 5 种药物分别研碎成粉末时，必须分别放置在泥制的瓶内，盖好瓶口，等到三伏天才可使用。

3. 天灸为什么要选择三伏天才贴药

所谓三伏天是指每年夏至后第三、第四个庚日和立秋后第一个庚日，一共三天。这三天分别叫做初伏、中伏、末伏。夏至这一日是每年日间时间最长、夜

间时间最短的日子，也就是阳盛阴弱，过了这一天，日间时间就逐渐变短，夜间时间逐渐变长，也就是阳气渐弱，阴气渐盛。过敏性鼻炎、哮喘这类疾病大多在秋冬季节和夜间至凌晨的时候发作，属阴，所以选择一年之中阳渐弱、阴渐盛的时间，用辛温、除痰逐饮的药物贴敷在某些穴位上就可以起到温肺除痰定喘的作用，这就是《内经》里所说的"春夏养阳"的道理。

4. 天灸贴药的注意事项

首先要将 5 种药按比例和匀，取适量新鲜的老姜汁将药粉调匀成膏状，定准穴位的位置，并作记号，然后取大约 2g 药膏放置在 5cm×5cm 的胶布上，压成直径约为 1.5cm 的药块，最后取麝香粉约绿豆大小，放于药膏中间作药心贴在穴位上。贴药 4~6 小时就可以除去，当晚可以洗澡，3 次为 1 个疗程，最好连续贴3 年。贴药后，患者局部可能有痒痛感觉，如果能忍受的，最好贴够时间除去为好，如果确实不能忍受，亦可暂时除去，休息几个小时再贴；如果贴药部位的皮肤有潮红，这是正常现象，不必处理；局部出现小水疱，也不用处理，如果水疱比较大的，可以在水疱下部用消毒针挑破，排出组织液后，涂些甲紫药水即可。

5. 天灸疗法治疗哮喘的适应证

天灸原来是用以治疗哮喘病的，但经过我们多年的观察，天灸疗法对哮喘病的冷哮喘和过敏性鼻炎属虚证、寒证者效果较好，而对于热哮喘效果较差。所以，对于多在秋冬季节或夜间发作的过敏性鼻炎、哮喘等病证的治疗，天灸疗法效果显著，如果不属于这类虚寒型的，应该改用其他方法治疗。

二、治疗感冒

选穴：大椎、太阳、劳宫穴。

药物：薄荷、大蒜、生姜。

应用：取上药各等份锤烂如膏，贴敷于大椎、太阳穴，以纱布覆盖，用胶布固定；两手劳宫穴贴药后合掌端坐或夹放于两腿之间约 30 分钟。本法对感冒初起有恶寒头痛者，若微汗出即效；风寒感冒有全身酸痛明显者，上药中加入细辛半份同捣，并加酒数滴炒热贴敷，或用艾卷隔药悬灸大椎、太阳穴，促使汗出亦可痊愈。

三、治疗疟疾

疟疾是感受疟原虫所致的传染病，多发生于夏秋季节，其他季节也有零散发生。本病的特点是每次发作必先寒战，后则高热，继则汗出热退，常伴有剧烈头痛、烦渴，或一日一发，或间日一发，或三日一发。疟疾发作后，常伴有轻微的头晕、乏力。该病反复发作，可引起贫血，甚或脾脏肿大（中医称之为"疟母"）。

1. 指天椒贴敷法

神阙、大椎穴。将指天椒捣烂如泥，摊于棉垫上如铜钱大，于发作前 4~6 小时贴在神阙、大椎两穴，以胶布固定，每次贴 4~6 个小时后除去。每天 1 次，3~4 次为 1 个疗程。

1967~1968 年，靳老在海南岛乐东县千家公社治疗了恶性疟或间日疟共 100 例，其中治愈 85 例（经厚血片连续检查 3 天，疟原虫阴性），有效 15 例（控制临床症状，厚血片检查未转阴）。

2. 斑蝥膏药外贴法

选神门、命门穴。阿魏 3g，细辛 5g，干姜 3g，肉桂 1.5g，白芥子 6g。将上药研末，于发病前 6 小时取药末约 2g 分放在两张胶布上，再取斑蝥两只，去头足，压碎，分别放入上药内贴于上述穴位，24 小时后将药取下。如第一次未愈，可贴第二次。

3. 截疟膏外治法

选身柱穴（在第 3 胸椎棘突下）。将白信石研为细末，瓶装备用。疟发前 2 小时，取药粉 1g 放在胶布上，贴于穴位，疟止后将药取下。

四、治疗胃痛

选穴：中脘、胃俞、脾俞、肝俞、胆俞、足三里、内关穴。

药物：吴茱萸 5 份，白胡椒 2 份，丁香 1.5 份，肉桂 1.5 份。上述药物捣碎为末，密封备用。

应用：临用时取药末 10g 加酒炒热，分别贴于各穴，外加胶布固定，每天换药一次。每次取两个穴，交替使用。偏于脾胃虚寒者以中脘、胃俞、脾俞穴为主穴，偏于肝气犯胃者以肝俞、脾俞穴为主穴，可选足三里或内关穴作配穴。10 次为 1 个疗程，休息 5 天后可继续进行第 2 个疗程，直至症状缓解。

五、治疗腹泻

1. 二香散贴敷法

选穴：天枢、足三里、脾俞、中脘、命门、关元穴。

药物：丁香、肉桂、木香、吴茱萸、薄荷。用上药各等份捣为粉末，密封备用。

应用：临用时取上述粉末 10g 以生姜汁和酒调成糊状，炒热后贴于各穴，每次取两个穴位，每天换药一次。急性腹泻以天枢、足三里为主穴；慢性腹泻取脾俞、中脘为主穴；肾虚腹泻取命门、关元为主穴。腹泻伴恶心呕吐者配内关穴，腹泻较重者配阴陵泉穴。

2. "代针丸"法（治疗小儿消化不良）

选穴：主穴选足三里、天枢、中脘、关元穴；配穴选内关、大椎、脾俞、大肠俞、肾俞穴。

药物：吴茱萸、五倍子、公丁香、灵磁石、白芥子各等份，冰片、麝香少许。上药研末加酒调制成黄豆大药丸以备用。

应用：常规局部消毒，压贴药丸于穴位，用胶布固定，每天换药一次，5次为1个疗程。伴吐乳者加内关穴，发热加大椎穴，久泻加脾俞、大肠俞、肾俞穴。

3. 脐敷疗法

选穴：神阙穴（肚脐）。

药物：厚朴、枳壳等量，冰片适量。

应用：将上药研末，每次用0.2g填在神阙穴，用胶布覆盖。

六、治疗便秘

选穴：支沟、天枢、足三里、神阙穴。

药物：甘遂3g；或巴豆1g，肉桂1g，吴茱萸3g。

应用：实证用甘遂研末，调姜汁敷支沟、天枢穴；虚证用巴豆、肉桂、吴茱萸研末，调姜汁炒热贴于足三里、神阙穴。不论实证或虚证，均可用艾条隔药末熏灸，一般治疗后6~24小时气通便排。

七、治疗神经性呕吐

选穴：中脘、足三里、神阙、劳宫穴。

药物：吴茱萸。将吴茱萸研末备用。

应用：临用时取上述药末3g调姜汁贴敷，每次1~2个穴位，每天换药一次，各穴轮换使用。若用艾卷隔药悬灸，效果更佳。

八、治疗高血压

选穴：主穴选涌泉穴；配穴选太冲、足三里穴。

药物：肉桂、吴茱萸、磁石。将上药各等份研末，密封保存。

应用：每次用药末5g，调蜂蜜为药饼，贴于涌泉穴。阳亢者加太冲穴，阴阳不足者配足三里穴。每次贴两穴，轮流使用。每天于临睡前换药一次，贴药后用胶布固定，艾条悬灸20分钟。本法对病情不太严重者疗效满意，对于年老患者还可起保健作用。

九、治疗心绞痛

选穴：膻中，双侧内关，心俞穴。

药物：降香1份，檀香1份，田七1份，冰片1/4份，胡椒1份，麝香1/10份。将上药研末（麝香止痛散），密封备用。

应用：临用时取药末2g，以酒调成药饼，分成5小块，贴于上述5个穴位，两天换药一次，5次为1个疗程。

十、治疗痹证

1. 骨痛散贴敷法

选穴：上肢取大椎、肩髃、曲池、外关穴，下肢取环跳、阳陵泉、足三里、绝骨、解溪穴，腰骶部取肾俞、次髎、委中穴。

药物：细辛、炮山甲（现以他药代之）、白胡椒。取上药各等份研末，密藏备用。

应用：本品具有温经活络止痛作用，对于风湿痹痛、筋骨酸痛等症有效。使用时取药粉15g，调酒炒热做成3个药饼，并于药饼面放少许麝香，贴痛处穴位，或配合循经取穴。贴敷后，用塑料薄膜封盖，再以胶布固定，每天换药一次，交替选用穴位，直至疼痛缓解。

2. 发疱散贴敷法

选穴：上肢取大椎、肩髃、曲池、外关穴，下肢取环跳、阳陵泉、足三里、绝骨、解溪穴，腰骶部取肾俞、次髎、委中穴。

药物：斑蝥3份，雄黄5份。将上药研末，装瓶备用。

应用：使用时取药末0.3~0.6g置胶布中心贴患处，每次取2~4穴。24小时后可将药物除去，有水疱者挑破，外搽甲紫药水以防感染。一般治疗3~4次，可取得一定的疗效。

3. 代温灸膏疗法

选穴：上肢取大椎、肩髃、曲池、外关穴，下肢取环跳、阳陵泉、足三里、绝骨、解溪穴，腰骶部取肾俞、次髎、委中穴，或选用阿是穴。

药物：肉桂、干姜、吴茱萸。取上药各等份研末，密封备用。

应用：本品具有类似温和灸的温热刺激作用，对各种慢性痛证、胃肠道疾患需要用灸疗者，均可用本法代替。使用时取上述药末 10g，用姜汁调成药饼，贴敷于上述穴位或阿是穴。每次选 2~4 穴，贴 24 小时后换药，10 次为 1 个疗程。

4.骨刺膏外治骨刺法

选穴：阿是穴。

药物：生马钱子 240g，生川乌、生草乌、生香附各 60g，穿山甲（现以他药代之）30g，威灵仙、五加皮、姜黄、三棱、莪术、羌活、独活、细辛、秦艽、紫苏各 30g，生桃仁 60g，牛膝、皂角刺、蒺藜、乳香、没药、茜根、透骨草、赤芍各 15g，木瓜、川芎各 12g，红花、五灵脂、防己、白芥子、路路通各 9g，冰片 60g，血竭 15g，干漆 9g，麝香 1g。将生马钱子、生川乌、生草乌、生香附、穿山甲（现以他药代之）用香油 1500g 浸 1 周后，用文火煎，煎至药渣黄黑即捞出，加入威灵仙、五加皮、姜黄、三棱、莪术、羌活、独活、细辛、秦艽、紫苏、生桃仁、牛膝、皂刺、蒺藜、乳香、没药、茜根、透骨草、赤芍、木瓜、川芎、红花、五灵脂、防己、白芥子、路路通，慢火煎去渣。煎至滴水成珠后，加入广丹 750g（冬天减少 10g，夏天增加 10g），拌匀，停火，待油冷至 60℃时加入冰片、血竭、牛膝、麝香制成膏状，摊于布上，厚约 0.2cm，置凉成药膏，备用。

应用：治疗时将药膏稍加温，贴敷于阿是穴，每次贴 5~7 小时，5~10 天为 1 个疗程。

5.活血洗剂

［主治］风湿性关节炎，关节、肢体劳损致痹痛或活动障碍。

药物：丹参 12g，五加皮、透骨草、川椒、川牛膝、木瓜、艾叶、白芷、红花各 10g，肉桂 5g。

应用：上药加水 1000ml 煎煮，去渣，趁热熏洗浸渍患处。

6.姜葱艾洗剂

［主治］风寒湿邪所致各种关节痹痛。

药物：生姜 30g，葱、艾叶、苏叶各 50g，乌药 90g，水菖蒲 120g。

应用：上药加水 2L 煎煮，去渣，趁热熏洗患部。

十一、治疗坐骨神经痛

选穴：环跳、殷门、承山、委中穴。

药物：草乌（炒）6 份，干姜（煨）6 份，赤芍（炒）2 份，白芷 2 份，南星（煨）2 份，肉桂 1 份。将上药研为细末（回阳玉龙散），装瓶备用。

应用：本药具有温经散寒、通络消肿止痛的作用。临用时取上述药末 50g 加酒适量，再加水调成膏状，炒热贴敷患侧穴位。

十二、治疗腰痛

1. 腰痛散贴敷法

选穴：肾俞、命门、次髎穴。

药物：肉桂 5g，川乌 10g，乳香 10g，蜀椒 10g，樟脑 1g。将上药研末装瓶备用。

应用：用时加适量白酒炒热贴敷于上述穴位，外用胶布固定，两天换药 1 次。

2. 伸筋膏

选穴：肾俞、阿是穴。

药物：生马钱子、透骨草、生穿山甲（现以他药代之）、汉防己、乳香、没药、王不留行、细辛、五加皮、豨莶草、独活、生草乌、五倍子、肉桂、枳实、牛蒡子、血余、干姜各 10g，全蝎、威灵仙、生川军、泽兰叶、丝瓜络、麻黄、土鳖虫、僵蚕、防风各 12g，归尾 15g，蜈蚣 4 条，功劳叶、甘遂各 30g。上药用香油 2kg 煎枯，过滤去渣，再熬油至滴水成珠，下黄丹 1 kg 搅匀即成。

应用：临用时将膏药摊于牛皮纸上，贴于肾俞或阿是穴，3~5 天换药 1 次。

十三、治疗扭挫伤疼痛

1. 指天椒贴敷法

选穴：主穴选阿是穴，颈项部配天柱穴，肘部配曲池穴，腕部配阳池穴，腰部配肾俞穴，膝部配膝眼穴（内膝眼、犊鼻），踝部配解溪穴。

药物：指天椒 2 个。

应用：将指天椒捣烂贴痛处或其附近穴位，以纱布覆盖，胶布固定，1~2 小时后可除去，每天 12 次。

2. 发疱散贴敷法

选穴：同上。

药物：斑蝥。取斑蝥捣为药末，装瓶备用。

应用：使用时取药末如黄豆大，放在胶布上，贴于痛处或其附近穴位，24 小时后除去。若出现水疱，可挑破放出水疱内的液体，并搽甲紫药水，为防感染应换穴再贴。

3. 四肢洗药

[主治] 四肢软组织损伤、局部瘀血肿痛、关节活动障碍。

药物：桂枝、川萆薢、伸筋草、乳香、没药、羌活、川牛膝、淫羊藿、当归、补骨脂各 10g，独活、透骨草各 12g，川红花、川木瓜各 6g。

应用：上药加水 2000ml 煎煮，去渣，趁热熏洗患处。

4. 下肢损伤洗方

[主治] 下肢劳损挛痛、坐骨神经痛。

药物：伸筋草 15g，透骨草 15g，五加皮 15g，三棱 12g，莪术 12g，秦艽 12g，海桐皮 12g，牛膝 10g，木瓜 10g，红花 10g，苏木 10g。

应用：上药加水 2000ml 煎煮，去渣，加入少量白酒趁热熏洗患肢。

5. 扭挫伤一号洗药

[主治] 软组织损伤初期、局部瘀血肿胀疼痛者。

药物：刘寄奴、苏木、益母草、红花、丹参、赤芍、防风、独活、花椒、透骨草、五加皮、姜黄各 10g。

应用：上药共研为粗末，用纱布包扎好，加水 2000ml 煎煮，去渣，趁热熏洗或渍渍患处，每日 2 次，每次 1~2 小时。

6. 扭挫伤二号洗药

[主治] 软组织损伤较久、局部肿硬发凉、关节活动功能障碍、骨折愈合迟缓者。

药物：川乌、草乌、苍术、独活、桂枝、防风、艾叶、花椒、刘寄奴、红花、透骨草、伸筋草各 10g。

应用：上药共研为粗末，用纱布包扎好，加水 2000ml 煎煮，趁热熏洗、浸泡，或用药包熨揉患处。熨揉时最好文火加热药液，边熏边熨，以加强温经散寒、活血通络的作用。

7. 扭挫伤洗浸验方

[主治] 软组织扭挫伤。

药物：鲜大蓟、生栀子各 100g。

应用：将上药加水 1000ml 煎煮，去渣，加入黄酒 100g，趁热熏洗患处。

十四、治疗失眠

1. 萸桂散贴敷法

选穴：涌泉、神门、三阴交穴。

药物：吴茱萸、肉桂。取上药各等份研末，密装备用。

应用：临睡前取药粉 10g，调酒炒热敷于两侧涌泉穴。也可用 5g 调蜂蜜做成软膏，贴敷于一侧神门、三阴交穴，每天换药 1 次，左右侧穴位交替使用。

2. 酸枣仁耳穴贴法

选穴：耳穴的神门、皮质下、心、肾、脑点。

药物：酸枣仁。

应用：酸枣仁用开水浸泡去外皮，分成两半，以酸枣仁平面贴在直径约10mm 的圆形胶布中心备用。测定耳穴敏感点，将药贴于该点按揉 1 分钟，嘱患者每晚睡前亦按揉 3~5 分钟，5 天换药 1 次，4 次为 1 个疗程。

3. 绿豆贴压耳穴疗法

选穴：耳穴的神门、心、肾、枕、皮质下、脑干、脑点。

药物：绿豆。

应用：取一侧主穴 2 个，配穴 1~2 个，皮肤常规消毒后将绿豆贴于穴位上，外加胶布固定，3~5 天换药 1 次，5~6 周为 1 个疗程。

十五、治疗面神经麻痹

1. 药物贴敷法

选穴：翳风、合谷、地仓、牵正穴。

药物：白芥子 10g，麝香少许。

应用：将白芥子研末，用酒炒热后加入麝香少许，贴敷于患侧穴位。合谷穴则贴健侧，每天换药 1 次。或用吴茱萸、肉桂、丁香各等份研末，调姜汁贴敷患侧之穴位，每天换药 1 次，10 次为 1 个疗程。休息 2 天再进行第 2 个疗程，一般治疗 2~3 个疗程。

2. 针挑芥末敷治法

选穴：地仓、颊车、下关。

药物：白芥子 20g。

应用：取白芥子研末。上述穴位皮肤按常规消毒，先用挑针挑出白筋，然后用温开水调药末贴敷，20~24 小时后将药末取下。

3. 鳝血涂敷法

选穴：阿是穴。

药物：鳝鱼血。

应用：取鲜鳝鱼血涂患侧颜面，每天 2 次，直至颜面复正。

4. 敷脐疗法

选穴：神阙穴。

药物：南星 8g，雄黄 3g，醋芫花 50g，黄芪 30g。取上药研末，加入马钱子生物碱 0.1g、白胡椒挥发油 0.05ml，搅匀密藏备用。

应用：临用时取 0.2g 调酒做成药饼，贴敷于神阙穴，外用胶布固定，每天换药 1 次，10 次为 1 个疗程。

十六、治疗耳源性眩晕

选穴：百会、翳风、内关、足三里穴。

药物：白芥子。

应用：白芥子研末，每次取 3g 调酒做成药饼，贴于百会、翳风穴，有恶心或呕吐者配内关、足三里穴。每天换药 1~2 次，直至病情缓解。

十七、治疗急性结膜炎

1. 二石散贴敷法

选穴：太阳、内关、背部阿是穴（阳性反应点）。

药物：代赭石 2 份，生石膏 1 份。

应用：上药研末，每次取 10g 调蜂蜜，并加麝香少许，贴上述穴位，每天换药 2 次。

2. 斑麝粉贴敷法

选穴：内关、阿是穴（阳性反应点）。

药物：斑蝥 10g，麝香少许。将斑蝥研末，装瓶备用。

应用：使用时取斑蝥末用酒调制成黄豆粒大的药饼，药面加少许麝香，贴敷于上穴，1~2 小时后除去。

3. 一见消贴敷法

选穴：内关穴。

药物：一见消（为蓝雪科蓝雪属植物，别称白雪花、白花丹）。

应用：取一见消鲜叶两片捣烂，贴敷于内关，一夜后除去，对眼睛发炎引起之云翳有一定效果。1978 年夏季，某地发生流行性"红眼病"，靳老嘱患者取一见消鲜叶两片，揉烂贴于两侧内关一夜，第二天晨起除去，有水疱者挑破，涂甲紫药水防感染，眼滴氯霉素眼药水，观察 45 例，经 3~7 天全部治愈。

4. 红眼病外洗药

［主治］急性结膜炎。

药物：桑叶、菊花、蒲公英各 15g。

应用：将上药加水 500ml 煎煮，滤去药渣，待温熏洗患眼。

十八、治疗咽喉肿痛

1. 斑麝发疱法

选穴：少商、合谷穴。

药物：斑蝥、麝香。

应用：将斑蝥研末，以酒调制成黄豆大的药丸。临用时加麝香少许贴于上穴，1~2小时后除去。若出现水疱，将水疱刺破，外涂甲紫药水预防感染。本法适用于急性咽喉肿痛。

2. 涌泉穴贴敷法

选穴：涌泉穴。

药物：吴茱萸、肉桂。

应用：取上药各等份研末，每次用2g，调水成膏贴敷涌泉穴，每天换药1次，左右交替使用。本法适用于慢性咽喉肿痛者。

3. 冰砂贴敷法

选穴：合谷。

药物：硼砂、冰片、轻粉。

应用：取上药各等份研末，取独头蒜1个，取汁调匀，装入半个核桃壳内，倒盖在合谷穴上，24小时后除去。若局部出现水疱，可挑破放出水疱内液体，涂甲紫药水防感染。对急性扁桃体炎重症亦有效。

十九、治疗过敏性鼻炎

1. 背俞穴贴敷法

主穴：肺俞、膏肓、百劳。

药物：白芥子、细辛、甘遂、延胡索、麝香。

应用：取前4味药各等份研末，密藏备用。临用时取药末用姜汁调成糊状，做成如铜钱大的药饼，药面放少许麝香，贴于上述6穴，每次贴6~8小时后除去，10天贴药1次，3~6次为1个疗程。若出现水疱，可挑破搽以甲紫药水，以防感染。在治疗过程中，患者要注意天气变化；避免受冷刺激和可能引起的过敏因素。若适当配合固表扶正之中药内服，可提高疗效。

2. 指天椒贴敷法

选穴：印堂、肺俞、迎香、脾俞、肾俞穴。

药物：指天椒。

应用：将指天椒阴干研末，用蒜汁或姜汁调制成绿豆大，第一次贴于印堂、肺俞穴，第二次贴于迎香、脾俞、肾俞穴，轮换使用，7天为1个疗程，休息3天再进行第2个疗程，一般治疗3个疗程。

3. 印堂穴贴敷法

选穴：印堂穴。

药物：斑蝥。斑蝥阴干研末备用。

应用：将药末调酒制成黄豆大，贴敷于印堂穴，上盖无孔胶布，24 小时取出敷以消毒纱块，24 小时后将纱块取下，1 周后再重复上法治疗。轻者治疗 3~5 次，重者治疗 5~10 次，复发者可再重复 1 个疗程。

二十、治疗痛经

选穴：神阙、关元、次髎穴。

药物：乳香、没药。将乳香、没药各等份研末，装瓶备用。

应用：于经前取 3g 调水成药饼贴于上述各穴，外用胶布固定。

二十一、治疗遗尿

1. 萸桂散贴敷法

选穴：气海、足三里、命门、肾俞、三阴交、关元穴。

药物：吴茱萸、肉桂。取上药各等份研末，密封备用。

应用：用时以酒调药末做成如花生米大的药丸，第一次贴于气海、足三里、命门穴，第二次贴余穴，每天 1 次，轮换使用，5 天为 1 个疗程。休息 2 天再进行第 2 个疗程。一般进行 3 个疗程即可。

2. 麝香膏贴敷法

选穴：主穴选内关、气海、中极、三阴交穴；配穴选肾俞、膀胱俞、复溜穴。

药物：麝香 0.3g，蟾酥 0.5g，桂枝、麻黄、雄黄、没药、乳香各 5g。

应用：将上药研末，用酒精调为膏状，取适量贴于上述主穴、配穴各 2 个，3~4 天换药 1 次，余穴轮流使用，3 次为 1 个疗程。

二十二、治疗小便不通

1. 姜葱外贴法

选穴：关元、肾俞穴。

药物：葱白、生姜。

应用：取上药各 15g 捣烂，用酒炒热，贴敷上述穴位。本法适用于急性功能性尿潴留（若贴敷约 2 小时无效者，改用其他疗法）。

2. 麝盐贴熨法

选穴：神阙穴。

药物：麝香、盐。

应用：麝香少许放于神阙穴，外用胶布固定；将食盐炒热，用纱布包好于神阙穴上熨，可通小便（孕妇忌用）。

二十三、治疗肺痨

1. 白芥子贴敷法

选穴：风门、肺俞、心俞、肾俞穴。

药物：白芥子。

应用：用白芥子 3g 研末，加醋调成糊状，每次贴敷上述 3 个穴位，余穴轮流贴敷，贴药 3 小时后除去。若局部出现水疱，可挑破放水，外搽龙胆紫药水，以防止皮肤感染，每隔 4~5 天贴药 1 次，3 个月为 1 个疗程。

2. 斑麝贴敷法

选穴：肺俞、膏肓俞、足三里穴。

药物：斑蝥、麝香。

应用：斑蝥阴干研末，以酒调制成黄豆大药丸，临用时加少许麝香于药上贴敷上述 3 个穴位，1~2 小时后除去。若出现水疱可挑破，外搽龙胆紫药水，5 天贴药 1 次，余穴轮流使用，3 个月为 1 个疗程。在治疗期间适当增加营养，若配合中药或抗痨药，可提高疗效。

二十四、治疗咯血

1. 贴敷法

选穴：涌泉穴。

药物：大蒜泥 10g，硫黄末 6g，肉桂末 3g，冰片末 3g。

应用：上药调为药饼，贴敷于双侧涌泉穴，隔天换药 1 次。

2. 大黄洗浸法

药物：大黄 50g，川椒 20g。

应用：上药煮水 1 桶，趁热将双脚放入桶内浸洗（对轻症患者有一定效果）。

二十五、治疗肝炎

1. 毛盐贴敷法

选穴：大陵、关元穴。

药物：鲜毛茛根 30g，食盐 3g。

应用：将上药捣烂，贴敷于大陵或关元穴，6~8 小时后将药除去。局部若出现水疱，可挑破，搽以龙胆紫药水预防感染，每周 1 次，每次 1 穴，3 次为 1 个疗程。

2. 益肝散贴敷法

主穴：臂臑穴。

药物：青黛 4 份，甜瓜秧（可用甜瓜蒂代用）5 份，冰片 1 份。

应用：将上药研为末，每次取 1g 调大蒜汁做成药饼，贴敷于一侧臂臑穴上，24 小时后取下。若有水疱可挑破，搽甲紫药水，以防皮肤感染，2~3 周 1 次，左右交替，3 次为 1 个疗程。

如果患者有黄疸，可在益肝散中加入茵陈蒿粉 0.5g；有肝区疼痛者，加入木香 0.5g，用法同上。

3. 三黄散贴敷法

选穴：期门穴。

药物：大黄、黄柏、栀子。取上药各等份研末，装瓶备用。

应用：临用时取药末 30g，以蜂蜜水调成药膏状，贴敷于期门穴，每次贴 6 小时。30 次为 1 个疗程。

二十六、治疗痄腮

1. 虎星散贴敷法

选穴：涌泉穴。

药物：虎杖 5g，胆南星 3g，吴茱萸 6g。

应用：上药研末，用醋调为糊状，敷涌泉穴。每天换药 1 次，至病愈。

2. 活血止痛散洗法

［主治］急性腮腺炎。

药物：透骨草、延胡索、归尾、姜黄、川椒、海桐皮、威灵仙、川牛膝、乳香、没药、羌活、白芷、苏木、五加皮、红花、土茯苓各 10g。

应用：上药研为粗末，用纱布包扎，加水 1000ml 煎煮，去渣，趁热熏洗浸渍患处，用过之药液加热后可再熏洗 1 次，每次熏洗 1~2 小时，每天 1 剂。

二十七、治疗癫痫

1. 神阙穴敷贴法

选穴：神阙穴。

药物：丹参、硼砂各 1g，苯妥英钠 0.25g。

应用：将上药研末，分 10 次填敷神阙穴，每天换药 1 次，连续用药至控制发作。

2.臂臑穴埋敷法

药物：苯巴比妥 0.06g，苯妥英钠 0.2g。

应用：将上药埋入一侧臂臑穴，隔 1 个月后再埋对侧穴位，连续 3 次为 1 个疗程，视病情需要可继续治疗。本法对控制症状发作有一定效果。

二十八、治疗湿疹

1.湿疹外洗Ⅰ方

［主治］急性湿疹、亚急性湿疹。

药物：火炭母、羊蹄草、大飞扬、黑面神、九里香各 30g，三桠苦、穿心莲各 15g。

应用：上药加水 1000ml 煎煮，去渣，待温浸洗。

2.湿疹外洗Ⅱ方

［主治］亚急性湿疹、干性瘙痒性皮肤炎。

药物：土荆芥、如意花、毛麝香、侧柏叶各 50g。

应用：上药加水 1000ml 煎煮，去渣，待温浸洗。

3.止痒洗药

［主治］急慢性湿疹、皮肤瘙痒病。

药物：蛇床子、地肤子、苦参、黄柏、鹤虱各 15g，蜂房、大黄、生杏仁、枯矾、白鲜皮、大风子、朴硝、蝉衣、牡丹皮各 10g。

应用：上药研为粗末，用纱布包扎好，加水 1000ml 煎煮，去渣，趁热熏洗患处 1~2 小时，药渣再煎水，临睡前再熏洗 1 次。

4.加味二味消毒散

［主治］急慢性湿疹、皮肤瘙痒病。

药物：枯矾、雄黄各等份。将上药研为细末，加入冰片少许再共研匀，密藏备用。

应用：临用时用绿茶适量泡水 100ml，取茶水加入药末 10g 摇匀，搽患处；亦可取其药液搽患处。此外，也可将药末以茶油调成稀糊状，搽患处。

二十九、治疗瘾疹

药物：蛇床子、苦参、牛蒡子、防风、荆芥、泽兰、赤芍、川椒、白鲜皮、鹤虱、生川乌、生草乌、皂角各 15g，牡丹皮 10g，大风子 20g。

应用：上药研为粗末，用纱布包扎好，加水 1500ml 煎煮，去渣，趁热熏洗或浸渍患处，每次 1~2 小时。药渣再煎，临睡前再浸洗一次。

三十、治疗疣

1. 板蓝根洗剂

［主治］各种疣。

药物：板蓝根 30g。

应用：将板蓝根加水 500ml 煎煮，取药液趁热浸洗患处，每天 2~3 次。

2. 木贼草洗剂

［主治］各种疣。

药物：木贼草 30g。

应用：将木贼草加水 500ml 煎取药液。患处先以湿水浸洗，用刀片刮去表面的角质层，然后再用药液浸洗 30~60 分钟，每天 1~2 次，连续 1 周。或将木贼草用适量水煎，取 50~100ml 浓缩药液，用棉花吸附，湿敷于先经刮去角质层的疣根部，每天敷药 2~3 次，效果更佳。

3. 鸦胆子贴敷法

［主治］寻常疣。

药物：鸦胆子 5 粒。将鸦胆子捣烂成药膏状备用。

应用：使用前用热水先将患处浸洗，然后用小刀刮去疣体表面的角质层，贴敷鸦胆子膏，外以玻璃纸及胶布固定，3 天换药 1 次，直至疣根部脱落。

4. 艾灸法

［主治］寻常疣。

药物：艾炷。

应用：用艾炷着疣上灸之，每次 1~2 壮，每天 1 次，至脱落为止。

三十一、减肥

选穴：耳穴的饥点、口、肺、脾、内分泌、直肠下段、肾。

药物：白芥子或王不留行。

应用：将药籽贴敷于耳穴上，用胶布固定后按压 2~3 分钟，3~7 天换药 1 次，交替选取 1~2 穴，各穴轮流使用。5 次为 1 个疗程，休息 10 天左右再继续第 2 个疗程。

三十二、戒烟

主穴：甜味穴（在腕背桡侧横纹上约 0.7 寸处）。

药物：丁香、肉桂、食用味精。

应用：上药各等份研末，取 0.5g 用医用凡士林调成膏状，或加少许酒做成药饼，贴敷于合谷穴压痛明显侧的甜味穴，外用胶布固定，24 小时后取下。

三十三、保健

选穴：足三里、关元、涌泉穴。

药物：吴茱萸、细辛、延胡索、丁香、肉桂各 10 份，白芥子、甘遂各 25 份。

应用：上药研末，密封备用。临用时取药末 1g，用姜汁调成药饼，贴敷上述 1~2 个穴位，2~6 小时后除去。10 天 1 次，3 次为 1 个疗程，连续敷 3 个疗程。对高血压、慢性支气管炎、体弱易感冒等，均有一定防治作用。

第十九章　证治类编

一、《内经》证治类编

（一）脏腑

1.《素问·脏气法时论》

肝病者，两胁下痛引少腹，令人善怒；虚则目䀮䀮无所见，耳无所闻，善恐，如人将捕之，取其经，厥阴与少阳，气逆则头痛，耳聋不聪，颊肿，取血者。

心病者，胸中痛，胁支满，胁下痛，膺背肩胛间痛，两臂内痛，虚则胸腹大，胁下与腰相引而痛。取其经，少阴太阳，舌下血者，其变病，刺郄中血者。

脾病者，身重，善肌肉痿，足不收行，善瘈，脚下痛，虚则腹满，肠鸣飧泄，食不化，取其经，太阴阳明少阴血者。

肺病者，喘咳逆气，肩背痛，汗出，尻阴股膝髀腨胻足皆痛，虚则少气不能报息，耳聋，嗌干，取其经，太阴足太阳之外，厥阴内血者。

肾病者，腹大胫肿，喘咳身重，寝汗出，憎风，虚则胸中痛，大腹小腹痛，清厥，意不乐，取其经，少阴太阳血者。

2.《素问·刺热论》

肝热病者，小便先黄，腹痛多卧，身热，热争则狂言，及惊，胁满痛，手足躁，不得安卧……刺足厥阴少阳，其逆则头痛员员，脉引冲头也。

心热病者，先不乐，数日乃热，热争则卒心痛，烦闷，善呕，头痛面赤，无汗……刺手少阴太阳。

脾热病者，先头重，颊痛，烦心，颜青，欲呕，身热，热争则腰痛不可用俯仰，腹满泄，两颔痛……刺足太阴阳明。

肺热病者，先淅然厥起毫毛，恶风寒，舌上黄，身热，热争则喘咳，痛走胸膺背，不得大息，头痛不堪，汗出而寒……刺手太阴阳明，出血如大豆，立已。

肾热病者，先腰痛，骱酸，苦渴，数饮，身热，热争则项痛而强，胻寒且酸，足下热，不欲言，其逆则项痛，员员澹澹然……刺足少阴太阳。

3.《灵枢·五邪》

邪在肺，则病皮肤痛，寒热，上气喘，汗出，咳动肩背，取之膺中外俞，背三节五脏之傍，以手疾按之，快然乃刺之，取之缺盆中以越之。

邪在肝，则两胁中痛，寒中，恶血在内，行善掣节，时脚肿，取之行间，以引胁下，补三里以温胃中，取血脉以散恶血，取耳间青脉，以去其掣。

邪在肾，则病骨痛，阴痹，阴痹者，按之而不得，腹胀，腰痛，大便难，肩背颈项痛，时眩，取之涌泉，昆仑，视有血者，尽取之。

邪在心，则病心痛，喜悲，时眩仆，视有余不足，而调之其腧也。

4.《灵枢·四时气》

飧泄，补三阴之上，补阴陵泉，皆久留之，热行乃止。

5.《灵枢·杂病》

心痛引腰脊，欲呕，取足少阴。

心痛，腹胀，啬啬然，大便不利，取足太阴。

心痛，引背不得息，刺足少阴，不已，取手少阳。

心痛，引小腹满，上下无常处，便溲难，刺足厥阴。

心痛，但短气不足以息，刺手太阴。

心痛，当九节刺之，已刺按之，立已；不已，上下求之，得之立已。

厥而腹向向然，多寒气，腹中兢兢，便溲难，取足太阴。

腹满食不化，腹向向然，不能大便，取足太阴。

小腹满大，上走胃，至心，淅淅身时寒热，小便不利，取足厥阴。

腹满大便不利，腹大亦上走胸嗌，喘息喝喝然，取足少阴。

腹痛，刺脐左右动脉，已刺按之，立已；不已，刺气街；已刺按之，立已。

6.《灵枢·厥病》

厥心痛，与背相控，善瘛，如从后触其心，伛偻者，肾心痛也，先取京骨、昆仑，发针不已取然谷。

厥心痛，腹胀胸满，心尤痛甚，胃心痛也，取之大都、太白。

厥心痛，痛如以锥针刺其心，心痛甚者，脾心痛也，取之然谷、大溪。

厥心痛，色苍苍如死状，终日不得太息，肝心痛也，取之行间、太冲。

厥心痛，卧若徒居，心痛间，动作，痛益甚，色不变，肺心痛也，取之鱼际、太渊。

病注下血，取曲泉。

肠中有虫瘕，及蛟蛕，皆不可取以小针；心肠痛，憹作痛，肿聚，往来上下行，痛有休止，腹热喜渴，涎出者，是蛟蛕也，以手聚按而坚持之，无令得移，以大针刺之，久持之，虫不动，乃出针也。悲腹憹痛，形中上者。

7.《灵枢·癫狂》

厥逆腹胀满，肠鸣，胸满不得息，取之下胸二胁，咳而动手者，与背腧，以手按之，立快者是也。

内闭不得溲，刺足少阴太阳，与骶上以长针。

8.《灵枢·热病》

气满胸中喘息，取足太阴大指之端，去爪甲如韭叶，寒则留之，热则疾之，气下乃止。

心疝暴痛，取足太阴厥阴，尽刺去其血络。

喉痹舌卷，口中干，烦心，心痛，臂内廉痛，不可及头，取手小指次指爪甲下，去端如韭叶。

癃，取之阴跷及三毛上及血络出血。

男子如蛊，女子如阻，身体腰脊如解，不欲饮食，先取涌泉见血，视跗上盛者，尽见血也。

9.《素问·通评虚实论》

腹暴满，按之不下，取手太阳经络者，胃之募也，少阴俞，去脊椎三寸傍五，用员利针。

霍乱，刺俞傍五，足阳明及上傍三，刺痫惊脉五，针手太阴各五，刺经太阳五，刺手少阴经络傍者一，足阳明一，上踝五寸刺三针。

10.《灵枢·邪气脏腑病形》

大肠病者，肠中切痛，而鸣濯濯，冬日重感于寒即泄，当脐而痛，不能久立，与胃同候，取巨虚上廉。

小肠病者，小腹痛，腰脊控睾而痛，时窘之后，当耳前热，若寒甚，若独肩上热甚，及手小指次指之间热，若脉陷者，此其候也，手太阳病也，取之巨虚下廉。

三焦病者，腹胀气满，小腹尤坚，不得小便，窘急，溢则为水，留即为胀，候在足太阳之外大络，大络在太阳、少阳之间，赤见于脉，取委阳。

膀胱病者，小腹偏肿而痛，以手按之，即欲小便而不得，肩上热，若脉陷，及足小趾外廉，及胫踝后皆热，若脉陷，取委中央。

胆病者，善太息，口苦，呕宿汁，心下澹澹，恐人将捕之，嗌中吤吤然，数唾，在足少阳之本末，亦视其脉之下陷者灸之，其寒热者，取阳陵泉。

11.《灵枢·四时气》

小腹控睾引腰脊，上冲心，邪在小肠者，连睾系，属于脊，贯肝肺，络心系，气盛则厥逆，上冲肠胃，熏肝，散于睾，结于脐，故取之盲原以散之，刺太阴以予之，取厥阴以下之，取巨虚下廉以去之，按其所过之经以调之。

饮食不下，膈塞不通，邪在胃脘。在上脘，则刺抑而下之，在下脘，则散而去之。

12.《灵枢·卫气失常》

卫气之留于腹中，蓄积不行，苑蕴不得常所，使人支胁胃中满，喘呼逆息者……其气积于胸中者，上取之，积于腹中者，下取之，上下皆满者，傍取之……积于上，泻人迎、天突、喉中，积于下者，泻三里与气街，上下皆满者，上下取之，与季胁之下一寸，重者，鸡足取之。诊视其脉大而弦急，及绝不至者，及腹皮急甚者，不可刺也。

（二）头项

1.《灵枢·厥病》

厥头痛，面若肿起而烦心，取之足阳明太阴。

厥头痛，头脉痛，心悲，善泣，视头动脉反盛者，刺尽去血，后调足厥阴。

厥头痛，贞贞头重而痛，泻头上五行，行五，先取手少阴，后取足少阴。

厥头痛，意善忘，按之不得，取头面左右动脉，后取足太阴。

厥头痛，项先痛，腰脊为应，先取天柱，后取足太阳。

厥头痛，头痛甚，耳前后脉涌有热，泻出其血，后取足少阳。

头痛不可取于腧者，有所击堕，恶血在于内，若肉伤，痛未已，可则刺，不可远取也。

头半寒痛，先取手少阳阳明，后取足少阳阳明。

头痛不可刺者，大痹为恶，日作者，可令少愈，不可已。

2.《灵枢·杂病》

颔痛，刺手阳明与颔之盛脉出血。

项痛，不可俛仰，刺足太阳；不可以顾，刺手太阳也。

3.《灵枢·寒热病》

阳迎头痛，胸满不得息，取之人迎。

足太阳有通项入于脑者，正属目本，名曰眼系，头目苦痛，取之在项中两筋间。

（三）五官

1.《灵枢·寒热病》

暴瘖气鞕，取扶突与舌本出血。

暴聋气蒙，耳目不明，取天牖。

暴痹内逆，肝肺相搏，血溢鼻口，取天府。

臂阳明有入頄遍齿者，名曰大迎，下齿龋，取之臂，恶寒补之，不恶寒泻之。

舌纵涎下，烦悗，取足少阴。

2.《灵枢·热病》

目中赤痛，从内眦始，取之阴跷。

3.《灵枢·厥病》

耳聋无闻，取耳中；耳鸣，取耳前动脉；耳痛不可刺者，耳中有脓，若有干耵，耳无闻也；耳聋取手小指次指爪甲上与肉交者，先取手，后取足；耳鸣取手中指爪甲上，左取右，右取左，先取手，后取足。

4.《灵枢·杂病》

聋而不痛者，取足少阳，聋而痛者，取手阳明。

衄而不止，衃血流，取足太阳，衃血，取手太阳，不已，刺宛骨下；不已，刺腘中出血。

厥，胸满面肿，唇漯漯然，暴言难，甚则不能言，取足阳明。

厥，气走喉而不能言，手足清，大便不利，取足少阴。

嗌干，口中热如胶，取足少阴。

喉痹不能言，取足阳明，能言，取手阳明。

疟不渴，间日而作，取足阳明，渴而间日作，取手阳明。

齿痛，不恶清饮，取足阳明。恶清饮，取手阳明。

颔痛，刺足阳明曲周动脉，见血立已，不已，按人迎于经，立已。

5.《灵枢·忧恚无言》

人卒然无音者，寒气客于厌，则厌不能发，发不能下，至其开阖不致，故无音……足之少阴，上系于舌，络于横骨，终于会厌，两泻其血脉，浊气乃辟，会厌之脉，上络任脉取之天突，其厌乃发也。

（四）腰痛

1.《素问·刺腰痛》

足太阳脉，令人腰痛引项脊尻背如重状，刺其郄中，太阳正经出血，春无见血。

少阳令人腰痛，如以针刺其皮中，循循然不可以俯仰，不可以顾，刺少阳成骨之端出血，成骨在膝外廉之骨，独起者，夏无见血。

阳明令人腰痛，不可以顾，顾如有见者，善悲。刺阳明于䯒前三痏，上下和之出血，秋无见血。

足少阴令人腰痛，痛引脊内廉，刺少阴于内踝上二痏，春无见血，出血太多，不可复也。

解脉令人腰痛，痛引肩，目䀮䀮然，时遗溲，刺解脉在膝筋肉分间，郄外廉之横脉出血，血变而止。

解脉令人腰痛如引带，常如折腰状，善恐，刺解脉在郄中结络如黍米，刺之血射以黑，见赤血而已。

同阴之脉令人腰痛，痛如小锤居其中，怫然肿，刺同阴之脉，在外踝上绝骨之端为三痏。

阳维之脉令人腰痛，痛上怫然肿，刺阳维之脉，脉与太阳合腨下间，去地一尺所。

衡络之脉令人腰痛，不可以俯仰，仰则恐仆，得之举重伤腰，衡络绝，恶血归之，刺之在郄阳筋之间，上郄数寸，衡居为二痏出血。

会阴之脉令人腰痛，痛上漯漯然汗出，汗干令人欲饮，饮已欲走，刺直阳之脉上三痏，在跷上郄下五寸横居，视其盛者出血。

飞阳之脉，令人腰痛，痛上怫怫然，甚则悲以恐，刺飞阳之脉，在内踝上二寸，少阴之前，与阴维之会。

昌阳之脉，令人腰痛，痛引膺，目䀮䀮然，甚则反折，舌卷不能言，刺内筋为二痏，在内踝上大筋前，太阴后，上踝二寸所。

散脉令人腰痛而热，热甚生烦，腰下如有横木居其中，甚则遗溲，刺散脉在膝前骨肉分间，络外廉束脉为三痏。

肉里之脉，令人腰痛不可以咳，咳则筋缩急，刺肉里之脉为二痏，在太阳之外，少阳绝骨之后。

腰痛挟脊而痛，至头几几然，目䀮䀮，欲僵仆，刺足太阳郄中出血。

腰痛上寒，刺足太阳、阳明。

腰痛上寒不可顾，刺足阳明。

腰痛……上热，刺足厥阴。

腰痛……上热，刺足太阴。

腰痛……不可以俯仰，刺足少阳。

腰痛……中热而喘，刺足少阴刺郄中出血。

腰痛……中热而喘，刺足少阴。

腰痛……大便难，刺足少阴。

腰痛……少腹满，刺足厥阴。

腰痛……如折不可以俯仰，不可以举刺足太阳。

腰痛……引脊内廉刺足少阴。

腰痛引少腹控䏚，不可以仰，刺腰尻交者，两髁肿上，以月生死为痏数，发针立已，左取右，右取左。

2.《灵枢·杂病》

腰痛，痛上寒，取足太阳阳明；痛上热，取足厥阴；不可以俯仰，取足少阳。中热而喘，取足少阴、腘中血络。

厥挟脊而痛至顶，头沉沉然，目䀮䀮然，腰脊强，取足太阳腘中血络。

3.《素问·骨空论》

腰痛不可以转摇，急引阴卵，刺八髎与痛上，八髎在腰尻分间。

䏚络季胁引少腹而痛胀，刺谚语。

（五）痿痹

1.《灵枢·根结》

阖折，则气无所止息，而痿疾起矣，故痿疾者，取之阳明，视有余不足。

2.《素问·痿论》

治痿者独取阳明何也？岐伯曰：阳明者，五脏六腑之海，主润宗筋，宗筋主束骨而利机关也。冲脉者，经脉之海也，主渗灌溪谷，与阳明合于宗筋，阴阳总宗筋之会，会于气街，而阳明为之长，皆属于带脉，而络于督脉。故阳明虚则宗筋纵，带脉不引，故足痿不用也，帝曰：治之奈何？岐伯曰：各补其荥，而通其俞，调其虚实，和其顺逆，筋、脉、骨、肉，各以其时受月，则病已。

3.《灵枢·杂病》

痿厥，为四末束悗，乃疾解之，日二；不仁者，十日而知，无休，病已止。

膝中痛，取犊鼻，以员利针，针发而间之，针大如氂，刺膝无疑。

4.《灵枢·寒热病》

骨痹，举节不用而痛，汗注，烦心，取三阴之经，补之。

厥痹者，厥气上及腹，取阴阳之络，视主病也，泻阳补阴经也。

皮寒热者，不可附席，毛发焦，鼻槁腊，不得汗，取三阳之络，以补手太阴。

肌寒热者，肌痛，毛发焦而唇槁腊，不得汗，取三阳于下，以去其血者，补足太阴，以出其汗。

身有所伤，血出多，及中风寒，若有所堕坠，四肢懈惰不收，名曰体惰，取其少腹脐下三结交，三结交者，阳明太阴也，脐下三寸关元也。

5.《灵枢·四时气》

转筋于阳，治其阳，转筋于阴，治其阴，皆卒刺之。

6.《素问·厥病》

足髀不可举，侧而取之，在枢合中，以员利针，大针不可刺。

7.《素问·骨空论》

寒膝伸不屈，治其楗，坐而膝痛，治其机。立而暑解，治其骸关。膝痛，痛及拇指，治其腘，坐而膝痛，如物隐者，治其关，膝痛不可屈伸，治其背内，连胻若折，治阳明中俞髎，若别，治巨阳、少阴荣，淫泺胫酸，不能久立，治少阳之络，在外踝上五寸。

8.《素问·缪刺论》

凡痹往来，行无常处者，在分肉间痛而刺之，以月死生为数。

9.《素问·长刺节论》

病在骨，骨重不可举，骨髓酸痛，寒气至，名曰骨痹，深者，刺无伤脉肉为故，其道大分小分，骨热病已止。

病在筋，筋挛节痛，不可以行，名曰筋痹，刺筋上为故，刺分肉间，不可中骨也，病起筋炅，病已止。

病在肌肤，肌肤尽痛，名曰肌痹，伤于寒湿，刺大分小分，多发针而深之，以热为故。

10.《灵枢·寿夭刚柔》

久痹不去身者，视其血络，尽出其血。

11.《灵枢·四时气》

著痹不去，久寒不已，卒取其三里。

12.《灵枢·周痹》

黄帝曰：愿闻众痹。岐伯对曰：此各在其处，更发更止，更居更起，以右应左，以左应右，非能周也，更发更休也。黄帝曰：善，刺之奈何？岐伯对曰：刺此者，痛虽已止，必刺其处，勿令复起。

周痹者，在于血脉之中，随脉以上，随脉以下，不能左右，各当其所。黄帝曰：刺之奈何？岐伯对曰：痛从上下者，先刺其下以遏之，后刺其上以脱之，痛从下上者，先刺其上以过之，后刺其下以脱之。黄帝曰：善，此痛安生？何因而有名？岐伯对曰：风寒湿气，客于外分肉之间，迫切而为沫，沫得寒则聚，聚则排分肉而分裂也，分裂则痛，痛则神归之，神归之则热，热则痛解，痛解则厥，厥则他痹发，发则如是。此内不在脏，而外未发于皮，独居分肉之间，真气不能周，故命曰周痹。故刺痹者，必先切循其下之六经，视其虚实，及大络之血结而不通，及虚而脉陷空者而调之，熨而通之，其瘲坚，转引而行之。

（六）热病

1.《素问·刺热》

热病始手臂痛者，刺手阳明太阴而汗出止。

热病始于头首者，刺项太阳而汗出止。

热病始于足胫者，刺足阳明而汗出止。

热病先身重骨痛，耳聋好瞑，刺足少阴，病甚为五十九刺。

热病先眩冒而热，胸胁满，刺足少阴少阳。

2.《素问·水热穴论》

头上五行行五者，以越诸阳之热逆也。大杼、膺俞、缺盆、背俞，此八者，以泻胸中之热也。气街、三里、巨虚上下廉，此八者，以泻胃中之热也。云门、髃骨、委中、髓空，此八者，以泻四肢之热也。五脏俞傍五，此十者，以泻五脏之热也。凡此五十九穴者，皆热之左右也。

3.《灵枢·寒热病》

振寒洒洒，鼓颔，不得汗出，腹胀烦悗，取手太阴。

病始于手臂者，先取手阳明、太阴而汗出；病始头首者，先取项太阳而汗出；病始足胫者，先取足阳明而汗出。

4.《灵枢·刺节真邪》

阳气有余，而阴气不足，阴气不足则内热，阳气有余则外热，内热相搏，热于怀炭，外畏棉帛，衣不可近身，又不可近席，腠理闭塞，则汗不出，舌焦唇槁腊干，嗌燥，饮食不让美恶……取之于其天府，大杼三痏，又刺中膂以去其热，补足太阴以去其汗，热去汗稀，疾于彻衣。

5.《素问·气穴论》

荣气稽留，卫散荣溢，气竭血著，外为发热，内为少气，疾泻无怠，以通荣卫，见而泻之，无问所会。

6.《灵枢·热病》

热病三日，而气口静，人迎躁者，取之诸阳，五十九刺，以泻其热，而出其汗，实其阴，以补其不足者。身热甚，阴阳皆静者，勿刺也；其可刺者，急取之，不汗出则泄。所谓勿刺者，有死征也。

热病七日八日，脉口动，喘而弦者，急刺之，汗且自出，浅刺手大指间。

热病先肤痛，窒鼻充面，取之皮，以第一针，五十九刺，苟轸鼻，索皮于肺，不得，索之火，火者心也。

热病先身涩，倚而热，烦悗，唇嗌干，取之脉，以第一针，五十九刺，肤胀口干，寒汗出，索脉于心，不得，索之水，水者肾也。

热病嗌干多饮，善惊，卧不能安，取之肤肉，以第六针，五十九刺，目眦青，索肉于脾，不得，索之木，木者肝也。

热病面青脑痛，手足躁，取之筋间，以第四针于四逆；筋躄目浸，索筋于肝，不得，索之金，金者肺也。

热病数惊，瘛疭而狂，取之脉，以第四针，急泻有余者，癫疾毛发云，索血于心，不得，索之水，水者肾也。

热病身重骨痛，耳聋而好瞑，取之骨，以第四针，五十九刺；骨病不食，啮齿耳青，索骨于肾，不得，索之土，土者脾也。

热病头痛，颞颥目瘛，脉痛，善衄，厥热病也，取之以第三针，视有余不足。

热病体重，寒热痔，肠中热，取之以第四针，于其俞及下诸指间，索气于胃络，得气也。

热病挟脐急痛，胸胁满，取之涌泉与阴陵泉，取以第四针，针嗌里。

所谓五十九刺者，两手外内侧各三，凡十二痏。五指间各一，凡八痏，足亦如是。头入发一寸傍三分各三，凡六痏，更入发三寸边五，凡十痏。耳前后口下者各一，项中一，凡六痏。颠上一，囟会一，发际一，廉泉一，风池二，天柱二。

热病，而汗且出，及脉顺可汗者，取之鱼际、太渊、大都、太白，泻之则热去，补之则汗出，汗出太甚，取内踝上横脉以止之。

风痓，身反折，先取足太阳之腘中，及血络出血，中有寒，取三里。

7.《素问·骨空论》

风从外入，令人振寒，汗出头痛，身重恶寒，治在风府，调其阴阳，不足则补，有余则泻。大风颈项痛，刺风府，风府在上椎。大风汗出，灸谚谆，谚谆在背下挟脊傍三寸所，厌之，令病者呼谚谆，嘻嘻应手。从风憎风，刺眉头。失枕在肩上横骨间。

（七）疟疾

1.《素问·刺疟》

足太阳之疟，令人腰痛头重，寒从背起，先寒后热，熇熇暍暍然，热止汗出，难已，刺郄中出血。

足少阳之疟，令人身体解㑊，寒不甚，热不甚，恶见人，见人心惕惕然，热多汗出甚，刺足少阳。

足阳明之疟，令人先寒洒淅，洒淅寒甚，久乃热，热去汗出，喜见日月光火，气乃快然，刺足阳明跗上。

足太阴之疟，令人不乐，好太息，不嗜食，多寒热汗出。病至则善呕，呕已乃衰，即取之。

足少阴之疟，令人呕吐甚，多寒热，热多寒少，欲闭户牖而处，其病难已。

足厥阴之疟，令人腰痛，少腹满，小便不利，如癃状，非癃也，数便，意恐惧，气不足，腹中悒悒，刺足厥阴。

肺疟者，令人心寒，寒甚热，热间善惊，如有所见者，刺手太阴阳明。

心疟者，令人心烦甚，欲得清水，反寒多，不甚热，刺手少阴。

肝疟者，令人色苍苍然，太息，其状若死者，刺足厥阴见血。

脾疟者，令人寒，腹中痛，热则肠中鸣，鸣已汗出，刺足太阴。

肾疟者，令人洒洒然，腰脊痛宛转，大便难，目眴眴然，手足寒，刺足太阳少阴。

胃疟者，令人且病也，善饥而不能食，食而支满腹大，刺足阳明太阴，横脉出血。

疟发身方热，刺跗上动脉，开其空，出其血，立寒。疟方欲寒，刺手阳明太阴，足阳明太阴。

疟脉满大急，刺背俞，用中针，傍五胠俞各一，适肥瘦出其血也。

疟脉小实急，灸胫少阴，刺指井。

疟脉满大急，刺背俞，用五胠俞、背俞各一，适行至于血也。

疟脉缓大虚，便宜用药，不宜用针。

凡治疟，先发如食顷，乃可以治，过之则失时也。诸疟而脉不见，刺十指间出血，血去必已，先视身之赤如小豆者，尽取之。十二疟者，其发各不同时，察其病形，以知其何脉之病也。先其发时，如食顷而刺之，一刺则衰，二刺则知，三刺则已。不已，刺舌下两脉出血；不已，刺郄中盛经出血，又刺项以下挟脊者，必已。舌下两脉者，廉泉也。

刺疟者，必先问其病之所先发者，先刺之。先头痛及重者，先刺头上及两额两眉间出血。先项背痛者，先刺之。先腰脊痛者，先刺郄中出血。先手臂痛者，先刺手少阴阳明十指间。先足胫酸痛者，先刺足阳明十指间出血。

风疟，疟发则汗出恶风，刺三阳经背俞之血者。胻酸痛甚，按之不可，名曰胕髓病，以镵针针绝骨出血，立已。身体小痛，刺至阴，诸阴之井，无出血，间日一刺。疟不渴，间日而作，刺足太阳。

温疟，汗不出，为五十九刺。

2.《灵枢·四时气》

温疟，汗不出，为五十九痏。

（八）偏瘫

1.《灵枢·热病》

偏枯，身偏不用而痛，言不变，志不乱，病在分腠之间，巨针取之，益其不足，损其有余，乃可复也。

痱之为病也，身无痛者，四肢不收；智乱不甚，其言微知，可治，甚则不能言，不可治也。病先起于阳，后入于阴者，先取其阳，后取其阴，浮而取之。

2.《灵枢·刺节真邪》

大风在身，血脉偏虚，虚者不足，实者有余，轻重不得，倾侧宛伏，不知东西，不知南北，乍上乍下，乍反乍复，颠倒无常，甚于迷惑……泻其有余，补其不足，阴阳平复，用针若此，疾于解惑。

（九）胀肿

1.《灵枢·胀论》

黄帝问于岐伯曰：《胀论》言：无问虚实，工在疾泻，近者一下，远者三下，今有其三而不下者，其过焉在？岐伯对曰：此言陷于肉肓，而中气穴者也。不中气穴，则气内闭，针不陷肓，则气不行，上越中肉，则卫气相乱，阴阳相逐。其于胀也，当泻不泻，气故不下，三而不下，必更其道，气下乃止，不下复始，可以万全，乌有殆者乎？其于胀也，必审其脉，当泻则泻，当补则补，如鼓应桴，恶有不下者乎？

营气循脉，卫气逆为脉胀；卫气并脉循分，为肤胀，三里而泻，近者一下，远者三下，无问虚实，工在疾泻。

2.《灵枢·水胀》

黄帝曰：肤胀鼓胀，可刺耶？岐伯曰：先泻其胀之血络，后调其经，刺去其血络也。

3.《灵枢·杂病》

腹满，大便不利，腹大，亦上走脑嗌，喘息喝喝然，取足少阴。

4.《素问·水热穴论》

肾俞五十七穴，积阴之所聚也，水所从出入也。尻上五行行五者，此肾俞。故水病下为胕肿，大腹，上为喘呼，不得卧者，标本俱病，故肺为喘呼，肾为水肿，肺为逆不得卧，分为相输，俱受者，水气之所留也。伏兔上各二行，行五者，此肾之街也，三阴之所交结于脚也。踝上各一行，行六者，此肾脉之下行也，名曰太冲。凡五十七穴者，皆脏之阴络，水之所客也。

5.《灵枢·四时气》

徒㾓，先取环谷下三寸，以铍针针之，已刺而筒之，而内之，入而复之，以尽其㾓，必坚束之，束缓则烦悗，束急则安静，间日一刺之，㾓尽乃止。饮闭药，方刺之时，徒饮之，方饮无食，方食无饮，无食他食，百三十五日。

风㾓肤胀，为五十七痏，取皮肤之血者，尽取之。

6.《灵枢·癫狂》

风逆，暴四肢肿，身漯漯，唏然时寒，饥则烦，饱则善变，取手太阴表里，足少阴阳明之经，肉清取荥，骨清取井，经也。

（十）喘

1.《灵枢·刺节真邪》

阳气大逆，上满于胸中，愤瞋肩息，大气逆上，喘喝坐伏，病恶埃烟……取之天容……其咳上气，穷诎胸痛者……取之廉泉。

2.《灵枢·癫狂》

气逆，则取其太阴、阳明、厥阴，甚取少阴、阳明动者之经也。

少气，身漯漯也，言吸吸也，骨酸体重，懈惰不能动，补足少阴。

短气，息短不属，动作气索，补足少阴，去血络也。

3.《灵枢·杂病》

气逆上，刺膺中陷者，与下胸动脉。

4.《素问·骨空论》

其上气有音者，治其喉中央，在缺盆中者，其病上冲喉者，治其渐，渐者上挟颐也。

（十一）癫狂痫

1.《灵枢·癫狂》

癫疾始生，先不乐，头重痛，视举目赤，甚作极，已而烦心，候之于颜，取手太阳、阳明、太阴，血变而止。

癫疾始作，而引口啼呼喘悸者，候之手阳明、太阳。左强者，攻其右，右强者，攻其左，血变而止。

癫疾始作，先反僵，因而脊痛，候之足太阳、阳明、太阴、手太阳，血变而止。

治癫疾者，常与之居，察其所当取之处。病至，视之有过者泻之，置其血于瓠壶之中，至其发时，血独动矣。不动，灸穷骨二十壮。穷骨者，骶骨也。

骨癫疾者，顑齿诸腧分肉皆满而骨居，汗出，烦悗，呕多沃沫，气下泄，不治。

筋癫疾者，身倦挛急大，刺项大经之大杼脉，呕多沃沫，气下泄，不治。

脉癫疾者，暴仆，四肢之脉皆胀而纵。脉满，尽刺之出血；不满，灸之挟项太阳，灸带脉于腰，相去三寸，诸分肉本输。呕多沃沫，气下泄，不治。

狂始生，先自悲也，喜忘，苦怒，善恐者，得之忧饥。治之取手太阴、阳明，血变而止，及取足太阴、阳明。

狂始发，少卧不饥，自高贤也，自辩智也，自尊贵也，善骂詈，日夜不休，治之取手阳明、太阳、太阴，舌下少阴，视之盛者，皆取之，不盛，释之也。

狂，善惊，善笑，好歌乐，妄行不休者，得之大恐，治之取手阳明、太阳、太阴。

狂，目妄见，耳妄闻，善呼者，少气之所生也，治之取手太阳、太阴、阳明，足太阴头两顑。

狂者多食，善见鬼神，善笑而不发于外者，得之有所大喜，治之取足太阴、太阳、阳明，后取手太阴、太阳、阳明。

狂而新发，未应如此者，先取曲泉左右动脉，及盛者见血，有顷已；不已，以法取之，灸骨骶二十壮。

2.《灵枢·杂病》

喜怒而不欲食，言益小，刺足太阴；怒而多言，刺足少阳。

3.《灵枢·寒热病》

暴挛痫眩，足不任身，取天柱。

（十二）杂病

1.《素问·长刺节论》

病在少腹，腹痛，不得大小便，病名曰疝，得之寒，刺少腹两股间，刺腰髁骨间，刺而多之，尽炅病已。

病大风，骨节重，须眉堕，名曰大风，刺肌肉为故，汗出百日，刺骨髓，汗出百日，凡二百日，须眉生而止针。

2.《灵枢·刺节真邪》

茎垂者，身中之机，阴精之候，津液之道也，故饮食不节，喜怒不时，津液内溢，乃下留于睾，水道不通，日大不休，俯仰不便，趋翔不能，此病然有水，不上不下，铍石所取。

3.《灵枢·四时气》

小腹控睾，引腰脊，上冲心，邪在小肠者，连睾系，属于脊，贯肝肺，络心系，气盛则厥逆，上冲肠胃，熏肝，散于肓，结于脐。故取之肓原以散之，刺太阴以予之，取厥阴以下之，取巨虚下廉以去之，按其所过之经以调之。

疬风者，素刺其肿上，已刺，以锐针针其处，按出其恶气，肿尽乃止，常食方食，无食他食。

4.《素问·气穴论》

背与心相控而痛，所治天突，与十椎，及上纪下纪。上纪者，胃脘也，下纪者关元也。背胸邪系阴阳左右。

5.《灵枢·五乱》

气在于心者，取之手少阴心主之俞。气在于肺者，取之手太阴荥、足少阴俞。气在于肠胃者，取之足太阴阳明；不下者，取之三里。气在于头者，取之天柱、大杼；不知，取足太阳荥俞。气在于臂足，取之先去血脉，后取其阳明少阳之荥俞。

6.《灵枢·口问》

肾主为欠，取足少阴；肺主为哕，取手太阴、足少阴；唏者，阴盛阳绝，故补足太阳，泻足少阴；振寒者，补诸阳；噫者，补足太阴、阳明；嚏者，补足太阳、眉本；亸，因其所在，补分肉间；泣出，补天柱经挟颈，挟颈者，头中分也；太息，补手少阴、心主，足少阳留之；涎下，补足少阴；耳鸣，补客主人，手大指爪甲上与肉交者；自啮舌，视主病者，则补之；目眩头倾，补足外踝下留之；痿厥心悗，刺足大指间上二寸留之，一曰足外踝下留之。

7.《灵枢·杂病》

哕，以草刺鼻嚏，嚏而已；无息而疾迎引之，立已；大惊之，亦可已。

8.《素问·骨空论》

鼠瘘寒热，还刺寒府。寒府在跗膝外解营，取膝上外者，使之拜，取足心者，使之跪。

9.《素问·厥论》

巨阳之厥，则肿首头重，足不能行，发为眴仆。阳明之厥，则癫疾，欲走呼，腹满不得卧，面赤而热，妄见而妄言。少阳之厥，则暴聋，颊肿而热，胁痛，胻不可以运，太阴之厥，则腹满，䐜胀，后不利，不欲食，食则呕，不得卧。少阴之厥，则口干，尿赤，腹满，心痛。厥阴之厥，则少腹肿痛，腹胀，泾溲不利，好卧屈膝，阴缩肿，胻内热，盛则泻之，虚则补之，不盛不虚以经取之。太阴厥逆，胻急挛，心痛引腹，治主病者。少阴厥逆，虚满呕变，下泄清，治主病者。厥阴厥逆，挛腰痛，虚满，前闭，谵言，治主病者。三阴俱逆，不得前后，使人手足寒，三日死。太阳厥逆，僵仆，呕血，善衄，治主病者。少阳厥逆，机关不利，机关不利者，腰不可以行，项不可以顾，发肠痈不可治，惊者死。阳明厥逆，喘颊身热，善惊，衄，呕血。手太阴厥逆，虚满而咳，善呕沫，治主病者。手心主少阴厥逆，心痛引喉，身热，死不可治。手太阳厥逆，耳聋，泣出，项不可以顾，腰不可以俯仰，治主病者。手阳明少阳厥逆，发喉痹，嗌肿，痉，治主病者。

10.《灵枢·癫狂》

厥逆为病也，足暴清，胸若将裂，肠若将以刀切之，烦而不能食，脉大小皆涩，暖取足少阴，清取足阳明，清则补之，温则泻之。

11.《灵枢·寒热病》

热厥取足太阴、少阳，皆留之。

寒厥取足阳明少阴于足，皆留之。

12.《灵枢·上膈》

喜怒不适，饮食不节，寒温不时，则寒汁流于肠中，流于肠中则虫寒，虫寒则积聚守于下管，则肠胃充郭，卫气不营，邪气居之。人食则虫上食，虫上食则下管虚，下管虚则邪气胜之，积聚以留，留则痈成，痈成则下管约。其痈在管内者，即而痛深，其痈在外者，则痈外而痛浮，痈上发热……微按其痈，视气所行，先浅刺其傍，稍内益深，还而刺之，毋过三行，察其沉浮，以为深浅。已刺必熨，令热入中，日使热内，邪气益衰，大痈乃溃。伍以参禁，以除其内，恬憺无为，乃能行气，后以咸苦，化谷乃下矣。

（十三）痈疽

1.《素问·通评虚实论》

痈不知所，按之不应手，乍来乍已，刺手太阴，傍三痏与缨脉各二。

掖痈大热，刺足少阳五，刺而热不止，刺手心主三，刺手太阴经络者大骨之会各三。

暴痈筋缓，随分而痛，魄汗不尽，胞气不足，治在经俞。

2.《灵枢·上膈》

微按其痈，视气所行，先浅刺其傍，稍内益深，还而刺之，毋过三行，察其沉浮，以为深浅。已刺必熨，令热入中，日使热内，邪气益衰，大痈乃溃。

二、《伤寒论》针灸治疗类编

1.《伤寒论·辨太阳病脉证并治上》

太阳病，发热而渴，不恶寒者，为温病。若发汗已，身灼热者，名风温。风温为病，脉阴阳俱浮，自汗出，身重，多眠睡，鼻息必鼾，语言难出。若被下者，小便不利，直视失溲；若被火者，微发黄色，剧则如惊痫，时瘛疭；若火熏之，一逆尚引日，再逆促命期。

太阳病，头痛至七日以上自愈者，以行其经尽故也；若欲作再经者，针足阳明，使经不传则愈。

太阳病，初服桂枝汤，反烦不解者，先刺风池、风府，却与桂枝汤则愈。

伤寒腹满谵语，寸口脉浮而紧，此肝乘脾也，名曰纵，刺期门。

太阳病中风，以火劫发汗，邪风被火热，血气流溢，失其常度。两阳相熏灼，其身发黄，阳盛则欲衄，阴虚小便难，阴阳俱虚竭，身体则枯燥，但头汗出，剂颈而还，腹满微喘，口干咽烂，或不大便。久则谵语，甚者至哕，手足躁扰，捻衣摸床，小便利者，其人可治。

形作伤寒，其脉不弦紧而弱，弱者必渴。被火，必谵语。弱者发热脉浮，解之当汗出愈。

脉浮热甚，而反灸之，此为实。实以虚治，因火而动，必咽燥吐血。

微数之脉，慎不可灸。因火为邪，则为烦逆，追虚逐实，血散脉中，火气虽微，内攻有力，焦骨伤筋，血难复也。

脉浮，宜以汗解，用火灸之，邪无从出，因火而盛，病从腰以下，必重而痹，名火逆也。欲自解者，必当先烦，烦乃有汗而解，何以知之？脉浮，故知汗出解。

烧针令其汗，针处被寒，核起而赤者，必发奔豚，气从少腹上冲心者，灸其核上各一壮，与桂枝加桂汤，更加桂二两也。

火逆下之，因烧针烦躁者，桂枝甘草龙骨牡蛎汤主之。

太阳伤寒者，加温针，必惊也。

太阳与少阳并病，头项强痛，或眩冒，时如结胸，心下痞硬者，当刺大椎第一间、肺俞、肝俞，慎不可发汗，发汗则谵语，脉弦，五日谵语不止，当刺期门。

妇人中风，发热恶寒，经水适来，得之七八日，热除而脉迟身凉，胸胁下满如结胸状，谵语者，此为热入血室也。当刺期门，随其实而取之。

太阳病，医发汗，遂发热恶寒，因复下之，心下痞，表里俱虚，阴阳气并竭，无阳则阴独，复加烧针，因胸烦，面色青黄，肤瞤者，难治；今色微黄，手足温者，易愈。

太阳少阳并病，心下硬，颈项强而眩者，当刺大椎、肺俞、肝俞，慎勿下之。

2.《伤寒论·辨阳明病脉证并治》

阳明病，下血谵语者，此为热入血室，但头汗出者，刺期门，随其实而泻之，濈然汗出则愈。

3.《伤寒论·辨少阴病脉证并治》

少阴病，吐利，手足不逆冷，反发热者，不死；脉不至者，灸少阴七壮。

少阴病，得之一二日，口中和，其背恶寒者，当灸之，附子汤主之。

少阴病，下利，脉微涩，呕而汗出，必数更衣，反少者，当温其上，灸之。

4.《伤寒论·辨厥阴病脉证并治》

伤寒六七日，脉微，手足厥冷，烦躁，灸厥阴，厥不还者，死。

伤寒脉促，手足厥逆，可灸之。

下利，手足厥冷，无脉者，灸之，不温，若脉不还，反微喘者，死；少阴负趺阳者，为顺也。

三、《金匮要略》针灸治疗类编

1.《金匮要略·脏腑经络先后病脉证第一》

夫人禀五常，因风气而生长，风气虽能生万物，亦能害万物，如水能浮舟，亦能覆舟。若五脏元真通畅，人即安和。客气邪风，中人多死，千般疢难，不越三条：一者，经络受邪，入脏腑，为内所因也；二者，四肢九窍，血脉相传，壅塞不通，为外皮肤所中也；三者，房室、金刃、虫兽所伤。以此详之，病由都尽。

若人能养慎，不令邪风干忤经络，适中经络，未流传脏腑，即医治之；四肢才觉重滞，即导引、吐纳、针灸、膏摩，勿令九窍闭塞；更能无犯王法，禽兽灾伤，房室勿令竭乏，服食节其冷热苦酸辛甘，不遗形体有衰，病则无由入其腠理。腠者，是三焦通会元真之处，为血气所注；理者，是皮肤脏腑之纹理也。

2.《金匮要略·痉湿暍病脉证治第二》

疟病有灸疮，难治。

3.《金匮要略·疟病脉证并治第四》

师曰：疟脉自弦，弦数者多热，弦迟者多寒。弦小紧者下之瘥，弦迟者可温之，弦紧者可发汗、针灸也，浮大者可吐之，弦数者，风发也，以饮食消息止之。

4.《金匮要略·中风历节病脉证并治第五》

邪在于络，肌肤不仁；邪在于经，即重不胜；邪入于腑，即不识人；邪入于脏，舌即难言，口吐涎。

寸口脉迟而缓，迟则为寒，缓则为虚；营缓则为亡血，卫缓则为中风。邪气中经，则身痒而瘾疹；心气不足，邪气入中，则胸满而短气。

5.《金匮要略·血痹虚劳脉证并治第六》

问曰：血痹病从何得之？师曰：夫尊荣人骨弱，肌肤盛，重因疲劳汗出，卧不时动摇，加被微风，遂得之，但以脉自微涩，在寸口，关上小紧，宜针引阳气，令脉和紧去则愈。

6.《金匮要略·奔豚气病脉证治第八》

发汗后，烧针令其汗，针处被寒，核起而赤者，必发奔豚，气从少腹上至心，灸其核上各一壮，与桂枝加桂汤主之。

7.《金匮要略·呕吐哕下利病脉证并治第十七》

下利手足厥冷，无脉者，灸之不温；若脉不还，反微喘者，死。少阴负趺阳者，为顺也。

8.《金匮要略·趺蹶手指臂肿转筋阴狐疝蛔虫病脉证治第十九》

师曰：病趺蹶，其人但能前，不能却，刺腨入二寸，此太阳经伤也。

9.《金匮要略·妇人妊娠脉证并治第二十》

妇人伤胎，怀身腹满，不得小便，从腰以下重，如有水气状，怀身七月，太阴当养不养，此心气实，当刺泻劳宫及关元，小便微利则愈。

10.《金匮要略·妇人杂病脉证并治第二十二》：

妇人中风，发热恶寒，经水适来，得之七八日，热除脉迟，身凉和，胸胁满，如结胸状，谵语者，此为热入血室也，当刺期门，随其实而取之。

阳明病，下血谵语者，此为热入血室，但头汗出，当刺期门，随其实而泻之，濈然汗出者愈。

妇人之病，因虚，积冷，结气，为诸经水断绝，至有历年，血寒积结胞门，寒伤经络。

久则羸瘦，脉虚多寒；三十六病，千变万端，审脉阴阳，虚实紧弦，行其针药，治危得安；其虽同病，脉各异源；子当辨记，勿谓不然。

附录

靳瑞教授医事传略

一、学术渊源

1. 出身于岐黄世家

靳瑞，汉族，广东省广州市人。1932 年 1 月 1 日出生于广州西关一个祖上世代行医的家庭。靳瑞的父亲靳太和是当时著名的太和洞肾亏丸制药厂厂长，叔父是著名中医眼科专家，姐姐靳秀容是广州市中医院眼科中医师，堂兄靳永福是中医眼科医生、靳永福驱风油药厂厂长。

靳瑞自幼秉承庭训，耳濡目染，从小就对中医十分感兴趣，4 岁就上学读书，课余时间经常到叔父开办的荣孙氏眼科医馆中"玩耍"，尽管年龄不大，在诊所内却不会喧哗冲撞，常默默地观察叔父为患者治病的一招一式，深得父辈喜爱，也因此得到了不少父辈的真传。

1938 年，日本人侵略广州，靳瑞一家人搬到香港，随后他以优异的成绩考进香港圣类斯附小，7 岁那年开始读小学三年级。到了 1941 年的春天，香港也沦陷了，靳瑞不得不跟随姐姐一路步行回穗。由于战乱，家里一度陷入窘迫之中，靳瑞辍学在家。渴望能够读书学习的他在家里根本坐不住，于是利用晚上的时间独自去距离家里两百多米远的广州市三十七小学的教室门外听课。当时的校长黄幻生女士见他求学心切，又写得一手好字，便提出让他免费跟班读书，条件是要给学校手抄文件。有机会回到校园继续学习，靳瑞毫不犹豫地答应了。

小学毕业后，由于家庭环境仍然很拮据，靳瑞不得不选择报考可以免去学杂费的鸣崧纪念中学，学制 4 年。因为可以免去学杂费，报考的学生非常多，大概六十个人中才录取一个。结果三十七小学那个班只有靳瑞一个人考上了，也就是从那个时候开始，他意识到只有读书才能改变自己的命运。

鸣崧纪念中学除了课堂教学外，还要求学生参加军事训练，非常严格。靳瑞从一入学开始，就在众多学生中表现得比较"叛逆"，他爱憎分明，经常独自哼唱《义勇军进行曲》，还会跟同学说某某是汉奸，所以学校的老师和领导都对他很有意见。直到 1945 年春天，学校强行要求靳瑞退学，他的母亲没有办法，而他自己也不想继续留在这所学校，于是毅然离开了那里，回家继续帮父亲看店铺。但是他并没有因此停止学习，而是跟着父母学习《汤头歌诀》《药性赋》等中医入门医籍，还抄写学习《本草纲目》。

在这期间的某天晚上，靳瑞跟着大家一起去看粤剧，回来后他就不明原因地昏迷了，原来他患了脑膜炎。父亲找到一位西医医生替他诊治，诊所就在海珠路和惠福路交界的地方。刚好当时医院有美国人留下的军用物资——青霉素，于是这位医生就用青霉素给靳瑞治疗，第二天靳瑞就苏醒过来，连续治疗了几天后，基本上控制住了病情。此后，靳瑞的母亲又带他到惠福路的中央医院继续治疗，结果靳瑞完全康复了。此事让他体会到：自己曾患脑膜炎，治疗以后没有留下什么后遗症，很可能是当时抢救及时，所以如果患有疾病一定要及时治疗，应该是可以恢复的。完全康复以后，靳瑞又到下九路补习学校继续补习高中课程，并且还到私塾去学习古汉语。

2. 承祖业，奋习中医

靳瑞 17 岁那年，在父亲的推荐下，担任太和洞制药厂制药负责人。新中国成立前夕，他还到香港的药厂帮父亲打理一些事务，指导工人制药。新中国成立后，他原本有机会留在香港继续深造，但是他考虑到靳氏家族每一代都有一个名医，而他这一代都没有人做医生，于是他坚持要回到广州学习中医，以实现他成为名医的梦想。

回到广州后，靳瑞以优异的成绩考进汉兴中医学校，这所学校由当时广州的名老中医梁翰芬先生开办，学校教学以中医经典为主，要求学生研读《黄帝内经》《伤寒论》《金匮要略》等经典医籍。一年以后（1950 年），18 岁的靳瑞考进广东中医药专门学校（广州中医药大学的前身），读中医本科。当时父亲与叔父的药厂和诊所都已有了相当的规模，但他希望自己能够闯出一条路来。广东中医药专门学校由省港药材行与广州地区中医知名人士共同创办，是一所五年全日制中医药高等本科专业学校。靳瑞系统学习了三十多门中西医课程，上课的老师都是当时岭南有名的医家，包括刘赤选、管沛文、司徒龄、罗元恺以及邓铁涛等。靳瑞在学习上积极主动、思维活跃，经常课后向老师请教问题。到了实习的那一年，靳瑞主动提出到生活条件最艰苦的海南人民医院。先前学校曾安排一部分学生到海南人民医院实习，而当地医院的反映不好，对学生很有意见，于是靳瑞决心遵守医院各种规章制度，认认真真地工作，以挽回过去不良的影响。带着这种信念，靳瑞来到了海南人民医院。海南人民医院是在美国的教会医院（福音医院）的基础上建成的，医院的医生有很大一部分是原国防医学院的资深教授，并且分为英美、德日两派。靳瑞抓住这个难得的学习机会，拼命工作，不放过任何一次动手实践的机会，获得医院老师和医生的一致好评。在海南人民医院的实习为靳瑞的西医理论和临床技能都打下了坚实的基础。

3.“误入正途”

毕业后，靳瑞凭着优异的成绩、活跃积极的思维方式、认真勤奋的学习态度，被分配到广东省中医进修学校（1953 年 8 月，广东中医药专门学校改名为广东省中医进修学校）任教，教授针灸课程，同时兼任中山医学院第二附属医院针灸科医师。“起初我很不愿意，因为当时针灸在广东医药界并不受重视，我也觉得没有什么发展前途，我勉强答应了，但是提出一个条件：40 岁后允许我钻研其他项目。没有想到钻下去，就再不想改行了。”

刚刚工作不久，也就是靳瑞 23 岁的那年冬天，他的父亲过生日，靳瑞高高兴兴买了些好菜在家里吃火锅，不料几杯热酒下肚，刚刚还是谈笑风生的父亲突然脸色灰白，牙关紧闭，一头昏倒在地。靳瑞惊恐之余，忽然想起针灸，连忙拿出一支注射针头，用烈酒消毒后对准父亲的十宣、人中、涌泉等穴位扎针，片刻，老父脸色由灰转红，哼哼几声，睁开双眼，抬起身子……没有想到第一次扎针救人，救的竟是自己的父亲，而且这般灵验！靳瑞从此对针灸的奇效深信不疑，并下定决心，刻苦钻研针灸。之后，靳瑞到中山医学院进修神经解剖学和神经生理学，跟着当时有名的林树模和叶鹿鸣老师学习半年时间，西医水平在本科的基础上又上了一个台阶。没多久，他就已发表了几篇针灸治疗疟疾的文章。

回到进修学校后，靳瑞主要负责针灸学的教学工作。在他担任针灸师资班的班主任时，他开始编写第一本针灸学的讲义，并且尝试用神经学说解释针灸，比如用针灸治疗坐骨神经痛，他会选择神经学说来解释穴位，整本讲义均是以西医的神经生理学为理论基础。另外教学用的生理学、神经解剖学等教材都是由他亲自编写的。

1956 年广州中医学院成立，靳瑞被组织安排到学院负责针灸科的教学工作。那时靳瑞很年轻，口齿伶俐，思维活跃，方法独特，给学生讲课内容丰富、形象生动，很受欢迎。由于年轻，经验肯定没有别的老师多，但是靳瑞自己有办法弥补。当时除了教学外，他还在中山医学院第一附属医院的针灸科门诊工作，每逢星期一、三、五上午都在医院门诊坐诊，每天诊治的患者大概有二三十人。他深知自己没有临床经验，知道的也都是以前老师讲的，他认为老师讲的是老师的，不是自己的经验。于是他尝试进行实践探索，比如下个星期要给学生讲手太阴肺经，这个星期所有来看病的患者，靳瑞都用手太阴肺经的穴位治疗。多尿、胃痛、过敏性鼻炎等病都用手太阴肺经上的穴位治疗。哪些病治疗有效，哪些没有効，做到心中有数，这样到给学生讲课时就清清楚楚。经过实践以后再给学生讲课，就很受学生欢迎。不光是本科生喜欢听他的课，师资班、进修班的老师、医生同样赞赏他的教学方式。靳瑞讲课讲得好，一下子就传开了。

4. 遇恩师，从此醉心针灸

一年以后，靳瑞回到广州中医学院（广州中医药大学的前身），继续他的针灸教学工作。当时他认识了生命中很重要的一位恩师——韩绍康，真正开始了他的针灸生涯。

韩绍康先生（1909—1986 年），字开源，广东番禺县古坝乡人。祖辈业医，自幼便受先辈医学思想的熏陶，18 岁即悬壶于家乡，1940 年移居广州行医。1958 年受聘于广州中医学院研究所任针灸顾问。靳瑞通过接触发现先生为人朴实耿直，同时韩绍康见到他以后，也了解到靳瑞是一个对工作很认真负责的人。

当时，韩绍康老师负责讲授经络学说，主要是给西医学习中医进修班的医生上课。他讲课讲得很好，但是带有很浓的家乡口音。课后，有的学生就追着靳瑞，并反映说："刚才的课我们听不懂，希望能够用普通话讲课。"原来西学中的学生，绝大部分来自全国各地，大都听不惯南方话。于是靳瑞自告奋勇地提出在自修时帮大家辅导。白天听课的时候，靳瑞就分段分章节记下韩老师讲课的所有内容，他将笔记送给韩绍康老师过目，让他检查一下有没有什么错误。晚上，靳瑞就开始给同学辅导，韩老师也在场。他说："我今晚来同大家辅导，是根据我的笔记来讲的，笔记韩绍康老师已经修改过，大家可以提意见。"靳瑞讲课时每一段都用普通话解释得很清楚，学生反映很好。他们要求以后继续由他来讲课。于是他先备完课并让韩绍康老师修改，然后用普通话讲给学生听。

韩绍康先生嗜读《内经》，通过多年的医学临床实践，对《内经》中的阴阳五行、五运六气、藏象、经络、营卫气血等学说均有深刻的体会和认识。靳瑞在跟随先生上课学习的那段时间里，受到他很大的影响。韩老师常常对靳瑞说："《内经》不单纯是理论，不是专门用来写书、写文章引用的，是要用于临床实践的。你一定要实践《内经》。"

老师的一句话，为靳瑞指明了今后研究中医的方向，让他受用无穷。他深感自己在针灸传统手法方面的匮乏，觉得前人留下的经典著作中还有大量的内容值得自己去挖掘。于是，他给自己定了个雷打不动的规则：虚心向老专家学习，刻苦攻读医学经典著作，掌握老师经验，学会他们独到的针刺手法，排除一切干扰，把时间用到学习和工作上。他用整整两年时间，把能够搜集到的针灸专业文献通读了一遍。

探索学术的奥秘要走许多迂回曲折的道路。传统针灸学对补泻手法十分重视，但其操作方法在 20 世纪 50 年代的教科书中尚无记载，怎么办？靳瑞就向前辈学习。他对老针灸医师们几十年来形成的学术思想，总是先认真研究分析，再吸收。由于靳瑞孜孜不倦的学习追求，有些老师原来秘而不宣的经验也亮出来了。经过反复学习，靳瑞逐渐掌握了秦汉以前和明代的针刺补泻手法。此外，传统针灸中的"九宫八穴""灵龟飞腾""子午流注"等按时开穴法较为玄秘，为探索其中奥秘，他向懂得"星相卡卦""风水"的人士请教，去粗取精，掌握了"天干""地支""河图""洛书""九宫八卦"等古代医用术数，掌握了玄秘的开穴方法。

5."文革"期间科研临床不间断

1960 年到 1966 年期间的每年 7、8、9 月，靳瑞受广东省卫生厅指派，到广东兴宁、梅县、普宁、潮汕等地区救治乙型脑炎。同时，在学院的教学与科研工作也没有间断过，每年春节他都作为大队长带着几百名学生下乡，农忙季节还要下乡到广东南海等地参加劳动。

1966 年下半年，"文化大革命"开始，在大多数医学工作者的研究工作都不得不停顿的情况下，靳瑞因为发表在医学刊物上的文章颇有建树，被点名参加周恩来总理批准成立的"523"科研工作（国家防治疟疾研究领导小组），进行脑型疟疾的救治和研究工作，该小组组织的医疗队，先后被派遣到海南、广西、云南等少数民族聚居地区进行疟疾的防治研究。

在医疗队里，靳瑞主要负责用针灸进行治疗研究，其中以大椎穴最为常用，他还尝试用指天椒作为刺激物进行穴位治疗。为了探索疟原虫致病原理和治疗恶性疟疾的规律，他们爬山越岭、涉水过河，深入山区收治患者，从治疗、化验到护理，靳瑞都坚持参加。多年的潜心研究和实践，使他积累了丰富的临床治疗经验，尤其是对脑源性疾病的治疗经验。在这期间，靳瑞曾经到海南乐东县某公社为当地的老百姓看病。每天前来就诊的患者很多，靳瑞多采用中药和针灸治疗，由于他热忱的服务态度和高超的医疗技术，在当地传为佳话。科研工作一直持续到"文革"结束，经过全组医护人员的共同努力，脑型疟疾患者的病死率由原来的 50% 下降到 10% 以下，在此基础上，靳瑞和李国桥合作编写了《疟疾的临床研究》一书。靳瑞参与研究的"青蒿素"课题，荣获 1979 年全国科技大会二等奖，而他本人荣获广东科技大会科技先进工作者奖；他所在研究小组的成果《脑型疟的救治》项目，获得 1982 年广东科技成果三等奖。

6. 花甲之年从头迈

1979 年，靳瑞回到广州中医学院。一到学校，他就接到通知要去参加在香港召开的英国皇家医学会临床会议。大会上，靳瑞精神饱满，神情自若，他发言的题目是"针灸疗法"。当时我国正在研究针灸治疗阑尾炎，阑尾炎是急性化脓性的疾病，属于急腹症，对此外国人很惊奇，而我国已经用针灸治疗了很多例的阑尾炎，有很多相关的实验研究，靳瑞也亲自做过这方面的治疗，所以他发言的时候很有自信。他用生动、翔实的临床病例，渊博的中医知识，不时赢得全场阵阵热烈的掌声。会后，靳瑞又以娴熟的针刺技术、神奇的针灸疗效，再次博得了与会者的啧啧称奇，跟着又有很多的记者采访了他。此后，靳瑞被英国许多医院聘请为针灸名誉顾问。

1983 年，卫生部决定要办针灸系，靳瑞作为针灸教研室主任被邀请去参加会议，他在会议上提出，针灸系安排的课程应该在全面学习中医各科的基础上，对针灸经典进行加强加深学习。中医本科生毕业后从事针灸工作，针灸系的学生毕业后也从事针灸工作，有什么区别？他认为应该有区别。于是他把自己写的《医经针灸类编》送给他们看，大家才知道原来广州这么重视经典。靳瑞认为针灸应该有自己的医籍选，就等于本科要学习四大经典一样，同时他还提出应该将针灸科学化，在针灸系设立实验针灸学的课程，要学会做科研，这样才会得到世界医学界的承认。会议最后决定由靳瑞担任全国中医药高等院校统编教材《针灸医籍选》主编。不久，靳瑞就开始筹备建立广州中医学院针灸系，他主持了整个院系大楼的设计、针灸科目的设立以及教学计划的安排，并担任针灸系的首届系主任。

20 世纪 80 年代中后期，靳瑞治疗中风后遗症、耳聋、鼻炎、视神经萎缩等病症远近闻名，慕名而来的患者越来越多。在临床实践过程中，靳瑞因为患者的一句话，开始了长达二十多年的潜心研究与探索。原来，当时靳瑞的一位患者梁女士是广东省儿童福利会会长。她因为脑血管意外而患有中风后遗症，在靳瑞教授的精心治疗下，最终康复了。会长问他："你用这个技术能不能治疗一些智障儿童？这些小孩没有自理能力，给社会和家庭造成很大的负担，而这种病现在世界上是几乎没有什么办法可以治疗。"据调查，我国城市智障儿童患病率约为总人口的 1%，农村则高达 2%~3%。以往对智障儿童缺乏积极主动和有效的治疗，以致成为社会和家庭的一个沉重负担。目前全世界多采用教育的方法，甚少有人研究治疗方面的问题。会长的一句话，给靳瑞提供了一个全新的研究思路，虽说那时他已年近花甲，但怀着强烈的社会责任感，他决心啃下这块"硬骨头"，攻克智障儿童这道难关，造福社会。用他自己的话说："这完全是受一种无形的动力所驱使。"

半年后，靳瑞在针灸大楼的第三层开设了一个针灸治疗智障儿童的免费门诊。通过长时间的临床实践和观察，靳瑞发现智障儿童的病因除少数属先天性外，大多与先兆流产、吸产或孕妇服食某些药物有关。根据脑功能的代偿理论，各种功能在脑内具有多层次的调控和表达区，在平时，只有主导区的神经活动占优势，而其他区处于相对抑制状态，即在正常情况下相当一部分脑细胞处于休眠状态。在高级中枢受到损伤或通路受损时，在适当的条件下可有效地调动这些细胞进入功能状态，平常闲置的神经通路可发挥代偿作用（取代已被破坏的通路），达到功能重组。正是在这一理论指导下，靳瑞开始尝试采用针刺患儿头部主要穴位的方法，来调动处于"睡眠状态"的神经细胞，从而弥补受损细胞的功能。一个月下来，前来就诊的患者络绎不绝，治疗初见成效。这一结果更加坚定了靳瑞的信心，他决心沿着这个研究方向继续探索下去。就这样，靳瑞带领着一班助手开始悉心研究智障儿童的治疗、护理和康复，经过二十多年的不懈努力，发展到现在已经形成了一套以"四神针""智三针"为主、配合药物和特殊教育方法的综合治疗方法，并取得了显著疗效。同时这一研究成果引起了有关部门的重视，得到社会各界的大力支持。如今靳瑞教授已经是闻名遐迩的智障儿童治疗专家、广州中医药大学治疗智障儿童首席教授。

7. 孜孜求索，"靳三针"誉满海内外

1987 年，国家中医药管理局在筹备编写庆祝新中国成立四十周年的中医药成就时，决定由靳瑞负责针灸部分临床研究成果的组织编写工作。于是，靳瑞以此为契机，系统地查阅了近 40 年来各种论著、杂志上发表的有关针灸临床的文献，并详细分析了全国各地临床医生的针灸取穴规律，进行了系统的整理和总结。在这一过程中，靳瑞发现，临床上有相当一部分是古今针灸医家常用的针灸配方。于是他结合自己多年的临床经验，精选出其中针对某一病症最常用的 3 个穴位，作为他临床常用的固定针灸配方。在此之后，靳瑞教授与 40 多位博士生、硕士生一起，对部分穴组专门进行了系统的研究和反复的临床实践，最终总结并形成了具有独特风格与显著疗效的"靳三针"针灸治疗体系。

20 世纪 90 年代开始，"靳三针"的美誉远播海内外。靳老多次到英、美、法、意、加、日等国家和中国香港地区参加学术会议、讲学，宣扬中国针灸医学，让"靳三针疗法"走向了世界。由于他在针灸学方面的贡献，广东省人民政府授予靳瑞教授"广东省名中医"称号，并享受国务院颁发的政府特殊津贴待遇。

二、治学精神

1. 熟读经典，融会贯通

靳瑞教授的治学要诀之一是搜根溯源。他说："继承应以医经为主，旁及诸子百家，学业搜根则枝叶自茂，读书溯源则活水不竭。"他十分推崇《黄帝内经》，

认为《内经》是一辈子做学问所必需搜寻的医学根源，并且主张以攻读此书作为治学针灸的根本。要读《内经》，还要有读书的准备工作，同时要选择必要的版本和注家以参考。靳瑞教授认为杨上善的《黄帝内经太素》是较好的版本，因为《太素》较接近《内经》的成书年代，而且从中可以考证《内经》中的一些条文，以正经义。此外，《难经》一书的许多学术观点源出于《内经》，尤多对《针经》进一步阐发，亦属可取。总之，读书要能识别版本，知辨流源，明晓韵律文体，训诂之学，对于句读、批眉、异体字、通假字的工夫均不可怠惰，有这些基础，方能读古书。

古人云："义不精，熟读可精。"靳瑞教授还强调熟读背诵，认为这是治学的第一阶段。在广东中医专科学校读书时，每天清晨5时，他就霍然起身，诵读医经，数年如一日，持之以恒。功夫不负有心人，在后来的行医生涯中，他对《素问》八十一篇任一章节、任一内容，均可背诵如流。由他讲授的《针灸医籍选》课，或串解经文，或考正原文，旁征博引，深入浅出，不但语言极富有趣味，引人入胜，而且医经联系临床，学以致用，使历届研究生、本科生深受启迪。凡听过他讲课的学生都有一种体会，原先认为读经书味如嚼蜡，枯燥艰涩，在此却变得如饮甘醇，大有登医经奥堂之感。1980年，靳瑞接受贵阳医学院邀请，到贵阳讲授《灵枢经》。他当时只随身携带了一本清代汪隐庵注《黄帝内经灵枢集注》和他自己编著的《针灸医经类编》。每天下午讲课3个半小时，不需看讲稿，连续讲了1个月，既忠于经典原文，又阐发了经文，实践于经文。每次讲课，都博得台下学者的热烈掌声。他所上的医经第一节课，总有一段开场白："熟读背诵，乃学者第一必修课。当读书之时，必有赒人之急、救人之疾的恭敬之心，则心不自躁，志不外逸，外物难拓，读书之义得如已之义，虽曰艰苦，然是学古人做学问工夫的过程，不亦乐乎？"还说，"年青时背下的经文，犹如刻在脑海里，是终生难忘、受用无穷的。"

靳瑞教授认为，背诵仅仅是获得较为深刻的概念，应在此基础上，对古典医籍全面弄通，这是治学的第二阶段。在这一阶段，应采用大禹治水、疏导为主的方法，除正面理解和消化所学经文外，对读书中遇到的疑难问题，应各个击破。具体采用的方法是分而治之，化整为零。刚刚毕业被分配工作后，为了安静做学问，他住在广州市第十铺一间简陋的十几平方米的小木房里，房间壁上除了悬挂着一幅"业精于勤而荒于嬉，行成于思而毁于随"（韩愈语）的联句借以自勉外，四壁再无陈设，中间一张床和一张书桌则摆着一堆堆的书。后来他对这间书房的壁墙作了巧妙的设计，先将四周木板墙壁划上书页大小的横线，下面留有一栏较小的批注线。然后，他把自《内经》以下至明清的所有古针灸医籍，按年代顺序，再按经络、腧穴、病证、治疗四大类分而别之，凡有关针灸内容或通篇、通章、整段、整页，或一行一句地从书上裁剪下来，分类贴在书页线的木板壁上。当时，人皆知靳瑞教授从每月工资中固定抽出 50% 的钱来买书，凡是买书，又必买 3 本，盖因凡书一页有正反两面，两本书可作正反面分类剪贴之用，另一本则留手头随时供查阅之用。他曾自我解嘲地说："苏轼治学提出'八面受敌'的方法，认为读书'实无捷径必得之术'，我现在效仿苏公，算得上是'四面受敌'了，面壁读书，左看右看，背看正看，分治之法也。"同时，每天早上 5 时起床后，他改变了背诵的方法，代之以每天早上 5 时至 6 时写 500 字的读书心得，或钩写提要，重温古义，或举一反三，独出己心。凡偶有一得，即随手写下，贴于批注线栏。这样，他白天诊病，夜间读书，清晨写作，学术日精。正是这种分类编纂的方法，使他熟谙历代针灸医籍，其优点是既便于比较鉴别，又便于条分缕析，综合贯通，为他后来著书立说奠定了坚实而广泛的基础。

2. 立意创新，实践医经

靳瑞教授十分重视古代针灸学的精华，在他漫长的几十年行医过程中，一直求索于浩如烟海的古典医著，恪守古训；一直躬身力行将古典医著中的精华揉合于针灸临床，重视创新。他说，读遍针灸医经，可自然地了解针灸在各个历史时期的水平和发展状况，通过医籍了解针灸医学史，从中给我们以历史的借鉴，把握针灸学术的内在发展规律。一个基本结论就是：传统的、经典的针灸理论在中国针灸的每个较关键发展时期上都具有决定性的作用。针灸学几经兴衰、几度春秋，是在以针灸独特的客观疗效保持其学术地位的同时，也以针灸疗效反证了针灸理论的正确性。古典而传统的针灸理论以其朴素自然的实用科学性指导着针灸临床。今天，针灸学已得到极大的发展，针灸的学术水平一部分已极大地超出了古典医籍的记载，如经络实质的研究，已不是"若夫八尺之士……其死可解剖而视之"年代的描述可比，一部分医籍尚待整理、发掘、提高。因此，在今后相当长一段时间内，学习和研究古典针灸医籍仍然是每一个针灸工作者的重要任务之一。针灸学发展，首先要实践前人的经验，例如对古代针刺复式补泻手法烧山火、透天凉等进一步加以证实，这就是继承古训。其次要发展新的理论，即中医现代化须由传统针灸融合现代科学包括现代医学的精华，尤应集中中西医二者的临床与理论方面优点，以提高疗效为着重点，这就是发展创新。

靳瑞教授认为，继承和发展是一个不可分割的过程，秉承古训应该慎思明辨，这也是治学中必须注意的。尚在 20 世纪 60 年代初，他已在《中医杂志》上发表论文，论证古人描述针下感觉，以"针下凉，针下热"形容得气与补泻，有人却以针下"麻""痹"来代替，这是有悖经旨的，自《内经》以下，绝无针下"麻、痹"之说，并非古人不懂"麻痹"一词，若以此来研究针感，是不会有实质成果的。此外，经络并不是一个葫芦（脏或腑）联系一根藤（经络）这样简单的联属，必须以古代经络学说为出发点，正确结合现代科学的思维方法和手段，才能创造出独特的临床疗效和科研成果。若无针灸古典医著的指导，中医针灸的实践和科研就会成为无水之源，无本之木。

靳瑞教授十分重视医经的实践应用，认为这是继承和发展针灸学术的重要环节。他指出实践医经的要素是理论导行，学以致用。对历代各家经典中有关的精辟论述推崇备至，取其精华，去其糟粕，始终以临床疗效为根本，尊古而不泥于古。例如，《内经》提出"先得其道，稀而疏之"，是说针灸治病应辨证正确，在经络理论指导下选穴和应用手法，力求取穴少而精；道，规律也。只有这样，才能在针刺时以最小的痛苦最大限度地减轻患者的疾苦。

3. 提倡启发式教学，注重实践技能的培养

靳瑞在刚刚调到广州中医学院工作时，主要负责本科生的针灸教学工作。在20世纪60年代初，他几乎每年春节前都要带领几百名学生下乡参加医疗实践。在给学生上课时，他经常讲的一句话就是："宁在自己身上扎千针，不在患者身上错扎一针。"课堂上，靳瑞要求学生首先在布团里反复练习进针以及基本的捻转提插手法，熟练后就要求学生在自己的合谷穴上扎针。两百多人的大课堂，若遇到晕针的学生，靳瑞就现场处理，一边讲述晕针的临床表现，一边讲解晕针的处理步骤。给学生讲经络穴位课时，他就事先和解剖教研室的伍亚礼老师联系好，搬一具尸体到讲台前。上课的时候，他边讲课边在尸体上给学生作示范。哪条是桡神经，曲池穴是怎么针的，针多深，合谷穴针多深，他都一一示范。这样一来，学生看得清清楚楚，然后课后再总结，这种教学方法，既提高了学生的学习兴趣，又能够加深记忆。

4. 勤于著述，总结经验示后人

早在20世纪50年代，靳瑞还在广东中医进修学校工作时，他就开始编写针灸学讲义，并且尝试用神经学说解释针灸。那个年代，巴甫洛夫的神经学说很流行，而靳瑞也深受其影响，由于工作的关系，他很早就开始探讨经络与神经之间的密切联系。那时写文章或教材是主张不写作者姓名的，认为那是个人主义。这一点靳瑞坚决反对，他说："如果写医书不写名，那是对国家对共产党不负责任，这关系到人民的身体健康，一定要严谨。"于是，靳瑞坚持在讲义后面署下自己的姓名。

在广州中医学院工作初期，靳瑞感到自己对针灸的大量传统手法还不熟悉。一向争强好胜的他自己定了个雷打不动的规则：虚心向老专家学习，刻苦攻读医

学经典著作，掌握老师经验，学会他们独到的针刺手法，排除一切干扰，把时间用到学习和工作上。他用整整两年时间，把能够搜集到的针灸专业文献通读了一遍。

经过20年的不断积累，靳瑞在1982年正式出版了他的第一部专著《针灸学基础》，没有过多久，该书就在香港重印再版。自此之后，靳瑞笔耕不辍，相继出版了《针灸问答》《针灸问题精解》《医经针灸类编》《经络穴位解说》《子午流注针法》《针灸时间治疗概论》《针灸按摩补泻解说》等专著。其中部分专著还被翻译成英、日、德、法、意大利文在国外出版，如《针灸问答》就被翻译成日文的《中国针灸》。由他编写的《医经针灸类编》将《内经》《难经》《伤寒杂病论》《金匮要略》等医经有关对针灸的论述，按经络、腧穴、刺灸、治疗等分类归纳，在每条经文之后，均注明出处。同时，靳瑞教授还将其长期的临床经验总结出子午流注针法、激光针灸法、针灸传统补泻法等，制作成视频教学片，取名为"中国针灸"，向海内外传播。

2002年前后，已近古稀之年的他，又撰写和出版了《智障儿童的治疗和家庭教育护理》《常见老年病针灸治疗》，由他个人出资刊印的《自闭症智障儿童家庭教育》《心脑血管病饮食康复知要》《心脑血管病饮食疗法、颞三针疗法、中成药疗法》《颞三针治疗中风后遗症选辑》《老人养生却病知要》等心脑血管病专著都无偿送给患者。

在靳瑞教授的书房里一直挂着一副对联："业精于勤荒于嬉，行成于思毁于随。"回首自己行医半个世纪的经验，他说自己感到最欣慰的就是从来没有浪费过一分钟。多年来他养成早起的习惯，每天看书的时间不少于4个小时。清晨，他会和大多数老广州人一样到附近的酒楼里喝早茶，但与众不同的是，每天他都要利用这段宝贵时间写下500字的读书或临床心得，二十几年来，这一习惯从未间断过。他出版的三十几本专著，书稿的文字部分大多数都是这样完成的。

5. 汇通中西，融会新知

虽然靳瑞出身于中医世家，但和父辈们不同的是，早在广东中医专科学校学习时，他就开始接触到西方医学知识。1954年，他到海南人民医院（原福音教会医院）实习，那是一家颇有规模的医院，不少医生都受过正规的西方医学教育，而且分成"英美"和"德日"两派，医学见解颇有不同，靳瑞从"两派"身上汲取营养，不放过任何一个学习的机会，接触了大量乙型脑炎、结核性脑膜炎等患者。一年的学习和临床实践，使他的西医理论知识和临床实践技能都在以往的基础上大大提高。到毕业分配工作不久，靳瑞又到中山医学院进修了神经解剖学和神经生理学各半年时间，进一步拓宽了眼界。

20世纪60年代，靳瑞先后到广东兴宁、梅县、潮汕等地区以及海南、云南等地参加救治乙型脑炎、脑型疟疾等医疗活动，大量的临床实践使他在治疗颅脑疾病方面积累了丰富的经验，加上自身从事的是针灸的临床与教学，所以很早他就开始尝试探索中医经络与西医神经之间的密切联系，并将之后的研究重点放在脑源性疾病方面。

在临床上治疗坐骨神经痛时，靳瑞教授发现如果仅仅采用单纯的针刺疗法，往往不能收到好的治疗效果。于是，他尝试采用电针的治疗手段，并随时调节连续波的强度，结果治愈率明显提高。他说，当时想到这个思路，主要是受到巴甫洛夫电生态学说的启发。他认为，中医的针灸要不断发展，除了继承前人的经验外，还要正确地将传统的针灸与现代科学的思维方法和手段相结合，扬长避短，不断创新。

6. 专业思想坚定不移

靳瑞教授从事针灸事业五十余年，从未中断过临床工作，20世纪60~70年代，他亲身参与救治了大量的脑型疟疾、流行性脑膜炎等患者，其中以脑源性疾病为最多。因此，他在这方面积累了丰富的经验，也颇有心得。从20世纪80年代后，靳瑞教授一直在广州中医药大学从事针灸教学和科研的工作，并决心将针灸治疗脑源性疾病作为科研的主要方向。他认为，经络学说是一种综合功能的体现，西医的神经系统同中医的经络学说是密不可分的，这一思想一直指导着他以后的临床与科研。

在长期的临床实践和实验研究中，靳瑞教授发现针灸疗法对大脑功能的恢复有特殊的疗效，沿着这个思路，他带领他的硕士、博士研究生先后进行了针刺治疗智障儿童、脑血管意外后遗症、视神经萎缩、老年性痴呆等脑神经疾病的研究，并且始终以临床疗效为主要努力方向。

1998年由靳瑞教授主持的《智三针为主治疗儿童精神发育迟滞的临床观察与实验研究》获得国家中医药科技进步三等奖，《针刺颞部穴位治疗脑血管意外后遗症的临床与实验研究》获得广东省科学技术进步二等奖，《靳三针疗法》被国家中医药管理局定为国家级中医药继续教育项目，《靳三针治疗脑病系列研究》获广东省科技进步三等奖和广州中医药大学科技突出贡献奖，已完成两项国家中医药管理局中医适宜疗法课题《靳三针治疗儿童精神发育迟滞临床规范化研究》和《靳三针治疗儿童自闭症临床规范化研究》。